L'HÉRÉDITÉ

DANS

LES MALADIES

DU SYSTÈME NERVEUX

PARIS

TYPOGRAPHIE GEORGES CHAMEROT

19, RUE DES SAINTS-PÈRES. 19

L'HÉRÉDITÉ

DANS

LES MALADIES

DU SYSTÈME NERVEUX

PAR

J. DEJERINE

PROFESSEUR AGRÉGÉ A LA FACULTÉ DÉ MÉDECINE
MÉDECIN DES HÔPITAUX
MEMBRE ET LAURÉAT DE LA SOCIÉTÉ ANATOMIQUE, LAURÉAT DE LA FACULTÉ DE MÉDECINE
MEMBRE DE LA SOCIÉTÉ DE BIOLOGIE

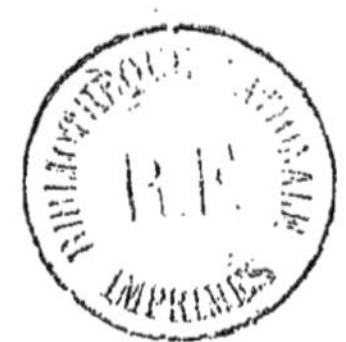

Avec 70 tableaux généalogiques dont 5 hors texte

PARIS

ASSELIN ET HOUZEAU

LIBRAIRES DE LA FACULTÉ DE MÉDECINE

PLACE DE L'ÉCOLE DE MÉDECINE

—

1886

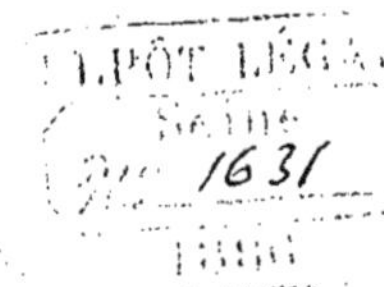

A LA MÉMOIRE

DE MA MÈRE

DU MÊME AUTEUR

Note sur l'état de la moelle épinière dans un cas de pied bot équin. (*Arch. de Phys. norm. et pathol.*, 1875.)

Recherches expérimentales sur l'action des courants induits dans l'atrophie musculaire observée chez les animaux après la section du nerf sciatique. (*Soc. de Biologie*, 1875.)

Recherches sur la dégénérescence des nerfs séparés de leurs centres trophiques, avec 1 pl. En collaboration avec M. Cossy. (*Archiv. de Physiol. norm. et pathol.* 1875.)

Sur l'existence d'altérations des nerfs cutanés, dans un cas de pemphigus, observé chez une femme atteinte de paralysie générale. (*Compt. Rend. de l'Ac. des Sc.* 1876 et *Arch. de Phys. norm. et pathol.* 1876.)

Atrophie musculaire dans un cas de syphilis maligne précoce, avec 1 pl. (*Arch. de Physiol. norm. et pathol.* 1876.)

Sur un cas de paralysie ascendante aigüe. En collaboration avec M. Goetz. (*Arch. de Physiol. norm. et pathol.* 1876.)

Recherches sur les lésions du système nerveux dans la paralysie diphthéritique, avec 1 pl. (*Arch. de physiol. norm. et pathol.*, 1878.) Travail couronné par la Société anatomique, prix Godard 1879.

Sur l'existence d'un tremblement réflexe du membre sain, chez certains hémiplégiques. (*Compt. rend. de l'Ac. des Sc.*, 1878.)

Note sur l'état de la moelle épinière, dans deux cas de paralysie infantile. (*Soc. anatomique*, 1878.)

Recherches sur l'état de la moelle et des nerfs du moignon chez les amputés d'ancienne date. En collaboration avec M. Mayor. (*Soc. de Biologie*, 1878).

Recherches anatomo-pathologiques et expérimentales sur l'embolie graisseuse, dans les altérations osseuses. (*Progrès médical* 1878 et *Soc. de Biologie* 1879.)

Recherches sur les lésions du système nerveux dans la paralysie saturnine. (*Soc. de Biologie*, 1879.)

Recherches sur les lésions du système nerveux dans la paralysie ascendante aiguë. (*Th. inaug.*, *Paris*, 1879.) Travail couronné par la Faculté de médecine. Médaille d'argent 1879.

Du bruit de galop par dilatation du ventricule droit, à propos d'un cas observé chez un malade atteint de bronchite chronique avec emplysème. (*Soc. anatomique* 1879.)

Hémichorée post-hémiplégique et hémi-anesthésie sensitivo-sensorielle. Absence de lésions. (*Soc. anatomique*, 1880.)

Myocardite interstitielle chez une chloro-anémique. Embolie cérébrale. Embolies périphériques. (*Soc. anatomique* 1880.)

Sur un cas d'aphasie sensorielle. — Cécité verbale avec lésion du pli courbe. (*Soc. de Biologie*, 1880.)

Sur un cas de méningite bulbaire, survenue chez un individu atteint de paralysie diphthéritique du voile du palais. En collaboration avec M. Barth. (*Arch. de Phys. norm. et pathol.*, 1880.)

Recherches anatomo-pathologiques et cliniques sur les altérations nerveuses 1° dans certaines gangrènes, 2° dans la lèpre, avec 1 pl. En collaboration avec M. Leloir. (*Arch. de Phys. norm. et pathol.*, 1881.)

Sur l'existence d'altérations des nerfs cutanés dans l'exanthème pellagreux. (*Compt. rend. de l'Ac. des Sc.*, 1881.)

Sur l'existence d'altérations des nerfs cutanés dans les escharessurvenant pendant le cours d'affections de la moelle épinière et du cerveau. (*Arch. de Phys. norm. et pathol.*, 1882.)

Sur une forme particulière et curable de myélite centrale diffuse chronique. Myélopathie ayant des symptômes analogues à ceux de la myélite centrale diffuse chronique, et se terminant par la guérison. (*Revue de Médecine*, mars-avril 1882.)

Des paralysies générales spinales à marche rapide et curables. En collaboration avec M. L. Landouzy. (*Revue de Médecine*, août et décembre 1882).

Sur l'existence d'altérations bulbaires chez les ataxiques à crises laryngées. En collaboration avec M. L. Landouzy. (*Soc. de Biolog.*, 1882.)

Des altérations des nerfs cutanés chez les ataxiques, de leur nature périphérique et du rôle joué par ces altérations dans la production des troubles de la sensibilité que l'on observe chez ces malades. (*Arch. de Phys. norm. et pathol.*, 1883.)

Étude anatomique et clinique sur la paralysie labio-glosso-laryngée. Avec 1 pl. (*Arch. de Phys. norm. et pathol.*, 1883.)

Étude sur le nervo-tabès périphérique. Ataxie locomotrice par névrites périphériques, avec intégrité de la moelle épinière, des racines postérieures et des ganglions spinaux. (*Arch. de Phys. norm. et pathol.*, 1884.)

Étude sur la sclérose en plaques, à forme de sclérose latérale amyotrophique (avec fig.). (*Revue de médécine* 1884).

Recherche des bacilles dans la tuberculose calcifiée et caséo-calcifiée. (*Revue de médecine*, 1884.)

De la myélité aiguë centrale survenant chez les syphilitiques, à une période rapprochée du début de l'infection. (*Revue de médecine*, 1884.)

Note sur un cas de pneumonie caséeuse pseudo-lobaire, avec absence de bacilles dans l'expectoration. En collaboration avec M. Babinski. (*Revue de médecine* 1884.)

De l'aphasie et de ses différentes formes. Étude de séméiologie et de physiologie pathologique. Leçons cliniques faites à l'Hôtel-Dieu. (*Semaine médicale*, nᵒˢ 44 et 47, 1884.)

Des paralysies alcooliques. Leçon clinique faite à l'Hôtel-Dieu. (*Gazette des Hôpitaux*, 25 octobre 1884.)

Sur l'existence d'altérations périphériques des nerfs moteurs dans les paralysies musculaires des tabétiques. (*Soc. de Biologie*, 1884).

Du rôle joué par la méningite spinale postérieure des tabétiques, dans la pathogénie des scléroses combinées, avec 1 pl. (*Arch. de Phys. norm. et pathol.*, 1884.)

Étude sur l'aphasie dans les lésions de l'insula. (*Revue de médecine*, 1885.)

De la myopathie atrophique progressive. Myopathie héréditaire sans neuropathie, débutant d'ordinaire dans l'enfance par la face. En collaboration avec M. L. Landouzy. (*Compt. rend. de l'Ac. des Sc.* Janvier 1884, et mémoire de 152 pages, avec 18 figures en photogravure et 3 tableaux généalogiques. *Extrait de la Revue de médecine*, février-avril 1885.)

Sur la désintégration granuleuse de la fibre musculaire cardiaque, comme cause de mort subite dans la fièvre typhoïde. (*Soc. de Biologie*, 1885.)

INTRODUCTION

Dans les sciences biologiques, il existe deux méthodes d'étude assez différentes l'une de l'autre. La
première, consiste dans l'observation pure et simple
des faits qui tombent sous nos sens; la deuxième
comprend, la recherche des lois générales auxquelles
sont soumis les faits observés.

Ces deux méthodes, qui correspondent à des modalités particulières de l'esprit humain, ne sont point
exclusives l'une de l'autre, et Darwin a montré que
l'on pouvait être tout à la fois, un observateur éminent
et un généralisateur génial.

En médecine, l'une ou l'autre de ces tendances a
prédominé suivant les époques. Aujourd'hui, plus que
jamais peut-être, on est dans la voie de l'observation
pure, de l'analyse des symptômes, de la recherche des
lésions anatomiques. Aujourd'hui l'observation directe
des faits est poussée jusqu'à ses dernières limites,
et cela grâce aux perfectionnements de tous genres,

que la science moderne met chaque jour à notre
disposition.

Les brillants résultats que nous devons à la méthode d'observation, base fondamentale de toutes les
sciences, ne seraient que d'une valeur relative, s'ils
n'étaient reliés entre eux, par les lois générales qui
régissent et gouvernent les manifestations vitales, à
l'état normal comme à l'état pathologique, et qui res-
sortent au domaine de la physiologie et de la pathologie générales.

L'étude des maladies n'est point, en effet, uniquement objective; elle consiste aussi dans la recherche
des causes qui les engendrent, dans l'étude des relations qu'elles peuvent affecter entre elles, dans l'analyse des modifications qu'elles exercent les unes sur
les autres.

Aujourd'hui, plus que jamais, il importe d'étudier,
à côté de la maladie, le terrain sur lequel elle évolue,
ce dernier ayant en effet, suivant chaque individu,
une façon de réagir éminemment variable, vis-à-vis
d'une cause morbide semblable : c'est dans des dispositions le plus souvent héréditaires, quelquefois
acquises, que l'on trouve la cause, la raison d'être de
ces différences.

Certes, la notion du milieu dans lequel vit l'individu,
joue un rôle important dans la façon dont se comporte
et réagit son organisme, vis-à-vis des influences extérieures, mais dans la grande majorité des cas, le fac-

teur du milieu, est subordonné à un autre bien plus important, à celui de l'hérédité.

Rien n'est plus frappant pour la démonstration de cette proposition, que l'étude des maladies du système nerveux; à chaque pas on y voit, en effet, éclater pour ainsi dire, l'importance de l'influence héréditaire, et on le verra d'autant plus à l'avenir, que l'attention aura été davantage attirée de ce côté, et que la recherche des antécédents aura été faite avec plus de soin. Le groupe des affections nerveuses acquises de toutes pièces, ira toujours en diminuant, du moins pour la grande majorité d'entre elles, et les relations qui les unissent, les métamorphoses qu'elles subissent par le fait de la descendance, seront de plus en plus manifestes aux yeux des cliniciens.

Montrer le rôle immense que joue l'hérédité, dans les différentes maladies du système nerveux, rechercher si la plupart ne dérivent point d'une souche commune, et ne sont point des variantes d'un même type d'origine ancestrale, tel est le but du présent travail.

L'HÉRÉDITÉ

DANS

LES MALADIES

DU SYSTÈME NERVEUX

CHAPITRE PREMIER

L'HÉRÉDITÉ EN GÉNÉRAL
HÉRÉDITÉ DE LA STRUCTURE
HÉRÉDITÉ DES FONCTIONS DU SYSTÈME NERVEUX
A L'ÉTAT PHYSIOLOGIQUE.

« L'hérédité, dit Ribot, est la loi biologique, en vertu de laquelle, tous les êtres doués de vie tendent à se répéter dans leurs descendants, elle est pour l'espèce ce que l'identité personnelle est pour l'individu. Par elle, au milieu des variations incessantes, il y a un fond qui demeure: par elle, la nature se copie et s'imite incessamment. Considérée sous sa forme idéale, l'hérédité serait la reproduction pure et simple du semblable par le semblable. Mais cette conception est purement théorique, car les phénomènes de la vie ne se plient pas à cette régularité mathématique, leurs conditions d'existence se compliquant de plus en plus, à mesure qu'on s'élève du végétal aux animaux supérieurs et de ceux-ci à l'homme(1). »

L'hérédité physiologique est connue de temps immémorial. La transmission des parents aux enfants de leurs caractères physiques, est un fait d'observation journalière : la ressemblance du visage, la conformité extérieure, la forme et le volume du corps, la taille, la couleur de la peau, etc., font partie de ce que l'on appelle les caractères de famille et ont, depuis l'époque la plus reculée, attiré l'attention des observateurs. C'est surtout dans les traits du visage et dans l'expression de la physionomie, que s'accuse l'influence héréditaire, et l'on sait que, chez les Romains, certaines familles tiraient leurs noms de quelques particularités physiques, particulières et constantes, et dans l'histoire moderne ou même contemporaine, il serait facile de trouver des exemples analogues.

Mais, on le sait, l'hérédité ne consiste point, en la seule transmission des caractères extérieurs de l'individu, des caractères morphologiques en un mot : elle comprend dans son ensemble, la conformation interne aussi bien que la conformation externe de l'être organisé, elle comprend en outre, la transmission des propriétés des tissus et des systèmes ; en un mot, l'hérédité régit toutes les formes de l'activité vitale.

L'hérédité est la conséquence de la génération ou reproduction. Chez l'homme et chez les animaux supérieurs, la génération exige le concours des deux sexes, c'est la génération sexuée. La vie du nouvel être commence au moment précis, où la cellule mâle entre en contact avec la cellule femelle. Le mouvement vital imprimé au nouvel

(1) Th. Ribot, *De l'Hérédité Psychologique*, Paris, 1882, p. 1.

être résultant de ce contact, est le produit des propriétés individuelles, inhérentes à la semence et à l'ovule ; c'est en vertu de ces propriétés spéciales, que l'embryon présentera par la suite les traits caractéristiques, physiques et intellectuels de ses générateurs.

Bien des théories ont été émises pour expliquer l'hérédité ; mais, comme le fait remarquer Herbert Spencer, tout ce que l'on peut faire dans l'état actuel des sciences biologiques, c'est de placer les causes de l'hérédité dans la catégorie des problèmes qui n'admettent qu'une solution hypothétique (1).

« L'origine et le développement de la cellule ovulaire, a dit Virchow, la transmission à cette cellule des particularités corporelles et morales du père par le moyen de la semence, voilà des faits qui touchent à toutes les questions que l'esprit humain s'est posées au sujet de l'essence de l'homme (2). »

On peut réduire à un certain nombre de types principaux, les diverses théories qui ont été formulées en vue d'expliquer l'hérédité. Je ne les indiquerai que d'une façon sommaire, leur étude n'entrant que d'une façon indirecte dans le sujet que j'ai à traiter.

La théorie de la *pangenèse* de Darwin, a été formulée par son illustre auteur de la façon suivante : « On admet presque universellement, dit-il, que les cellules se propagent par division spontanée ou prolifération, conservent la même nature, et se convertissent ultérieurement en diférentes substances et tissus du corps. A côté de ce mode de multiplication, je suppose que les cellules, avant leur inversion en matériaux formés et complètement passifs,

---

(1) HERBERT SPENCER, *Principes de Biologie.*
(2) *Cité par* E. HAECKEL, *Histoire de la Création naturelle.* (*Traduc. française de Letourneau*). Paris, 1884, p. 147.

émettent de petits grains ou atomes qui circulent librement dans tout le système, et, lorsqu'ils reçoivent une nutrition suffisante, se développent ultérieurement en cellules semblables à celles dont ils dérivent. Nous appellerons ces grains des *gemmules*. Nous supposons qu'elles sont transmises par les parents à leurs descendants, se développent généralement dans la génération qui suit immédiatement, mais peuvent se transmettre pendant plusieurs générations à un état dormant et se développer plus tard. On suppose que les gemmules sont émises par chaque cellule ou unité, non seulement pendant l'état adulte, mais pendant tous les états de développement. Enfin les gemmules auraient les unes pour les autres une affinité mutuelle, d'où résulte leur agrégation en bourgeons et en éléments sexuels. En sorte que, à strictement parler, ce ne sont pas les éléments reproducteurs ni les bourgeons qui engendrent les nouveaux organismes, mais les cellules et unités du corps entier. »

Ainsi suivant Darwin, « il faut considérer chaque être vivant comme un microcosme, un petit univers, composé d'une foule d'organismes aptes à se reproduire par euxmêmes, d'une petitesse inconcevable, et aussi nombreux que les étoiles du firmament (1).»

L'hypothèse précédente a permis à Darwin, d'expliquer toutes les formes possibles de la reproduction quelles qu'elles soient, et toutes les modalités de l'hérédité, entr'autres l'atavisme physique ou intellectuel, qui ne peut se comprendre, qu'en admettant que chez le produit intermédiaire, les gemmules restent à l'état latent, et ne se développeront qu'à la génération suivante.

La théorie de la pangenèse avait été précédée de celle de

____

(1) Darwin, *De la Variation des Espèces*, t. II.

la *polarigenèse* d'Herbert Spencer, ou théorie des unités physiologiques, que l'on peut résumer avec cet auteur de la façon suivante : « L'hypothèse vers laquelle on est porté par l'ensemble des faits, c'est que les cellules spermatiques et les cellules germinatives ne sont au fond que des véhicules, portant de petits groupes d'unités physiologiques dans un état convenable, pour obéir à leur penchant vers l'arrangement de structure de leur espèce propre, et nous devons conclure, que la ressemblance d'un organisme à l'un ou l'autre de ses parents, est le résultat de tendances spéciales des unités physiologiques dérivées de ce parent (1). »

Ajoutons enfin que la théorie de Darwin (pangenèse) a été modifiée par Galton, qui a émis l'hypothèse des *stirpes*, désignant sous ce nom la somme des gemmules qui se trouvent dans l'œuf récemment fécondé. Cet auteur croit trouver avec sa nouvelle théorie, l'explication des différentes particularités de l'hérédité, à savoir: la non-transmissibilité des modifications acquises, l'absence d'hérédité intellectuelle puissante chez certains enfants, et enfin le fait, que certaines maladies peuvent se transmettre à certaines générations, les générations intermédiaires restant saines (2).

Les hypothèses précédentes sur l'hérédité, bien que n'étant pas d'ordre purement et uniquement anatomique, ne donnent pas assez d'importance aux propriétés de la matière vivante, au dynamisme de l'élément anatomique, de la cellule animale ; aussi Haeckel n'eut-il pas de peine à montrer, que ces hypothèses étaient insuffisantes, et à édifier une nouvelle théorie, plus satisfaisante à tous égards, connue sous le nom de théorie de la *périgenèse*.

(1) HERBERT SPENCER, *Principes de Biologie.*
(2) GALTON, *Hereditary Genius.* London 1869.

Haeckel compare l'organisme à un état, les citoyens faisant partie de ce dernier, étant représentés dans le corps humain par les cellules. La cellule cependant, n'est point pour Haeckel, un organisme élémentaire irréductible. Au-dessous d'elle est le cytode, masse albuminoïde sans enveloppe et sans noyau, les cellules et les cytodes constituent ce que cet auteur appelle les *unités vitales*. La matière vivante qui les constitue est le *plasson*, c'est la substance primordiale, moins avancée en organisation que le protoplasma, ce dernier n'étant qu'une différenciation morphologique plus avancée du *plasson*. Pour Haeckel, le plasson se résoud en molécules de plus en plus petites, dont le dernier terme est constitué par les *plastidules*. Ce qui différencie la plastidule (molécule de la matière organisée vivante), d'une molécule de matière inorganique, c'est non seulement, la composition chimique et le groupement atomique, mais encore, un mouvement que la plastidule seule possède, et qui lui permet de s'approcher ou de s'éloigner de ses voisines.

Pour Haeckel, chaque atome est animé et doué d'une certaine somme de force, l'atome possède une « âme », il est doué de sensation et de volonté ; ce sont là des propriétés, dit-il, qui ne sont pas caractéristiques des organismes, et c'est dans les propriétés des plastidules, qu'il faut chercher ce qui caractérise l'essence de la vie.

« Par l'hypothèse d'un mouvement ondulatoire ramifié, et se propageant sans interruption, des plastidules, considéré comme la cause efficiente du phénomène biogénétique, nous voyons la possibilité de ramener l'infinie complexité de celui-ci, au mouvement mécanique des atomes, lesquels sont ici, comme dans tous les phénomènes de la nature inorganique, soumis aux lois physico-chimiques. En donnant le nom de périgenèse à ce mouvement ondulatoire et ramifié des plastidules, nous voulons exprimer la propriété caractéristique qui distingue ce mouvement, en tant que ramifié, des autres processus rhythmiques analogues. Cette propriété repose sur la force de reproduction des plastidules, qui est déterminée par la composition atomique spéciale de ces dernières. » Ainsi s'exprime Haeckel, au sujet de la constitution des plastidules ; plus loin il ajoute : « Parmi les propriétés des plastidules, la plus importante nous paraît être la capacité de reproduction, ou la mémoire qui existe dans tout processus évolutif, et en particulier, dans la reproduction des organismes, toutes les plastidules possèdent de la mémoire, cette aptitude manque à toutes les autres molécules. L'hérédité est la mémoire des plastidules ; la variabilité est la réceptivité des plastidules. La première produit la stabilité, la seconde la variété des formes organisées. Dans les formes très simples et très constantes, les plastidules n'ont, si j'ose le dire, rien appris ni rien oublié. Dans les formes organiques très développées et très variables, les plastidules ont beaucoup appris et beaucoup oublié (1). »

Cette hypothèse, est basée à la fois sur la théorie moniste et mécanique. Chaque plastidule possède les propriétés de la matière, le sentiment de conscience et un mouvement ondulatoire rhythmique, et, par l'acte créateur, une certaine quantité de protoplasma ou de la matière albuminoïde des parents, est transmise à l'enfant, et avec ce protoplasma, un mode individuel spécial de mouvement moléculaire. Ce sont ces mouvements moléculaires, qui suscitent les phénomènes vitaux et en sont la vraie cause. Il y a ainsi un mouvement plastidulaire pri-

____

(1) E. HAECKEL, *Essais de Psychologie cellulaire. Traduct. française,* p. 142 et suiv.

mitif, qui est transmis, par la cellule mère et conservé. L'action des circonstances extérieures, d'où résultent l'adaptation et la variabilité, produit une modification de ce mouvement moléculaire.

L'hérédité est donc, d'après la théorie précédente, la mémoire des plastidules, ou la transmission du mouvement des plastidules (la mémoire n'étant qu'une forme de vibration), transmission s'opérant en vertu du grand principe de la transformation des forces. L'adaptation au milieu, les modifications subies par l'organisme, dans telles ou telles circonstances, ne seraient au contraire, que la résultante de certains mouvements acquis par les mêmes plastidules.

C'est donc dans les théories vibratoires, que l'on cherche aujourd'hui l'explication des propriétés de la matière organisée; qu'il s'agisse du tissu nerveux ou d'un autre, la théorie est la même, tout se résout à une question de vibration, et la pensée n'est elle-même qu'une des formes du mouvement.

A côté de la périgenèse de la plastidule de Haeckel et de la pangenèse de Darwin, se place la théorie que son auteur, Weismann, désigne sous le nom de théorie de la *continuité du plasma germinatif*(1). (Continuität des Keimplasma.) La théorie de Haeckel et celle de His (2), qui n'en est qu'une variante, nous disent bien suivant quel *mode* (transmission de certains mouvements moléculaires déterminés) s'effectue l'hérédité, mais elles ne nous expliquent point *comment*, une seule cellule du corps, arrive à réunir les différentes tendances héréditaires de tout l'organisme;

(1) WEISMANN, *Die Continuität des Keimplasma's als Grundlage einer Theorie der Vererbung*, Iena, 1885.
(2) HIS, *Unsere Körperform und das physiologische Problem ihrer Entstehung*, 1874.

comment l'individu transmet à sa descendance — par l'intermédiaire de la cellule fécondée qui deviendra le nouvel être — les moindres détails de sa structure, les dispositions physiques et psychiques, que nous voyons se transmettre de génération en génération. La théorie de Darwin touche bien à cette question, mais nos connaissances physiologiques et morphologiques, ne nous permettent plus d'admettre aujourd'hui, la formation des *gemmules*. D'après Weismann, l'hérédité s'effectue, par l'intermédiaire d'une substance à structure extrêmement fine et complexe, possédant des propriétés chimiques et moléculaires déterminées, substance qu'il désigne sous le nom de *plasma germinatif* (Keimplasma), et qui se transmet, invariable et immuable, de génération en génération. Lorsqu'un nouvel organisme se développe, une partie de la substance active du germe, une partie du *plasma germinatif* que renferme l'ovule, n'est pas employée à la formation du nouvel être, elle reste en réserve, ne subissant aucune mutation, aucune transformation ; c'est cette réserve de plasma germinatif non modifiée, qui sert à former les cellules germinatives du nouvel organisme. Du moment que les cellules germinatives des générations successives, sont en *continuité directe non interrompue,* du moment qu'elles ne sont, en d'autres termes, que les différentes parties d'une même substance, la monnaie de la même pièce, elles doivent et elles peuvent posséder, une structure moléculaire semblable, et parcourir, dans des conditions de développement déterminées, exactement les mêmes phases, et fournir un produit final identique. La *continuité du plasma germinatif,* subsiste donc d'une génération à l'autre, et on peut se représenter ce plasma germinatif, comme une longue racine, de laquelle s'élèvent de distance en distance des bourreons, des rejetons, représentant les individus des générations successives.

G. Jäger (1) puis Nussbaum (2), avaient déjà formulé une théorie se rapprochant de celle de Weismann, ils admirent une continuité directe entre les cellules germinatives des générations successives; mais pour eux, les cellules germinatives du nouvel être, se détachent de la cellule germinative des générateurs, dès le début du développement embryonnaire, en tout cas avant toute différenciation histologique des cellules. Sous cette forme, la théorie n'est pas soutenable, elle contredit des faits trop nombreux, mais si on ne peut admettre une *continuité des* CELLULES *germinatives*, cela n'empêcherait point d'admettre d'après Weismann, une *continuité du* PLASMA *germinatif*.

D'où provient le plasma germinatif de Weismann? Quel est en un mot le *vecteur* des phénomènes d'hérédité?

On avait déjà pu supposer avec quelques probabilités, que la substance organique du noyau fût ce vecteur, mais on manquait de toutes données certaines à ce sujet. Cette question a pris une impulsion nouvelle, par les travaux tout récents de ces dernières années. Hertwig (3) et Fol (4), ont montré que la fécondation, consistait surtout en une copulation des noyaux.

Les premiers faits positifs dans cette direction, ont été fournis par Pflüger, lors de sa découverte de l'*isotropie de l'œuf*, et surtout par les observations de E. Van Beneden (5)

---

(1) JÄGER, *Lehrbuch der allgemeinen Zoologie*, Leipzig, 1878, Bd II.

(2) NUSSBAUM, *Die Diffirenzirung des Geschlechts im Thierreich*. (Arch. f. mikros. Anat., Bd. XVIII, 1880.)

(3) O. HERTWIG, *Beiträge zur Kenntniss der Bildung, Befruchtung und Theilung des thierischen Eies.*, Leipzig, 1876.

(4) H. FOL, *Recherches sur la Fécondation et le commencement de l'Hénogénie*, Genève, 1879, et *Compt. rendus de l'Ac. des sc.*, 1877.

(5) E. VAN BENEDEN, *Recherches sur la Maturation de l'œuf*. (Bull. Ac. roy. de Belgique, 1875.\

sur la fécondation de l'*Ascaris megalocephalus*. Ce dernier auteur, a eu le grand mérite de fournir des faits certains, sur lesquels on pouvait fonder une théorie scientifique de l'hérédité. La fécondation repose comme l'on sait, d'après E. Van Beneden, sur la fusion de deux noyaux, ou plutôt de deux demi-noyaux de sexes différents, le *pronucleus mâle* et le *pronucleus femelle*. Le noyau de l'œuf fécondé ou noyau vitellin, résultant de la fusion de ces deux éléments, doit nécessairement participer des propriétés inhérentes à chaque générateur. Avec la marche de l'endogenèse, à chaque segmentation du noyau et de la cellule, le noyau transmet sa nature double, en proportions égales à chacun des noyaux nouvellement formés.

Strassburger (1), fit faire un nouveau pas à la question, en montrant que le noyau seul de la cellule mâle arrivait à l'ovule, que la fécondation n'est qu'une copulation des *noyaux*, et que *le corps cellulaire n'y prend aucune part*. « La substance nucléaire est donc le seul vecteur des tendances héréditaires, et les découvertes de Van Beneden, montrent comment cette substance nucléaire, contient non seulement les tendances héréditaires des parents, mais aussi celles d'un très grand nombre d'ancêtres. Chacun des deux noyaux qui se réunissent lors de la fécondation, doit contenir le *plasma germinatif* nucléaire, des deux parents dont descend cette génération; celui-ci contient lui-même, le plasma nucléaire des cellules germinatives des grands-parents, ainsi que des bisaïeuls. Le plasma nucléaire des différentes générations, existe en quantité d'autant plus petite, que la génération est elle-même plus éloignée. Tandis que le plasma germinatif du père

(1) Eduard Strassburger, *Neue Untersuchungen über den Befruchtungsvorgang bei den Phanerogamen als Grundlage für eine Theorie der Zeugung*, Iena, 1884.

ou de la mère, constitue la moitié du noyau de la cellule-germe de l'enfant, le plasma germinatif du grand-père n'en constitue que le quart, celui de la dixième génération en arrière, n'en constitue que 1/1024ᵉ, etc.

Ce dernier, peut toutefois très bien réapparaître lors de la formation du nouvel être ; les phénomènes en retour, montrent même que le plasma germinatif d'ancêtres d'il y a mille générations, peut affirmer sa persistance en se manifestant subitement, par des caractères perdus depuis longtemps. Si donc nous ne sommes pas en mesure, d'expliquer par quels processus ce retour s'effectue, et quelles en sont les causes, nous savons du moins que la chose est possible en général ; la très minime partie du plasma germinatif spécifique, contenant des tendances déterminées, et les faisant valoir dans la formation d'un nouvel organisme, dès que pour une raison quelconque, sa nutrition se trouve plus favorisée, que celle des autres espèces de plasma contenues dans le noyau. Il se développe alors plus activement que les autres espèces de plasma germinatif, et on peut bien admettre, que c'est à la prédominance en masse de cette espèce de plasma germinatif, qu'est dû son pouvoir sur le corps cellulaire (1). »

La manière d'être de l'hérédité, repose donc sur la transmission d'une substance nucléaire de structure moléculaire spécifique. C'est ce plasma nucléaire de la cellule germinative, que Weismann désigne sous le nom de *plasma germinatif.*

La théorie de Weismann offre toutefois quelques difficultés, elle n'explique pas par exemple, l'hérédité des *caractères acquis.* Aussi Weismann, soit dans des travaux antérieurs (2) soit tout récemment encore dans la 58ᵉ

____

(1) WEISMANN, *loc. cit.*, p. 19-21.
(2) WEISMANN, *Ueber die Vererbung*, Iena, 1883, et *loc. cit.*

Réunion des naturalistes et médecins allemands tenue à Strasbourg (1), conclut-il à la *non-hérédité des caractères acquis*. « Si le plasma germinatif n'est pas procréé à nouveau dans chaque individu, mais dérive du prédécesseur, sa conformation et avant tout sa structure moléculaire, ne dépendent pas de l'individu lui-même; l'individu étant plutôt le terrain, aux dépens duquel le plasma germinatif croît; car la structure de ce dernier existe dès le début. »

« Rien ne peut se développer dans un organisme, qui n'y existe déjà à l'état de disposition première, car toute *propriété acquise, n'est autre chose que la réaction de l'organisme à une excitation déterminée. S'il n'y a pas disposition première, l'organisme n'acquiert rien ; les caractères acquis, ne sont autre chose que des variations locales et générales, produites par des influences extérieures déterminées* (2). »

Cette négation de l'hérédité des caractères acquis, a été vivement attaquée par Virchow (3), Weismann nie en effet ainsi toute hérédité dans les maladies acquises, toute hérédité dans l'acclimatement.

Comment Weismann, partisan fervent de la théorie de la sélection de Darwin, explique-t-il donc la *transformation des espèces* et les *différences individuelles héréditaires ?*

Rejetant l'opinion de Naegeli, pour lequel la cause des transformations siège dans *l'intérieur de l'organisme, dans*

(1) WEISMANN, *Ueber die Bedeutung der geschlechtlichen Fortpflanzung für die Selektionstheorie*, in Tageblatt der 58. Versammlung Deutscher Naturforscher und Aerzte in Strassburg, 18-23 septembre 1885, p. 42. Analysé in Biolog. Centralbl. Bd. V, 1886, nᵒ 22, p. 674.

(2) WEISMANN, *Die Continuität des Keimplasma's*, p. 7.

(3) VIRCHOW, *Ueber Akklimatisation*, in Tageblatt der 58. Versammlung Deutsch. Naturforscher und Aerzte in Strassburg, septembre 1885, p. 540. Analysé in Biolog. Centralbl., Bd. V, 1886, nᵒ 23, p. 705. — VIRCHOW, *Ueber Descendenz und Pathologie* (Virchow's Arch. f. Pathol. Anat. u. Phys., Bd. 103, 1886, Heft I, p. 1.)

la matière vivante elle-même, dans « *l'idioplasma* », Weismann admet que *tout repose sur l'adaptation*. « Il n'y a aucune partie du corps, quelque petite et insignifiante soit-elle, aucune relation de structure qui n'ait pris naissance sous l'influence des conditions vitales, que ce soit dans l'espèce elle-même ou bien chez ses ancêtres; il n'y en a aucune, qui ne réponde à ces conditions vitales, comme le fleuve torrentiel à son lit. » C'est par adaptation à un milieu aquatique, que la baleine s'est transformée d'un mammifère placentaire terrestre, en un mammifère aquatique. Enlevez à la baleine, toutes les transformations qui ont pris naissance sous l'influence de l'adaptation, et la *force intérieure* de Naegeli n'aura plus rien à faire; car il ne restera, d'après Weismann, que le schema général d'un mammifère, or celui-ci, existait déjà chez les ancêtres avant la naissance de la baleine.

La continuité ou mieux l'identité du plasma germinatif, son invariabilité, rendent donc impossible, la transmission d'un caractère acquis, mais cette identité du plasma germinatif, rend aussi toute adaptation impossible. Car si le plasma germinatif se transmet *invariable* de génération en génération, il ne peut engendrer que du semblable, que l'uniformité complète. Comment donc expliquer ces *différences individuelles* qui existent partout, qui sont le substratum pour la production de nouvelles formes, et qui résultent des transformations effectuées *à petits pas*, par *degrés minimes*.

Weismann, place la source des différences individuelles héréditaires, dans la *forme de la reproduction*, dans la *fusion de deux cellules germinatives* de sexes opposés, dans la *reproduction sexuelle*, ou pour parler comme Haeckel, dans la *reproduction amphigone. Dans cette fusion, siège la cause des caractères individuels héréditaires transmissibles :*

*elle est le matériel à l'aide duquel, la sélection produit des
formes nouvelles.*

On serait tenté de croire que la fusion, au lieu *d'accentuer* les différences, tend au contraire à les faire *disparaître*
en les nivelant. Ceci ne peut arriver pour les petites variétés individuelles, qui ne peuvent disparaître, que si une
espèce ne se compose que de peu d'individus. Or le nombre des individus composant une même espèce, est infi-
niment grand, *un croisement de tous avec tous est donc
impossible,* ainsi que le nivellement des différences individuelles.

Dés qu'il existe dans la reproduction amphigone, un commencement de diversité, l'uniformité ne revient plus ; la
diversité s'exagère même encore dans les générations
futures, par des combinaisons toujours nouvelles dés caractères individuels. C'est là toute la théorie de Weismann.

Or, comme le fait remarquer Virchow (1), qu'est-ce que
l'adaptation, sinon l'acquisition d'une propriété déterminée
pendant la vie de l'individu, sous l'influence d'agents extérieurs? Ces individus seuls, s'adaptent, s'acclimatent à
un milieu ambiant, dont l'organisme se modifie d'une
façon correspondante, pour acquérir une nouvelle propriété. Ce n'est qu'ainsi qu'un caractère *s'acquiert,* ce n'est
qu'ainsi que le darwinisme comprend l'adaptation.

Peu importe, que ces différences individuelles se transmettent par reproduction amphigone ou monogone. On
peut bien admettre avec Weismann, que la reproduction
amphigone en mettant en présence deux individus de dis
positions différentes, exagère les probabilités des variétés
héréditaires et progressives, mais ceci n'indique en rien,

(1) Virchow, *Descendenz und Pathologie.* (Virchow's Arch. f. pathol.,
Anat. und Phys., Bd. 103, 1886, Heft I, p. 1.)

le pourquoi du premier développement de ces variétés.

De plus, il faut bien se rappeler que Darwin dans une de ses meilleures propositions, enseigne que dans le croisement des différentes variétés, — c'est-à-dire, chez ces individus qui par suite de transmission héréditaire, présentent d'une façon prépondérante certaines divergences du type, — on observe souvent, non pas une *accentuation* de la variété, mais au contraire *un retour* à un type plus simple de l'espèce. Tout ne repose donc pas sur l'adaptation, quelque grande que soit son importance. L'adaptation ne va pas sans l'hérédité, car ce n'est qu'ainsi qu'un nouveau caractère devient un nouveau type. Si l'adaptation explique l'acclimatement d'un individu, l'hérédité seule peut expliquer l'acclimatation d'une famille, d'une race.

L'importance de la nouvelle théorie de Weismann, n'a pas besoin d'être relevée, aussi ai-je cru devoir l'exposer avec un peu plus de détails, que je ne l'ai fait pour les autres, car au point de vue physiologique et pathologique, la théorie de la continuité du *plasma germinatif,* à travers une série ininterrompue de générations, me paraît être d'une importance considérable.

L'hérédité, étant définie par la continuité du *plasma,* il reste maintenant à établir quelles sont les lois auxquelles elle obéit, d'autant plus que j'aurai plus d'une fois l'occasion de les invoquer au cours de ce travail.

Le déterminisme de ces lois, il est utile d'en faire la remarque, est complètement impossible. Étant donnés les caractères physiques et intellectuels de tels parents, on ne peut en déduire d'une façon certaine, que ces caractères seront *intégralement* transmis aux enfants. Les lois de l'hérédité ne sont que le résultat de l'observation, les voici telles que les a formulées Darwin :

1° *Loi de l'hérédité directe et immédiate*. (Les parents ont une tendance à léguer à leurs enfants, tous leurs caractères psychiques, généraux et individuels, anciens et nouvellement acquis).

2° *Loi de prépondérance dans la transmission des caractères*. (La prépondérance d'action dans la transmission de l'un ou de l'autre des générateurs, peut être directe ou croisée, c'est-à-dire suivre le sexe, ou bien s'effectuer d'un sexe sur le sexe contraire).

3° *Loi de l'hérédité en retour ou médiate, atavisme*. (Les descendants, héritent des qualités physiques et mentales propres à leurs ancêtres auxquels ils ressemblent, sans ressembler à leurs propres parents). Cette hérédité en retour est plus fréquemment directe (du grand-père au petit-fils) qu'indirecte ou *collatérale* (de l'oncle au neveu).

4° *Loi d'hérédité aux périodes correspondantes de la vie* (*hérédité homochrone*). Apparition, chez les descendants, de certaines dispositions physiques et mentales très nettes, se manifestant chez eux au même âge que chez les ascendants.

Les lois précédentes régissent l'hérédité physiologique tout entière, il faut cependant y ajouter une forme particulière d'hérédité, à savoir l'hérédité *d'influence*. Elle consiste dans la reproduction, chez les enfants issus d'un second mariage, de quelque particularité propre au premier époux. Assez peu commune chez les animaux, où elle relève de ce que l'on a appelé l'imprégnation de la femelle, elle l'est encore beaucoup moins dans l'espèce humaine, et a trait plutôt à la reproduction de certains caractères extérieurs, qu'à des caractères psychologiques.

La première loi de l'hérédité (loi de l'hérédité directe ou immédiate), n'est pour ainsi dire pas réalisable, si on l'envisage dans le sens absolu de la définition, car si cette loi avait une rigueur mathématique, l'être procréé serait la moyenne exacte de ses deux générateurs, ce qui n'arrive pour ainsi dire jamais, l'un ou l'autre de ces derniers, ayant toujours une action plus ou moins prépondérante; aussi la loi précédente, se confond-elle en réalité avec la seconde loi de Darwin (loi de prépondérance dans la transmission des caractères).

Cette prépondérance de l'un ou l'autre des générateurs, peut être, nous venons de le voir, directe ou croisée, et l'une ou l'autre de ces opinions compte chacune un grand nombre de partisans. On sait que Michelet, grand partisan de l'hérédité croisée, expliquait ainsi la médiocrité intellectuelle des fils de beaucoup de grands hommes, les fils héritant des qualités intellectuelles de leur mère. Gœthe disait tenir ses caractères physiques de son père, et de sa mère, sa verve mordante et caustique, son instinct prodigieux de conservation personnelle, son horreur de toute impression violente. On trouve dans l'histoire de chaque pays, des faits très probants en faveur de l'hérédité croisée, Henri VIII et ses filles, Gustave-Adolphe et Christine de Suède, Necker et Mme de Staël, etc. Mais l'hérédité directe, s'appuie sur autant de faits probants que l'hérédité croisée, et les familles de savants, de peintres, de musiciens, dont je rapporterai plus loin des exemples, prouvent en faveur de l'hérédité directe, aussi peut-on conclure avec Ribot sur ce point spécial de la façon suivante : « En fait l'enfant hérite de ses deux parents. L'un des deux n'a jamais une action exclusive. L'un des deux a toujours une action prépondérante. Cette prépondérance a lieu de deux manières : d'un sexe au sexe du même nom; d'un sexe au sexe de nom contraire. Nous avons vu que l'une et l'autre sont très fréquentes (1). »

(1) RIBOT, *loc. cit.*, p. 191.

Ces lois de l'hérédité sont-elles constantes et fatales
En d'autres termes les choses se passent-elles toujours
ainsi, ou bien le système est-il incomplet, et y a-t-il des
exceptions à la règle? A n'envisager que superficielle-
ment les choses, certes il paraît au premier abord exister,
tant au point de vue de l'hérédité physique qu'au point
de vue de l'hérédité mentale, de graves exceptions aux
lois formulées plus haut.

Ces exceptions sont bien connues, elles sont de tous
les temps, de toutes les races, de tous les pays. Un enfant
ne présente aucun trait de ressemblance avec ses parents,
le fils d'un homme de génie peut être doué d'une intelligence plus que médiocre (1), un autre issu d'une souche
robuste présente des anomalies de développement, etc.
C'est sur ces exceptions plus apparentes que réelles,
que Lucas s'est appuyé pour affirmer, que le fait biologique de la génération est régi par deux lois, l'une d'*hérédité*, l'autre d'*innéité*.

Pour Lucas, tout être vivant considéré dans son origine,
est le produit de ces deux lois. Par la première, la loi
d'*innéité*, la nature crée et invente sans cesse. Par la
seconde, la loi d'*hérédité*, la nature s'imite et se répète
constamment. Ces deux principes combinés nous donnent, suivant cet auteur, l'explication de ce fait : à savoir,
que les êtres vivants appartenant à une même espèce,
peuvent se ressembler entre eux par leurs caractères spé-
cifiques, et différer entre eux par leurs caractères individuels.

(1) « Les fils de Henri IV, Louis XIV, Cromwell, Pierre le Grand,
comme ceux de La Fontaine, de Crébillon, de Gœthe et de Napoléon, dispensent de tant d'autres noms que l'on pourrait citer ». P. Lucas, *Traité
Philosophique et Physiologique de l'Hérédité naturelle dans les états de
santé et de maladie du système nerveux*. Paris, 1847, t. I, p. 157 et
suiv.

Les faits relevés par Lucas sont exacts, mais il a eu le tort de s'appuyer sur eux pour en déduire une loi, et du reste, aujourd'hui, les doctrines qui règnent actuellement sur l'origine et sur l'évolution des espèces, excluent toute espèce de loi d'innéité. La variation des espèces est, comme on le sait, le produit de deux facteurs, elle est le résultat de la sélection unie à l'hérédité, et les variétés par suite de l'action du milieu longtemps répétée, tendent toujours à s'éloigner du type originel (Wallace); il n'y a là rien qui ressemble à la prétendue loi d'innéité. La plupart des faits rassemblés par Lucas, en apparence contraires à la loi d'hérédité, sont explicables de différentes façons. En premier lieu, il faut tenir compte de la prépondérance de l'un ou de l'autre des générateurs, de leur état psychique au moment de la fécondation, des arrêts ou des anomalies ultérieures dans le développement du fœtus, des maladies qui peuvent affecter ce dernier, de l'atavisme, etc., toutes particularités sur lesquelles j'aurai à revenir, à propos de l'hérédité psychologique morbide.

Si la transmission par les parents aux enfants, des caractères morphologiques des générateurs est indéniable, il en est de même, de la transmission héréditaire de structure et de fonctions de certains systèmes ou appareils, qui, chez l'homme et les mammifères supérieurs, sont arrivés à un haut degré de différenciation et de perfectionnement, le système nerveux par exemple.

Je n'entrerai pas dans des détails spéciaux sur l'hérédité nerveuse, considérée dans la série animale; quelque intéressante que soit cette étude, elle ressort au domaine de l'anatomie et de la physiologie comparées, et je me bornerai à l'étude de l'hérédité nerveuse physiologique, envisagée uniquement chez l'homme.

—Les fonctions du cerveau sont transmissibles par hérédité, comme l'est elle-même la structure de cet organe ; on connaît l'hérédité des instincts, des facultés perceptives, l'hérédité de la mémoire, celle des habitudes. En est-il de même pour l'intelligence ? On sait par les travaux des zoologistes, de Darwin entr'autres, que les modes inférieurs de cette dernière, les instincts sont éminemment héréditaires, on sait aussi que ces instincts, peuvent être modifiés par le milieu dans lequel vit l'animal, et que ces modifications *acquises* peuvent être transmises par hérédité.

—Les modes supérieurs de l'intelligence, sont-ils transmissibles comme les modes inférieurs ? On peut répondre à cette question par l'affirmative. En effet, la pensée n'est qu'une propriété de la matière vivante, et par conséquent transmissible par hérédité comme cette dernière. L'hérédité psychologique doit être admise, aussi bien que l'hérédité physiologique, car la cellule nerveuse est transmise par l'hérédité, aussi bien que celle d'un organe quelconque de l'économie.

Mais il ne suffit pas de naître, avec un cerveau doué de propriétés supérieures à celles de la moyenne, il faut encore que l'individu qui le possède, se trouve dans des conditions qui lui permettent de l'utiliser. Au moment de la naissance, comme le fait remarquer très justement de Candolle, il n'y a que des probabilités, et non une certitude. « Prenons, dit cet auteur, le fils d'un grand capitaine ou d'un mathématicien célèbre ; en supposant qu'il ressemble à son père et non à sa mère, il y aurait seulement probabilité au moment de la naissance pour le fils du grand capitaine d'être un homme disposé à commander ; pour le fils du grand mathématicien d'être un homme disposé à calculer : ce qui peut faire du premier un piqueur ou un majordome et du second un teneur de livres très exact.

« Pour s'élever au-dessus de la moyenne, bien d'autres choses sont nécessaires qui dépendent d'autres facultés, héritées ou non héritées, de l'éducation, des exemples, des conseils, et généralement des circonstances extérieures (1). »

Ainsi donc, au moment de la naissance, l'hérédité psychologique n'est qu'une probabilité et jamais une certitude, l'influence du milieu est considérable. Il est plus que probable que parmi les grands génies dont s'honore l'humanité, un très grand nombre d'entre eux n'aurait point dépassé le niveau de la moyenne des hommes, s'ils avaient été placés dans des conditions de civilisation différentes (2).

Ces réserves faites, il est facile de comprendre dans son véritable sens, la transmission héréditaire des facultés intellectuelles, les exemples en abondent dans l'histoire, et on peut citer nombre de familles célèbres, dans lesquelles telle ou telle brillante faculté s'est transmise des parents aux enfants, pendant une série de générations.

Pour la peinture, les exemples en sont si nombreux que l'on n'a guère que l'embarras du choix : en Angleterre la famille des Landseer, en France celle des Bon-

---

(1) DE CANDOLLE, *Histoire des Sciences et des Savants depuis deux siècles* (2e édition), Genève 1885, p. 33. Voy. les tableaux statistiques à l'appui dans Galton et de Candolle.

(2) La question du milieu, c'est-à-dire de l'éducation et des circonstances extérieures à l'individu, est d'une importance capitale. Il ne suffit pas que la graine soit bonne, il faut encore le terrain favorable pour qu'elle puisse germer. Pour les hommes politiques et les militaires par exemple, le rôle joué par les circonstances est considérable. Il ne suffit pas d'avoir des capacités hors ligne dans ces deux domaines, il faut encore vivre à une époque où elles pourront se développer. Dans ces deux formes d'application des facultés intellectuelles plus que dans aucune autre, les événements font les hommes.

heur, en Hollande les Téniers, les Miéris, les Van de Velde. En Italie, on voit se succéder pendant plusieurs générations, des peintres distingués dans une même famille, ainsi dans celle des Bassano (1).

N° I. FRANCESCO BASSANO, fondateur de l'école
peintre distingué.

GIACOMO DA PONTE BASSANO
grand peintre.

FRANCESCO BASSANO **peintre distingué** suicidé à 49 ans.	GIOVANNI **peintre distingué.**	LEANDRO **peintre distingué.**	GIROLAMO **peintre distingué.**

Pour la musique on peut constater des faits analogues. « Quand les parents des deux côtés, dit de Candolle, sont musiciens, presque toujours les enfants naissent avec l'oreille juste. Quand l'un des parents est seul musicien, ou que dans l'une ou l'autre des familles cette qualité n'est pas ordinaire, on voit souvent des frères ou des sœurs différer sous ce rapport. L'aptitude musicale, dans ce cas, n'est pas fractionnée ou atténuée pour chacun des enfants, mais l'un a l'oreille juste, l'autre ne l'a pas. Or, l'impression causée par les sons est physique, mais la relation entre les sons et la mesure du temps est plutôt du domaine intellectuel. »

Bien que l'art musical ne date guère que de trois siècles, comme le fait remarquer Ribot, les cas d'hérédité n'y sont point rares cependant (2). La famille des Bach, est la démonstration la plus curieuse qui puisse en être donnée (1550-1800). « Il est sorti de cette famille pendant

(1) GALTON, *Hereditary Genius*, p. 237.
(2) RIBOT, *loc. cit.*, p. 72.

près de deux cents ans, une foule d'artistes de premier ordre » (Fétis) (1).

Mais on peut trouver ailleurs que chez les artistes, des preuves encore plus démonstratives de la transmission héréditaire, des qualités intellectuelles des ancêtres. Chez les artistes, en effet, « on a remarqué que de tout temps ils ont formé une race impressionnable, passionnée, ardente, dont la vie est souvent pleine de désordres, de bizarreries et d'extravagances. Ces conditions sont peu favorables pour fonder une famille » (Ribot) (2). C'est surtout dans le domaine scientifique, que l'on trouve des exemples très nombreux et très démonstratifs, de familles se perpétuant pendant très longtemps. Ici encore, nous trouvons réunis, les deux facteurs qui président au développement intellectuel et physique de l'homme, l'hérédité et le milieu. Très souvent aussi, comme l'a fait remarquer Galton, tel ou tel savant a eu pour mère ou pour grand'mère, une femme douée d'une intelligence supérieure (Buffon, Bacon, Condorcet, Cuvier, d'Alembert, Forbes, Wast, Jussieu, etc.). Les Bernouilli et les de Jussieu sont des exemples de familles, où se sont perpétuées pendant plusieurs générations, et dans une branche d'études spéciales, les traditions scientifiques.

N° II.   FAMILLE BERNOUILLI

| JACQUES B | JEAN B | NICOLAS B |
| mathématicien. | mathématicien. | mathématicien. |

| NICOLAS B | DANIEL B | JEAN B |
| mathématicien. | mathématicien. | mathématicien. |

| JEAN B | JACQUES B |
| mathématicien. | mathématicien. |

(1) Fétis, *Biographie universelle des Musiciens.*
(2) *Loc. cit.*, p. 76.

N° III   FAMILLE DE JUSSIEU (BERNARD)

| ANTOINE DE J. | BERNARD DE J. | JOSEPH DE J. |
| botaniste. | botaniste. | botaniste. |

LAURENT DE J.
botaniste.

ADRIEN DE J.
botaniste.

L'hérédité apparaît moins nettement, en ce qui concerne la perpétuation dans les familles, d'individus voués aux recherches d'ordre philosophique, mais la chose n'a rien de contraire à la règle, et n'a rien d'étonnant en elle-même, car la plupart des grands philosophes n'ont pas laissé de postérité (Descartes, Leibnitz, Malebranche, Spinoza, Kant, Hume, Schopenhauer, Auguste Comte, etc.).

Enfin, si au lieu de considérer individuellement telle ou telle particularité spéciale de l'intelligence, on envisage la question de l'hérédité à un point de vue plus général, au point de vue de la transmission des qualités morales par exemple, on trouve dans l'histoire des familles princières et des aristocraties, des documents positifs en faveur de cette manière de voir (1).

(1) P. JACOBY, *Études sur la Sélection dans ses rapports avec l'Hérédité chez l'Homme*, Paris, 1881.

CHAPITRE II

L'HÉRÉDITÉ DANS LES MALADIES

DU SYSTÈME NERVEUX

A l'état normal comme à l'état pathologique, l'hérédité régit et gouverne les phénomènes biologiques, et, nulle part peut-être plus que dans les maladies du système nerveux, on ne trouverait une démonstration plus frappante de cette vérité, vérité d'ordre presque banal, dirais-je volontiers, car elle a été entrevue dès les premiers temps de la médecine.

Pendant longtemps, très longtemps même, l'hérédité nerveuse a été envisagée d'une façon pour ainsi dire isolée, maladie par maladie, sans que les observateurs se soient préoccupés de savoir, s'il existait un lien commun entre ces différentes affections. Ce n'est qu'à une époque encore très rapprochée de la nôtre, que l'on a commencé à se demander, si les différents troubles par lesquels se traduisent les affections nerveuses (troubles sensitifs, sensoriels, moteurs, psychiques), étaient en réalité aussi indépendants les uns des autres, qu'ils le paraissaient de prime abord, et si les affinités nombreuses qu'elles affectent les unes avec les autres, n'avaient point pour cause une origine commune, à savoir l'hérédité.

Ce sont des médecins de notre pays, Morel (1), Lucas (2), Moreau de Tours (3) qui ont été les initiateurs dans cette voie. Morel surtout, qui posa et résolut la question en ce qui concerne les affections mentales, dans d'admirables travaux, montra comment ces affections étaient reliées entre elles et aux grandes névroses, par les lois de l'hérédité et de la dégénérescence, et inaugura une méthode de recherches féconde, continuée depuis par tous les aliénistes contemporains.

La question est à peu près résolue aujourd'hui en ce qui concerne la pathologie mentale, l'hérédité en est la cause principale, unique, « la cause des causes », commè le disait Trélat, et les travaux des aliénistes contemporains que j'aurai à évoquer au cours de ce travail, en font de jour en jour ressortir davantage l'importance.

Ce que Morel a fait pour les maladies mentales, la clinique d'aujourd'hui est en train de le faire, pour les autres maladies du système nerveux. C'est là un genre de recherches, sur lequel M. Charcot, a maintes fois insisté dans son enseignement depuis plusieurs années, et ce n'est que récemment qu'ont paru différents travaux sur cette question. Möbius en 1881 a publié deux mémoires sur ce sujet (4), mais c'est à un élève de M. Charcot, à Féré, que revient le mérite d'avoir pour la première fois étudié la question dans un travail d'ensemble. Sa *Famille névro-*

---

(1) Morel, *Traité des Dégénérescences*, 1857, 2 vol.

(2) P. Lucas, *Traité philosophique et psychologique de l'Hérédité naturelle*, etc., 1850, 2 vol.

(3) Moreau (de Tours), *La Psychologie morbide dans ses rapports avec la philosophie de l'histoire*, Paris, 1859, 1 vol.

(4) Möbius, *Die Erblichkeit der Nervösität* (In Betz's Memorabilien, 1881, *Heft* 8, p. 459. Du même, *Ueber nervöse Familien. Allg. Zeitsch. für Psych*. Berlin, 1884, p. 228-243, Bd. XL.

pathique, constitue dans ce domaine, le mémoire le plus important qui ait été publié depuis Morel, et j'aurai l'occasion de le mettre plus d'une fois à contribution, dans le cours de ce travail (1).

Toutes les maladies du système nerveux ont-elles une origine commune, peuvent-elles alterner, se combiner ou se modifier les unes les autres, par leur passage à travers des générations successives. Existe-t-il une maladie nerveuse primordiale et unique, dont toutes les autres ne seraient que des variantes, en d'autres termes existe-t-il une famille neuro-pathologique, dont les branches et les rameaux peuvent être fort différents entre eux bien que la souche soit toujours la même. La combinaison des troubles de la nutrition, et de ceux de la dégénérescence, est-elle suffisante pour nous donner l'explication des apparences si diverses des types morbides? Ce sont là des questions, sur lesquelles aujourd'hui il est encore impossible de se prononcer d'une manière absolue, si l'on envisage *toutes* les maladies du système nerveux.

Mais je crois, que l'on peut répondre par l'affirmative pour le plus grand nombre d'entre elles, et que, sans parler des parentés qui existent entre les vésanies et les grandes névroses (hystérie, épilepsie), on peut admettre que la plupart des maladies nerveuses, avec ou sans lésions accessibles à nos moyens actuels d'investigation, ont un fond commun d'origine, font partie d'une même famille, et sont unies entre elles par un facteur commun qui est l'hérédité.

Plus tard, lorsque l'attention du public médical aura été attirée davantage sur ce point de la pathologie, peut-

(1) Ch. Féré, *La Famille Névropathique*. (Archives de Neurologie, 1884, nᵒˢ 19 et 20.)

être pourra-t-on aller plus loin encore dans la voie de la généralisation. Aujourd'hui cela serait prématuré, pour bien des raisons, dont la principale est la pauvreté de documents par rapport à l'hérédité, dans bon nombre de travaux parus ces dernières années, sur différents points de la pathologie nerveuse. Le nombre des observations est grand, très grand même ; malheureusement dans beaucoup d'entre elles, l'hérédité n'est pas notée, ou l'est d'une façon si incomplète, que je n'ai pu les utiliser au point de vue spécial où je devais me placer. Ce fait, du reste, est dû à des causes multiples, tantôt à l'observateur dont l'attention n'a pas été éveillée de ce côté, tantôt et surtout au malade lui-même ou à ses parents, qui par suite de raisons d'ordres divers, n'avouent souvent que très difficilement, l'existence d'une tare nerveuse héréditaire dans leurs ascendants, surtout si cette tare est du domaine intellectuel.

Quant à savoir comment s'effectue cette transmission héréditaire, si variable dans ses formes, malgré son apparente unité, nous ne pouvons émettre à cet égard que des hypothèses. Peut-être, ne s'agit-il en somme que d'arrêts de développement, frappant certains éléments anatomiques, dans telle ou telle région de l'économie. La chose est possible, et en ce qui regarde le système nerveux, certains travaux récents, tendraient à faire admettre cette théorie, dans laquelle Arndt croit avoir trouvé la cause de la disposition névropathique héréditaire (1). Cette dernière, consisterait dans un arrêt de développement des éléments du système nerveux (cellules ganglionnaires et fibres nerveuses), les rapprochant de l'état embryonnaire.

(1) ARNDT, *Ueber neuropathische Diathese* (Sitzungsberichte des medicinischen Vereins in Greifswald aus dem Jahre 1874), Berlin. Klinisch. Wocherschrift. 1875. p. 209.

On aurait ainsi, suivant Arndt, l'explication de la manière
d'être dont se comportent les névropathes (excitabilité
très prononcée avec tendance à l'épuisement rapide), manière d'être qui, comme le fait remarquer cet auteur, se
rapproche des états que l'on observe chez les enfants.
Arndt dit avoir trouvé de tels arrêts de développement
chez les aliénés et les paralytiques généraux, aussi bien
dans le cerveau et dans la moelle, que dans les ganglions
spinaux, et y voit la raison d'être de l'aliénation chez ces
malades. Schultze (1), Pick (2), dans des travaux récents,
ont exprimé une manière de voir analogue pour la moelle
épinière, et l'origine de beaucoup de lésions de cet organe,
serait pour ces auteurs, la conséquence d'un arrêt de développement, devenant ultérieurement le point de départ
d'altérations diverses.

Il est évident que c'est dans cette direction, que l'on doit
chercher, le mécanisme de la transmission héréditaire des
affections du système nerveux, et il est plus que probable, que l'anatomie pathologique confirmera un jour ce
que depuis longtemps a démontré la clinique, à savoir :
que les affections nerveuses résultent, pour la plupart,
d'une déchéance de l'organisme, et qu'elles ne sont
autre chose, que des produits de la dégénérescence de l'individu.

Les lois qui régissent l'hérédité à l'état normal, s'appliquent également à la plupart des états pathologiques
qui peuvent affecter l'organisme, et j'aurai à les évoquer
au point de vue spécial que je suis appelé à traiter. Toutefois, il faut faire ici tout d'abord une distinction impor-

(1) SCHULTZE, *Ueber eigenthümliche Entwickelungsanomalien des Rückenmarks und die neuropatische Disposition.* (Arch. f. Psych. XI, p. 270, 1881.
(2) PICK, *Zur Lehre von der neuropatischen Disposition.* (Berlin. Klinisch
Wochensch., 1879, n° 10, p. 135.)

tante, au point de vue de l'hérédité envisagée en elle-même. Tandis qu'à l'état normal, les caractères de l'individu sont transmis plus ou moins intégralement, mais le sont toujours à un certain degré, soit par hérédité directe ou croisée, soit par hérédité en retour, soit par hérédité aux périodes correspondantes de la vie; à l'état pathologique il n'en est pas toujours ainsi, et, pour ne parler que du système nerveux, on peut voir les affections les plus *diverses,* apparaître, alterner et se succéder, dans une même famille, pendant une longue série de générations.

Cette transmission héréditaire, variable quant à la qualité du produit, s'il m'est permis de m'exprimer ainsi, peut donc se faire de deux manières : L'hérédité peut être *similaire* (homologue) on *dissemblable* (hétérologue).

Dans le premier cas (h. similaire), l'enfant est atteint de la même affection que ses parents ; dans le deuxième, l'enfant hérite bien encore d'une affection nerveuse, mais cette dernière diffère de celle de ses générateurs (h. hétérologue).

L'hérédité pathologique peut être, comme à l'état normal : 1° Directe ou immédiate, 2° Avec prépondérance des caractères, 3° En retour, 4° Aux périodes correspondantes de la vie. Dans chacun de ces cas elle peut être *similaire* ou *dissemblable.*

L'hérédité directe et avec prépondérance des caractères (1) s'observe souvent. L'hérédité en retour ou ata-

---

(1) BAILLARGER incline à croire que l'hérédité a lieu entre les sexes de même nom, voici sa statistique.

Cas de maladies mentales :

			Total
Chez le père.	225	Chez la mère.	346	571
Chez les fils.	128	Chez les filles.	197	325
Chez les filles.	97	Chez les fils.	149	246

D'après RICHARZ, l'échelle des probabilités pour l'hérédité des affections nerveuses serait la suivante :

visme est également commune; cette hérédité en retour ne se fait pas seulement en ligne directe, elle se reproduit souvent sous la forme *indirecte* ou *collatérale*. Enfin l'apparition de l'affection, à certaines périodes de la vie (*hérédité homochrone*), est assez souvent observée dans les maladies du système nerveux.

On peut résumer cette division dans le tableau suivant :

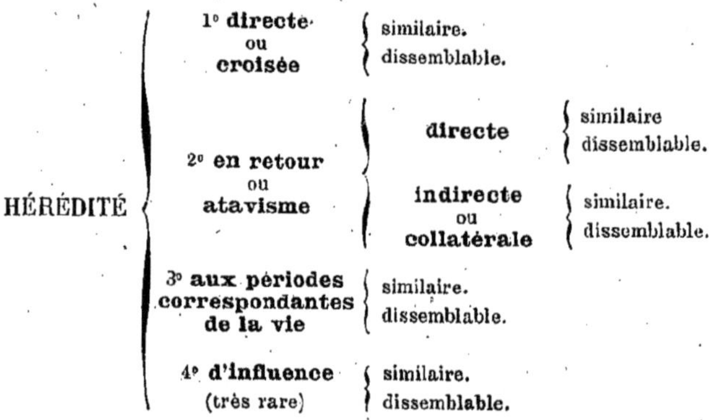

	1° **directe** ou **croisée**	{ similaire. { dissemblable.	
HÉRÉDITÉ	2° **en retour** ou **atavisme**	**directe** { similaire { dissemblable.	
		indirecte ou **collatérale** { similaire. { dissemblable.	
	3° **aux périodes correspondantes de la vie**	{ similaire. { dissemblable.	
	4° **d'influence** (très rare)	{ similaire. { dissemblable.	

Pour la commodité de la description, on peut diviser les maladies du système nerveux en deux grands groupes, en prenant pour base l'anatomie pathologique.

Le premier comprendra les affections du système nerveux sans lésions anatomiques appréciables actuellement; le deuxième, les affections à lésions anatomiques constantes.

L'hérédité sous ses différentes formes (homologue et hé-

Mère atteinte d'une tare nerveuse.	Père atteint d'une tare nerveuse.
1° La fille qui ressemble le plus à la mère.	1° Le fils qui ressemble au père.
2° Le fils qui ressemble au père.	2° La fille qui ressemble au père.
3° Le fils qui ressemble à la mère.	3° La fille qui ressemble à la mère.
4° La fille qui ressemble au père.	4° Le fils qui ressemble à la mère.

RICHARZ, *Ueber Vererbung in Geileskrankheiten auf Grund der Geschlechtsverschiedenheit.* (All. Zeitsch. f. Psych. Bd. XXX, 1874, p. 658.)

térologue), sera étudiée dans les affections appartenant à chacun de ces groupes, en même temps que l'on recherchera, si elle ne constitue pas une souche commune à la plupart d'entre elles.

Les rapports qui existent entre les maladies générales, (goutte, arthritisme, rhumatisme) et les maladies du système nerveux, feront l'objet d'une étude spéciale, et il en sera de même pour les maladies infectieuses, les intoxications et le traumatisme.

Enfin un dernier chapitre sera consacré à rechercher, si l'hérédité est indispensable à la genèse des affections nerveuses.

CHAPITRE III

L'HÉRÉDITÉ
DANS LES MALADIES DU SYSTÈME NERVEUX
SANS LÉSIONS ANATOMIQUES
APPRÉCIABLES ACTUELLEMENT (PSYCHOSES
ET NÉVROSES)

Dans ce groupe rentrent :

1° L'hérédité psychologique morbide, sous toutes ses formes.

2° L'épilepsie, l'hystérie, certaines chorées, la chorée de Sydenham entr'autres, la maladie de Parkinson, le goître exophthalmique, la neurasthénie, les affections convulsives, etc.

HÉRÉDITÉ PSYCHOLOGIQUE MORBIDE.

Dans le chapitre précédent, j'ai rappelé brièvement combien il était fréquent, de voir se transmettre des parents aux enfants, à travers les générations, certaines dispositions particulières de l'intelligence, certaines aptitudes spéciales, et indiqué en même temps quelles étaient les conditions de milieu, favorables au développement de ces dernières.

Entre l'hérédité psychologique normale et l'hérédité psychologique morbide, il est difficile d'établir nettement une ligne de démarcation. Combien d'individus en apparence bien équilibrés, paraissant jouir de toutes leurs facultés intellectuelles, possèdent, lorsqu'on les examine de plus près, quelques irrégularités psychiques, qui échappent de prime abord à un observateur non prévenu.

L'état psychologique morbide commence, peut-on dire, lorsque le *moi* tombant au-dessous d'une certaine moyenne, l'individu ne réagit plus suivant la normale, contre les diverses causes d'incitation qui viennent l'assaillir. « Le conflit de l'impulsion et du moi, qui a lieu dans l'homme à l'état normal, dit Griesinger, se juge, en dernière analyse par le moi, et constitue ainsi la liberté de l'homme. Originairement, l'homme n'est pas libre, il ne—l'est qu'autant qu'il lui vient une masse d'idées bien coordonnées, qui constituent un noyau solide, le *moi*. L'enfant n'est pas libre, parce que son *moi* n'est pas encore assez énergique, pour mettre en lutte des complexus d'idées fortement enchaînées (1). »

Le seul but de l'éducation, consiste donc à donner à l'homme un *moi* fort et énergique, basé sur les idées que l'on s'efforce de lui inculquer, idées qui seront le point de départ de son développement intellectuel et moral, et la base de conduite de sa vie ultérieure. Le fait principal en même temps qu'initial des maladies mentales, est un affaiblissement plus ou moins marqué du *moi*. Les associations d'idées et de sentiments qui le constituent, ne réagissent plus que faiblement contre les incitations nou-

______

(1) GRIESINGER. *Traité des Maladies mentales*, p. 48.

velles. Comme l'a si bien dit Esquirol : « L'homme le plus raisonnable, s'il veut s'observer soigneusement, aperçoit quelquefois dans son esprit, les images, les idées les plus extravagantes, ou associées de la manière la plus bizarre. Les occupations ordinaires de la vie, les travaux de l'esprit, la raison, distraient de ces idées, de ces images, de ces fantômes. » En d'autres termes, ces idées ne font que passer à travers l'esprit sans y rester, sans se manifester par des actes, lorsque le *moi* de l'individu est suffisamment armé pour la lutte. Dans le cas contraire, la maladie mentale s'établit peu à peu, l'intellect est comme paralysé, la première idée venue peut s'imposer impérieusement, et se traduire par des actes de nature diverse, puisque le *moi*, c'est-à-dire la totalité des complexus d'idées que l'homme doit à son éducation, et que le milieu dans lequel il vit, lui a imposés à des degrés divers, a plus ou moins changé complètement de nature.

« Les psychopathies, » dit Jacoby, « affaiblissent et finissent par anéantir le *moi* des malades. Une grande prédisposition héréditaire, et le trouble psychique que l'on trouve généralement à l'état latent, chez les membres des familles entachées du vice phrénopathique, trouble qui se traduit par des singularités d'esprit et de caractère, empêchent la formation d'un *moi* solide et énergique, constitué par des complexus d'idées fortement enchaînées. Ainsi, la faiblesse et l'inconsistance de la personnalité morale, et par conséquent une sorte de faiblesse irritable et le peu de résistance que le *moi* oppose à toute suggestion, à toute idée, à tout désir, à toute impulsion, constituent le fait primordial, essentiel, le phénomène psychologique fondamental dans les psychopathies, et aussi leur résultat immédiat, inévitable, fatal » (1).

(1) *Loc. cit. Le Pouvoir*, p. 25.

L'hérédité des passions de divers ordres est suffisamment connue, pour qu'il ne soit pas nécessaire d'y insister. On sait que quelques-unes d'entre elles, arrivées à un certain degré de développement, le jeu (1), l'appétit sexuel, l'avarice, peuvent se transmettre intégralement des parents aux enfants. Maudsley dit avoir observé fréquemment, que les descendants d'hommes ayant acquis de grandes fortunes après beaucoup de peines et de privations, présentent les signes de la dégénérescence physique et mentale, amenant quelquefois l'extinction de la famille à la troisième ou quatrième génération. « Quand cela n'a pas lieu, dit-il, il reste toujours une fourberie et une duplicité instinctives, un extrême égoïsme, une absence de vraies idées morales. Quelque opinion que puissent avoir d'autres observateurs expérimentés, je n'en soutiens pas moins que l'extrême passion pour la richesse, absorbant toutes les forces de la vie, prédispose à une décadence morale, ou intellectuelle et morale tout à la fois » (2).

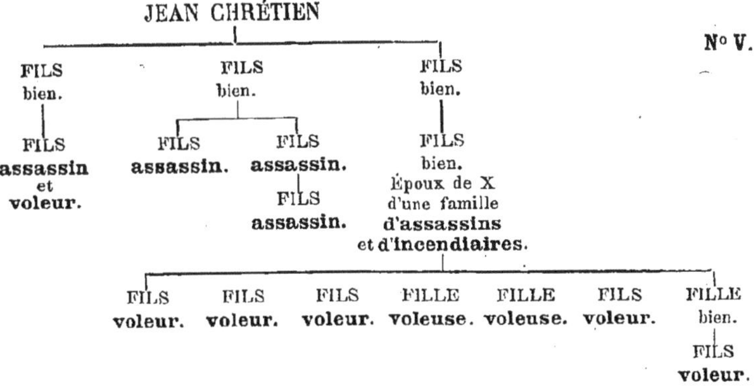

L'hérédité de la tendance au vol est devenue aujour-

(1) Fait de GAMA MACHADO, *rapporté par* RIBOT (*loc. cit.*, p. 97).
(2) MAUDSLEY, *cité par* RIBOT (*loc. cit.*, p. 98).

d'hui de connaissance vulgaire, l'exemple précédent, emprunté à Despine (1), est on ne peut plus démonstratif, et il serait facile d'en rapporter d'autres tout aussi probants. Comme nous le verrons plus loin, à propos de la folie, certaines formes d'aliénation mentale, la *folie morale* entr'autres, présentent de grandes analogies avec d'autres états psychiques, que l'on rencontre en général chez les criminels. Les *antisociaux* de Maudsley sont, comme le fait remarquer cet auteur, souvent voués à la folie, et on peut dire que la plus grande partie des criminels sont moralement imbéciles. Beaucoup sont sujets à des explosions de violences, à des terreurs nocturnes, à des perversions de l'idéation, à des conceptions délirantes. Un certain nombre sont ou deviennent épileptiques, d'autres aliénés. Les troubles mentaux s'observent du reste assez souvent chez les prisonniers, mais la proportion n'en est cependant pas très considérable [Coindet (2), Lelut (3), Guys (4), Thompson (5)]. Il est certain qu'il existe toute une catégorie de criminels, appartenant, nous le verrons plus loin, à la classe des dégénérés au moral comme au physique et qui, comme le fait remarquer Thompson, présentent un type spécial « reconnaissable même au centre des prisons (6) », mais tous sont loin d'offrir de semblables caractères et, aujourd'hui, il est bien diffi-

(1) Despine, *Psychologie Naturelle*, t. II, p. 410.

(2) Coindet. *Observations sur l'Hygiène des condamnés détenus dans la prison pénitentiaire de Genève.* (Annal. d'Hyg. 1838, t. XIX, p. 273. Coindet a trouvé 15 cas sur 329 détenus 4, 5 0/0.)

(3) Lélut, *De l'Influence de l'Emprisonnement cellulaire* (Ann. méd. psych., t. III, p. 392. (Lelut a constaté 0,8 0/0 d'aliénés dans le dépôt des condamnés. L'enquête de 1844, portant sur tous les prisonniers de France a donné 2 0/0 à peu près, 359 aliénés sur 18.845 prisonniers).

(4) Guy, *Résults of censure of the population of Convicts prisons of England*, taken in 1862 and 1873 (38 sur 1.000 femmes, 3 0/0; 30 sur 1.000 hommes, 3 0/0.)

(5) Thompson, Journal of Mental Science, 1870 : 1,71 0/0.

(6) *Loc. cit.*

cile de faire rentrer *tous* les criminels dans la catégorie
des malades atteints d'affection mentale. C'est cependant là une tendance à laquelle nous sommes logiquement amenés, si l'on admet que l'état psychologique morbide commence, lorsque le *moi* tombe au-dessous d'une certaine moyenne, et ne peut plus réagir contre les différentes incitations qui viennent l'assaillir. Or, le *moi* est la résultante de deux facteurs, de l'état héréditaire du sujet d'une part, de l'éducation d'autre part, mais surtout du premier. C'est en vertu de l'hérédité, que tel ou tel individu naît avec telles ou telles aptitudes ; le milieu peut jouer un grand rôle dans le développement ultérieur de ces dernières, mais il ne peut agir que sur un terrain préparé d'avance, car l'influence héréditaire reprend tôt ou tard le dessus. On a cherché sans grand résultat à tracer les limites entre le crime et la folie : « Entre le crime et l'insanité, il existe une zone neutre : sur un des bords on n'observe qu'un peu de folie et beaucoup de perversité ; à la limite opposée, la perversité est moindre et la folie domine » (Maudsley) (1). Cette zone neutre est d'une délimitation plus facile à établir en théorie qu'en pratique, il est vrai qu'elle constitue un dernier refuge, contre l'automatisme cérébral et le fatalisme qui est inscrit à la base de cette doctrine. Liberté, volonté, responsabilité ne se présentent plus aujourd'hui avec leurs caractères d'autrefois. Peu importe au fond, que l'homme ne soit pas libre dans le sens propre du mot, les conséquences sociales de cette nouvelle acception n'en seront point changées, car la société a le devoir de se préserver bien plus qu'elle n'a le droit de punir (2). Comme l'a très juste-

---

(1) Maudsley, *Le Crime et la Folie* (4ᵉ édition, p. 32), Paris, 1880.

(2) La théorie de l'*atavisme* du crime a été soutenue par plusieurs auteurs entre autres par Jacoby (*Considérations sur les Monomanies impulsives*

ment fait remarquer Féré, « le vice, le crime et la folie ne sont séparés que par des préjugés sociaux ; ils sont réunis par leur caractère de fatalité. Si on répugne à accepter cette parenté intime, ce n'est pas faute de preuves scientifiques, mais à cause des conséquences pratiques qui se présentent immédiatement à l'esprit » (1).

La transmission héréditaire des psychoses, est une vérité aujourd'hui universellement acceptée, et l'hérédité exerce son action sur toutes les formes de vésanie, que l'on peut rencontrer dans les affections mentales. Aussi en prononçant le mot : aliénation mentale, implique-t-on par cela même l'idée d'une affection essentiellement héréditaire. Cette hérédité des psychoses peut être directe ou indirecte, similaire ou dissemblable, mais elle est à la base de toute affection mentale, et l'on peut dire aujourd'hui que la folie, quelles que soient ses formes, est une affection toujours héréditaire. C'est là une conclusion à laquelle on est forcément amené, si l'on tient compte, chez les ascendants ou les collatéraux, de l'existence non seulement de la folie, mais encore des névroses, du tempérament né-

Berne, 1868). Pour cet auteur, le crime n'est point le réveil des instincts, ni le résultat de la dégénérescence mentale, mais bien au contraire, « un cas de recul dans la marche du progrès ethnique, un pas en arrière, un retour à l'état de sauvagerie et d'idiotie morale, d'indifférence et d'insensibilité stupide de nos ancêtres des époques préhistoriques, état mental dont nous voyons, jusqu'à un certain point, l'analogue chez beaucoup de peuplades sauvages ». (JACOBY, *Études sur la Sélection*, etc., le Talent, p. 492- Paris, 1881). On peut faire à cette théorie, les mêmes objections qu'à la théorie atavique de la microcéphalie. L'association si fréquente du crime avec les névroses et les vésanies, plaide, comme l'indique Féré, contre cette idée (*loc. cit.*, p. 19), de même que l'association, de malformations diverses chez le microcéphale, plaide contre l'atavisme de la microcéphalie. Les naturalistes, et en cela ils sont logiques, ne considèrent que les arrêts de développement, se produisant à telle ou telle période de la vie embryonnaire, mais ils ne tiennent pas assez compte des altérations pathologiques qui peuvent se produire chez le fœtus, sous l'influence de différentes causes morbides.

(1) FÉRÉ *loc. cit.* p. 16.

vropathique (neurasthénie), des bizarreries ou des excentricités du caractère, des vices, du crime et même parfois du génie, car, ainsi que l'a montré Moreau (de Tours) (1), il n'est pas très rare de rencontrer des cas d'imbécillité, d'idiotie, ou d'aliénation mentale, dans la famille d'hommes doués d'une grande supériorité intellectuelle (2).

(1) Moreau (de Tours), *La Psychologie morbide dans ses rapports avec la Philosophie de l'histoire*, Paris, V. Masson, 1859.

(2) C'est pour n'avoir pas tenu compte de ces différentes particularités, que les auteurs fournissent des statistiques aussi peu concordantes : '

Burrows, 12 0/0; Esquirol, 25 0/0 chez les pauvres, 56 0/0 chez les riches; Parchappe, 12 0/0; Guislain, 25 0/0; Griesinger, qui ne considère comme héréditaires, que les cas dans lesquels un des générateurs était fou au moment de la procréation, donne 5 ou 6 0/0; Tigges, 40 0/0; Legrand du Saulle, 40 à 42 0/0; Tuke et Bucknill, 25 0/0; Howe, 84,52 0/0; Moreau, 90 0/0.

Une des statistiques les plus étendues que nous possédions, car elle porte sur 22.778 personnes soignées en 1877, dans les asiles d'aliénés de la Prusse, donne les résultats suivants : Ces 22.778 aliénés se décomposent comme suit, au point de vue de l'hérédité :

Hérédité méconnue ou douteuse. 3.339   14,66 0/0
Hérédité non indiquée. 8.763   38,47 0/0

Sur les 10.676 restants (46,87 0/0).

Hérédité avouée. 6.369   27,96 0/0
Hérédité niée. 4.307   18,91 0/0

Dans les 6.396 cas (27,96 0/0), l'hérédité se décompose de la façon suivante :

	CHEZ les PARENTS.		CHEZ les FRÈRES ET SŒURS des PARENTS ET GRANDS-PARENTS.		CHEZ les FRÈRES ET SŒURS	
	en général.	pour 100.	en général.	pour 100.	en général.	pour 100.
Affections mentales . . .	1.959	59,76	1.303	85,84	1.198	76,16
Affections nerveuses. . .	408	12,45	103	6,79	217	13,79
Alcoolisme.	613	18,70	48	3,16	53	3,37
Suicide	57	1,74	41	2,70	37	2,35
Crime.	33	1,01	2	0,13	10	0,61
Caractères remarquables et talents	208	6,34	21	1,38	58	3,69
Total.	3.278	100,00	1.518	100,00	1.573	100,00

L'HÉRÉDITÉ DANS LA FOLIE

L'hérédité domine la folie tout entière, et c'est grâce aux modifications plus ou moins profondes qu'elle imprime à l'être psychique, que l'équilibre mental peut se rompre et le délire faire son apparition. Plus l'imprégnation héréditaire sera grande, plus facilement agiront toutes les causes banales telles que les chagrins, les fatigues, les veilles, qui par elles-mêmes sont absolument impuissantes à déterminer l'éclosion des troubles intellectuels. L'observation journalière démontre, en effet, que l'aliénation mentale, ne se développe pas chez le premier venu, au hasard, mais qu'elle ne germe au contraire que sur un terrain préparé, soit par une hérédité unilatérale soit par une hérédité bilatérale ou convergente. La recherche minutieuse de la tare héréditaire, chez les vésaniques proprement dits, a permis à Magnan d'établir une sorte de gradation qui, partant de la manie et de la mélancolie simples, passe au délire chronique, puis aux folies intermittentes, et aboutit à une catégorie de malades chez

Dans tous les malades chez lesquels l'hérédité est affirmée, on observe des antécédents :

Des parents. 51,47 0/0
Des sœurs et frères des parents et des grands-parents. 22,83 0/0
Des sœurs et frères. 24,70 0/0

Mais il faut noter que les affections mentales et autres, passent d'autant plus facilement inaperçues, que la parenté est plus éloignée et la forme de la maladie plus légère.

Ueber die Vererbung von Geisteskrankheiten nach den Beobachtungen in preussischen Irren-Anstalten. (Jahrb. f. Psychiatrie, 1879, p. 65.)

L'adultère est encore une cause d'erreur dont il faut tenir compte, et par conséquent les faits d'hérédité paternelle peuvent être plus contestables que ceux d'hérédité maternelle. Une cause d'erreur importante relève aussi de l'amour-propre des familles de malades, on n'avoue que difficilement avoir un aliéné dans sa parenté.

lesquels, les stigmates physiques et psychiques sont réellement si frappants, les délires si spéciaux ont des allures tellement distinctes, qu'ils ont permis à Morel, Legrand du Saulle, Krafft-Ebing et Magnan de constituer le groupe de la **Folie des héréditaires.**

Dans la manie et dans la mélancolie, sur lesquelles je n'ai pas à insister, car ces deux formes mentales sont bien connues, la prédisposition est au minimum, et l'influence des causes extrinsèques, est prépondérante. Mais il n'est pas douteux, d'autre part, qu'un accès ne constitue pour l'individu qui a été atteint, un antécédent personnel, qu'il crée une disposition fâcheuse du système nerveux, non seulement pour le maniaque ou le mélancolique guéri, mais encore pour sa descendance.

Ainsi commence, par certains côtés, une déviation du type psychique normal, dont les écarts seront d'autant plus grands, que sa résistance au milieu social est moindre, et que sa sensibilité aux différents agents modificateurs (toxiques ou autres), est plus exquise.

La prédisposition héréditaire, reste souvent latente pendant un plus ou moins grand nombre d'années : c'est ainsi qu'il existe des formes mentales graves, assez fréquentes, à caractères nettement déterminés, à évolution régulière, telles que le délire des grandeurs, le délire des persécutions, constituant pour certains auteurs, Legrand du Saulle entr'autres, autant de formes morbides distinctes et indépendantes. Or, d'après Magnan, il n'en serait point ainsi, et ces différentes formes de délires doivent être liées les unes aux autres, et constituent ce que cet auteur nomme le **Délire chronique,** qu'il ne faut point confondre avec la folie chronique.

On doit entendre d'après Magnan, sous le nom de *Délire chronique,* une affection à marche lente, à durée

extrêmement longue, et caractérisée par une évolution
comprenant quatre périodes, dont la marche est successivement croissante, la forme essentiellement systématisée et qui aboutit fatalement à la démence. Ces quatre
périodes du délire chronique sont : la période d'inquiétude, la période de manie de persécution, celle de la
manie des grandeurs, et enfin la démence. Leur base
essentielle consiste dans des hallucinations. Jusqu'à Magnan, chacune de ces périodes était regardée comme
une sorte d'entité morbide, et cette opinion est encore
celle de plus d'un aliéniste. Lorsque l'on suit ces malades
pendant longtemps, on les voit passer, comme l'a montré
Magnan, par les différentes périodes précitées avant
d'aboutir à l'état de démence, ce qui montre bien qu'il ne
s'agit point dans chacune d'entre elles, d'une véritable
entité morbide. Ici encore l'hérédité est la cause dominante, car si l'on fouille avec soin les antécédents de famille du délirant chronique, on retrouve presque toujours, chez les ascendants en ligne directe, quelquefois
seulement chez leurs collatéraux, des accès maniaques
ou mélancoliques, des intoxications avec délires, et diverses modifications psychiques de durée plus ou moins
longue, ayant amené soit le suicide, soit l'homicide, soit
des crimes ou délits divers. De plus, et c'est là un fait
très important, cette hérédité ne se démasque que tardivement, et, jusqu'au moment où le délirant entre dans la
période d'incubation, rien dans ses mœurs, ses habitudes,
son état intellectuel, ne fait prévoir la possibilité d'un
effondrement de la raison.

Dans les folies intermittentes, dont je n'ai à discuter
ni le nombre ni la classification, la prédisposition héréditaire est bien plus marquée encore, et souvent on parvient à découvrir une hérédité convergente, soit que le

père et la mère aient été aliénés tous deux, soit que la convergence se soit produite déjà pour l'un des deux parents. D'autre part, il n'est point inutile de noter, que ces vésaniques faussent de plus en plus, du fait de leurs accès, le mécanisme cérébral déjà compromis dont ils ont hérité, et qu'ils donnent ainsi naissance à des êtres, chez lesquels apparaît aux yeux de tous, la marque originelle, et qui côtoient, le vaste domaine occupé par les héréditaires dégénérés s'ils n'y entrent pas de plain-pied. En résumé, au fur et à mesure qu'on procède avec plus de soin, à l'enquête sur la valeur mentale des ascendants, sur les désordres intellectuels qu'ils ont présentés, on arrive à la conviction, que dans l'immense majorité des cas, la prédisposition héréditaire est la condition *sine qua non,* du développement de l'aliénation mentale.

De même pour toutes les folies, qui surviennent au cours d'un état physiologique ou pathologique, c'est la prédisposition héréditaire qu'il faut accuser, c'est son intensité qu'il faut doser pour ainsi dire, et c'est alors seulement, qu'on pourra établir un pronostic en connaissance de cause. Aucune forme mentale n'échappe à cette influence, et les folies diathésiques comme les folies sympathiques, n'ont point d'autonomie propre. Ces dénominations sont commodes pour l'étude, mais il faut bien savoir qu'elles ne désignent pas des entités morbides, mais uniquement la réaction d'un système nerveux, dont les éléments nobles ont subi des adultérations, inconnues d'ailleurs dans leur essence, et que comprend le terme général d'hérédité.

Je n'ai jusqu'à présent, envisagé la transmission des maladies mentales des ascendants aux descendants, que pour en montrer la réalité, pour rendre témoignage de l'importance de la prédisposition, et je n'ai pour ainsi dire considéré, que le fait brut dans son origine et dans ses conséquences. Mais il est possible de faire davantage. L'analyse clinique minutieuse des phénomènes délirants présentés par un certain nombre d'aliénés, a permis de s'assurer, qu'ils ne dépendaient pas tous d'une même maladie, mais qu'ils devaient, au contraire, de toute nécessité, être reconnus comme le produit de plusieurs maladies distinctes, agissant chacune pour son compte, se mêlant, mais ne se combinant jamais, et n'ayant les unes sur les autres que des réactions peu accentuées. C'est cet état pathologique complexe, que Magnan a le premier réduit en ses éléments constitutifs, et dont il a cité de nombreux exemples, dans son beau travail sur la *Coexistence de plusieurs délires d'origine différente chez le même aliéné* (1). Il résulte en effet, des observations de Magnan et de celles qui sont prises journellement dans son service, que la tare héréditaire de ces maladies complexes, est complexe elle-même; il en résulte de plus, qu'assez souvent l'hérédité est similaire, soit pour la vésanie soit pour la névrose épileptique. De sorte que l'influence paternelle et l'influence maternelle, ne convergent plus pour donner un produit hybride de dégénérescence, mais un descendant qui les réunit sans les confondre. Le fait est surtout frappant pour l'épilepsie, et il n'est point rare, bien que divers auteurs aient soutenu et soutiennent encore le contraire, de rencontrer l'épilepsie franche parmi les ascendants d'un aliéné. Cette coexistence de plusieurs délires, chez un même aliéné, est du plus haut intérêt au point de vue clinique, car ils évoluent ensemble sur le même terrain sans se mélanger. Ainsi, on peut voir un délirant chronique à forme mélancolique, être

(1) MAGNAN, *Archives de Neurologie*, t. I, p. 49, 1883.

atteint d'épilepsie et de délire alcoolique. Sous l'influence d'un traitement bien dirigé, le délire alcoolique disparaîtra bientôt, l'épilepsie également, mais au bout d'un temps plus long toutefois ; et la mélancolie persistera seule. Cette idée d'origine toute récente, pourra permettre, lorsqu'elle aura été suffisamment méditée par les médecins aliénistes, de mieux saisir la part de responsabilité qui revient à l'hérédité, dans la classe si nombreuse des vésanies *sine materia.*

Disons quelques mots de la marche du délire chronique, et des différentes périodes de cette entité morbide, à peine entrée aujourd'hui dans le cadre nosologique.

A début insidieux, à marche progressive et régulière dans ses manifestations, le délire chronique, survient presque exclusivement, chez des gens déjà marqués d'une tare héréditaire.

La maladie peut se déclarer à un âge plus ou moins avancé, sans qu'on puisse même invoquer dans ce cas, l'existence d'une cause occasionnelle bien manifeste, pouvant expliquer l'apparition des phénomènes d'inquiétude et de malaise, qui marquent le début et l'invasion des manifestations délirantes.

N'ayant jamais présenté aucun désordre intellectuel, pouvant révéler la maladie dont il portait en quelque sorte le germe, le malade est envahi peu à peu par un malaise, une fatigue vague, un sentiment d'inquiétude, accompagnés souvent de désordres plus ou moins marqués, dans ses fonctions physiologiques ou dans ses relations extérieures. L'insomnie intermittente, les troubles de la digestion, la tendance à l'isolement, sont les premiers symptômes qui dévoilent à un esprit attentif, l'état intellectuel du malade. Ce dernier oublie peu à peu les impressions qu'il a ressenties durant cette première période, à laquelle Magnan a donné le nom de période d'*inquiétude*, et il faut, quand on cherche plus tard à rétablir les faits, interroger avec soin l'entourage, pour ne pas laisser passer inaperçues ces premières manifestations morbides.

Progressivement, la persistance de ces troubles somatiques, auxquels viennent s'adjoindre des hallucinations de l'ouïe, de l'odorat, du goût, de la vue, assez rares d'ailleurs, amène le malade, à rechercher la cause du désordre physique et moral, qu'il observe en lui-même. La défiance pénètre en lui; il accuse ses voisins, ses proches; il croit qu'on cherche à lui être désagréable, il s'imagine qu'il est devenu un objet de dérision, il croit à des ennemis invisibles.

Quand il parvient à mieux systématiser son délire, il coordonne dans son imagination maladive les faits qu'il observe; il cherche à remonter à la source.

Les mets qu'on lui présente ont un goût étrange, il suppose que celui qui les lui sert, est complice de la nuée d'ennemis qui le poursuit. La bande invisible l'accuse de méfaits imaginaires, et peu à peu s'ancre dans son esprit la conviction bien arrêtée, qu'il est soumis à une série de persécutions, dont les auteurs sont plus ou moins bien désignés par lui, suivant la systématisation plus ou moins parfaite de ses conceptions délirantes.

La variabilité possible des moyens dont disposent ses ennemis, est en quelque sorte indéfinie, et la cause à laquelle il rapporte de préférence les impressions subjectives qu'il perçoit, dépend essentiellement de sa culture intellectuelle, et du milieu dans lequel il a vécu.

Les démons, les magiciens, les agents mystiques, sont les principaux fauteurs de désordre, chez les malades à idées religieuses. D'autres fois, les influences politiques, les idées de persécution par des associations puissantes, dominent la scène pathologique. Enfin, les moyens mis en œuvre sont de toutes sortes, l'électricité, le magnétisme, les influences occultes, sont le plus fréquemment indiquées.

Sous l'empire de ces persécutions, le malade change perpétuellement de maison, de ville, il quitte son pays. Quelquefois, une interruption passagère, lui fait croire que ses ennemis ont perdu sa trace; mais bientôt la réapparition des symptômes morbides lui indique que cette espérance est vaine, et que les ennemis acharnés à sa perte, n'ont fait que ralentir un moment leurs tentatives coupables. Alors affolé, ne sachant à quoi attribuer cette poursuite, à quoi rapporter toutes ces persécutions, il cherche quel peut être le mobile de ceux qui s'acharnent ainsi contre lui.

C'est ainsi que par une transition insensible, le complexus pathologique change peu à peu, et que succède à la période des persécutions, une troisième modalité du délire.

Si l'on en veut ainsi à sa vie, si l'on cherche à l'atteindre dans ses affections ou ses intérêts, c'est que la jalousie de ses ennemis a suscité chez eux le désir de l'amoindrir, de le dénigrer ou de lui nuire.

Quand le malade cherche à réagir, et croit connaître un des auteurs de ses malheurs ou de ses souffrances, il peut commettre un homicide, mais le plus souvent affaibli par la fatigue physique et morale, il ne cherche qu'à se dérober à ses persécuteurs, soit par la fuite soit par le suicide. Alors il enfante dans son esprit des conceptions délirantes, capables d'expliquer les haines qu'il a soulevées. Il se croit riche, puissant, il est monarque, il est mêlé à un titre quelconque à de puissants intérêts, il est chargé d'une mission importante par ses amis, ses parents, ses compatriotes; envoyé par Dieu, il se croit un pouvoir surnaturel, s'identifie avec toutes les puissances occultes. C'est le délire des grandeurs dans son plein développement, et avec toutes ses conceptions subjectives.

Enfin sous l'influence de ce travail intellectuel prolongé, de ces tourments incessants, de cette surexcitation psychique intense et continue, le délire, si bien systématisé au début, s'effondre, l'association des idées disparaît, l'intelligence se détruit, et le malade tombe dans une période finale de démence, où, inerte, béatement satisfait de lui-même, privé de rapports avec le monde extérieur, il devient un être inconscient et réduit à la vie végétative.

LES FOLIES HÉRÉDITAIRES

L'hérédité joue donc un rôle incontestable dans la genèse des psychopathies (1) — son action s'exerce à vrai dire, sur toutes les formes vésaniques que l'on peut rencontrer dans la clinique mentale — aussi en prononçant le mot *aliénation mentale,* implique-t-on par cela même, l'idée d'une affection essentiellement héréditaire. Cependant, il est des états morbides particuliers de l'esprit, qui paraissent soumis plus spécialement à l'influence de l'hérédité, et se distinguent assez nettement par leurs symptômes et surtout par leur évolution. Ce sont ces états que l'on a qualifiés du nom de **folies héréditaires.**

L'existence de ce groupe de folies, ne remonte pas à une époque lointaine et l'on peut dire que c'est Morel (2), qui le premier s'est efforcé de recueillir et de classer, les stigmates que l'hérédité développait chez certains aliénés.

(1) MOREAU (de Tours), *Psychologie morbide,* 1859.
(2) MOREL, *Études cliniques, Traité des dégénérescences,* 1857.

Ces études ont été continuées depuis, et cependant aujourd'hui même, on est loin d'être d'accord sur cette question. Trois opinions se trouvent en présence : pour certains auteurs, l'hérédité n'est qu'une cause prédisposante ; pour d'autres, elle donne un cachet particulier aux diverses formes vésaniques ; pour d'autres enfin et c'est la majorité, il existe une psychose particulière dite *héréditaire*.

Ce terme est tout à fait impropre, car l'hérédité domine toute la folie ; mais son influence se fait diversement sentir dans chaque forme mentale. Ici, dans ce groupe particulier, elle devient absolument prépondérante. Aussi n'est-il pas étonnant que dès leur naissance, ces malades, ces *héréditaires*, présentent des signes spéciaux, marques de leur origine, manifestation extérieure du sceau de l'hérédité.

Ces stigmates peuvent être distingués en deux classes, les stigmates physiques, les stigmates psychiques.

Les stigmates physiques les mieux connus, bien étudiés par Morel, Legrand du Saulle (1), etc... peuvent affecter chez le même malade, tous les organes, tous les appareils, et se traduire par des anomalies, des vices de conformation les plus divers. Je vais essayer de les passer en revue d'une façon rapide, me bornant à une simple énumération.

C'est surtout dans les asiles, dans les services spécialement affectés aux idiots, que l'on peut étudier ces stigmates dans toute leur diversité ; et quoi d'étonnant à cela, si l'on songe que ces malheureux, sont tous des victimes de l'hérédité morbide, et souvent, comme nous le verrons plus tard, la dernière expression de la dégénérescence héréditaire. Dans une classe plus élevée, chez les simples dés-

____

(1) LEGRAND DU SAULLE, *La Folie héréditaire*, 1873.

équilibrés, les stigmates existent néanmoins, mais sous des aspects plus ou moins variés, sous des types plus ou moins complets.

Les stigmates physiques les plus frappants, sont ceux qui affectent le *système osseux,* et il y a longtemps qu'on a remarqué dans ce sens, les déformations de la boîte cranienne, produisant tous ces types divers de microcéphalie, hydrocéphalie, acrocéphalie, plagiocéphalie, scaphocéphalie, dolicocéphalie..... et à des degrés moindres, les simples exagérations des bosses craniennes, les dépressions irrégulières. On a signalé aussi dans ces cas, des anomalies dans l'état intime des os, dans leur mode de développement, leur ossification, leurs sutures. Le squelette entier peut être atteint de même; la face peut être asymétrique, le rachis incurvé, les os des membres eux-mêmes, atteints dans leur évolution, peuvent présenter toutes les apparences du rachitisme, on a signalé l'existence possible de doigts palmés ou surnuméraires: les pieds bots sous leurs différents aspects, l'effacement de la voûte plantaire.

Le *système musculaire* se développe tard et incomplètement, les muscles offrent toujours un état de flaccidité spéciale, ils peuvent même être atrophiés.

L'appareil digestif n'est pas épargné : la voûte palatine est asymétrique, quelquefois étroite, ogivale ; les lèvres souvent épaisses, les becs-de-lièvre simples ou compliqués, sont très fréquents : les dents irrégulièrement implantées (1), apparaissent tard, leur nombre peut être diminué, elles se carient aisément. Leur implantation n'est pas normale, et dans certains cas le prognathisme est très accentué. D'ailleurs, le maxillaire inférieur est souvent

(1) Bourneville, *Mémoire sur la condition de la bouche chez les Idiots,* (Journal des Connaissances médicales, 1883.)

très développé, proéminent, très lourd, et certains auteurs tels que Lombrose, ont voulu voir là un signe distinctif des dégénérés à tendances vicieuses, à instincts nuisibles. Les fonctions digestives sont souvent troublées : ces malades sont le plus souvent gloutons, ils ont des bizarreries de l'appétit, leur estomac est souvent dilaté, l'abdomen parfois très développé. Un vice fonctionnel de la digestion qu'on rencontre quelquefois chez eux, est le mérycisme, étudié dans ces derniers temps par Bourneville et Séglas (1), et depuis par Cantarano (2). On sait aussi que le gâtisme n'est pas rare chez les idiots : signalons enfin la fréquence des hernies de toute sorte (3).

Les appareils *respiratoire et circulatoire* sont les moins atteints : notons seulement la fréquence chez les dégénérés de la tuberculose pulmonaire ; des troubles vasomoteurs se manifestant surtout, par des rougeurs passagères du visage, et par une teinte cyanique des extrémités : enfin la persistance du trou de Botal.

Des anomalies assez caractéristiques, sont celles qui affectent l'appareil génito-urinaire : je n'ai pas à décrire ici les troubles fonctionnels, parmi lesquels l'incontinence d'urine est un des plus constants : je reviendrai plus tard sur les perversions sexuelles. Je me bornerai à signaler maintenant la grande fréquence des phimosis, les hypospadias, la descente tardive des testicules (4) : chez la femme, des anomalies diverses, imperforation et cloisonnement du vagin (Gilson) (5), troubles de la menstruation.

(1) BOURNEVILLE et SÉGLAS, *Du Mérycisme.* (Arch. de Neurolog. 1884.)
(2) CANTARANO, *Mericismo nella specie umana.* (La Psychiatria, la Neuropatologia et la Scienze, 1885).
(3) FÉRÉ, *Études sur les orifices herniaires* (Rev. méd. et chirur.), 1879, p. 553).
(4) RAFFEGEAU, *Du rôle des Anomalies congénitales des organes génitaux dans le développement de la folie chez l'homme.* Thèse, Paris, 1884.
(5) GILSON, *Encéphale,* 1881.

Du côté de la *peau,* on rencontre la coloration violacée
due aux troubles vaso-moteurs, la sensation de froid
qu'elle donne au contact, l'odeur spéciale qu'elle exhale
souvent, puis des troubles trophiques divers, une tendance au développement exagéré du tissu graisseux, le
myxœdème [W. Gull, Ord, Ballet, Hammond, Savage,
Thaon, Bourneville et d'Olier, Ridel-Saillard (1), Inglis,
Blaise (2), etc.], des anomalies diverses du système pileux,
qui devient ou très rare ou très abondant. Notons en passant l'existence chez les femmes, de barbe, de moustaches ;
et le double tourbillon des cheveux, trace d'une anomalie
de développement de l'extrémité céphalique du cana,
vertébral (Féré) (3).

Les organes des sens eux-mêmes, offrent à considérer
des signes spéciaux souvent très accentués : *du côté de
l'œil,* ce sont des blépharites chroniques, le strabisme
[Morel, Féré (4), Limpritis)(5)], la cécité congénitale, l'am-
blyopie, l'epicanthus, le daltonisme, le coloboma de l'iris
(Ireland)(6), des altérations du fond de l'œil (Magnan)(7),
telles que les pigmentations irrégulières de la choroïdel
l'albinisme, la rétinite pigmentaire, les déformations de
la papille, l'émergence irrégulière de l'artère centrale de
la rétine, etc. Pour le *sens de l'ouïe,* je rappellerai la sur-
dité-mutité (8), les déformations de l'oreille externe
(Morel), l'adhérence du lobule de l'oreille, les anomalies
de l'hélix, dont une décrite récemment par Féré et

<hr>

(1) Ridel-Saillard, *De la Cachexie pachydermique.* Th.,Paris, 1884.
(2) Blaise, *De la Cachexie pachydermique.* (Arch. de Neurolog., t. I, 1882.)
(3) Féré, *Nouvelles Recherches sur la topographie cranio-cérébrale.*
(Rev. anthrop. 1881, p. 483.)
(4) Id., *La famille Névropathique,* p. 46.
(5) Limpritis, *Semaine médicale,* 1885, n° 37.
(6) Ireland, *On Idiocy and Imbecility.* (London, 1877, p. 101.)
(7) Magnan, Ann. Med. Psych. 1886, p. 93.
(8) Lesur, Th., Paris, 1881, p. 22.

Huet (1), consiste en un prolongement de la racine de l'hélix, qui rejoignant l'anthélix, sépare ainsi la conque en deux parties. On a signalé encore chez les héréditaires, des *vices de prononciation*, le bégaiement, la blésité. Le tableau suivant emprunté à Möbius (2), contient plusieurs de ces stigmates de dégénérescence.

Des différents systèmes de l'économie, le *système nerveux*, est incontestablement celui qui porte le plus la marque de l'influence prépondérante de l'hérédité. Les parties périphériques aussi bien que l'axe central peuvent être atteintes : je ne ferai qu'énumérer pour le moment, les migraines, les vertiges, les convulsions, les tics, les chorées, les désordres variés de la sensibilité cutanée ou viscérale, les hallucinations, les troubles du sommeil : insomnies, cauchemars, rêves, somnambulisme, narcolepsie.

C'est encore au système nerveux qu'il faut rapporter les symptômes d'ordre psychique, que présentent les héréditaires. et dont je vais m'occuper maintenant (*état mental* de Magnan). Ces *symptômes psychiques* peuvent affecter aussi bien les facultés morales, que les facultés intellectuelles. D'abord au plus bas degré de l'échelle, nous trouvons de malheureux *idiots* réduits à la vie végétative.

L'*Idiot* est remarquable par l'arrêt de développement de toutes ses facultés. C'est un être réduit à la vie organique, à la vie des réflexes ; il ne vit en quelque sorte que par sa moelle. Mais la déséquilibration dont je parlais tout à l'heure, se manifeste d'une façon plus frappante encore chez ces idiots, dont toutes les facultés sans exception ne sont pas réduites à néant ; certains idiots par exemple, conservent des instincts, comme l'instinct

(1) FÉRÉ et HUET, Soc. de Biologie, 1885.
(2) MÖBIUS, *Ueber nervöse Familien.* (Allg. Zeitsch f. Psych., 1884, pp. 228, et 243, t. XL.)

N° V.

GRAND-PÈRE, buveur, mort à 50 ans de **delirium tremens**.

MÈRE, bien portante, un peu **excitable**, mariée à un homme bien portant.

1) FILLE	2) FILS	3) FILS	4) FILS	5) FILS	6) FILLE
mélancolique avec tendance au suicide. mariée à un homme tuberculeux.	**mélancolie** avec tendance au suicide marié à une femme bien portante.	**mélancolie** mort par suicide.	**névralgie** marié à une femme **nerveuse**.	carie de la colonne vertébrale, mort à 26 ans.	morte à 5 ans d'un **abcès cérébral.**
a) FILLE morte d'**éclampsie puerpérale.**	Plusieurs enfants apparemment bien portants.	8 enfants dont 2 morts à un an de **convulsions.**	*a)* FILS **oreille de Morel** (helix manque).		
b) FILS tuberculeux.		2 filles **névralgiques.**	*b)* FILLE morte à un an de **convulsions.**		
c) FILLE morte à un an de **convulsions.**		1 fille, attaques **épileptiformes.**	*c)* FILLE **sextidigitigrade,** légère **hydrocéphalie.**		
			d) FILLE parait bien portante.		

MÖBIUS (*loc. cit.*)

musical; l'idiot musicien est bien connu, l'idiot calcula-
teur également; d'autres conservent une certaine adresse
manuelle, qu'ils appliquent à la confection de petits
ouvrages.

L'*Imbécile* est moins déshérité; il possède quelques
facultés; on commence à voir apparaître chez lui un certain degré de vie intellectuelle; l'imbécile est parfois édu-
cable et utilisable; mais les services que l'on peut tirer de
son intelligence rudimentaire, ne dépassent pas des limites très restreintes.

Le *Débile* est déjà un être qui compte au point de vue
cérébral; il entre dans une catégorie qui comprend un
nombre considérable d'individus, classés dans le monde
sous le nom de faibles d'esprit; chez eux les facultés intellectuelles existent, mais très inégalement développées,
et c'est chez eux que l'on peut surprendre facilement
l'absence de pondération. Entre le débile le plus rapproché de l'imbécile, et le débile le plus proche de l'homme
intelligent, il y a place pour un nombre incalculable d'intermédiaires; nombre précisément en rapport, avec les
modalités innombrables de déséquilibration intellectuelle,
que l'on peut observer. Tel débile aura une mémoire
excellente, à côté d'un jugement très faible; tel autre
sera emporté par la prédominance de ses appétits; chez tel
autre ce seront les sentiments affectifs qui prédomineront;
chez tel autre enfin, l'absence de volonté sera flagrante. Il
est facile d'imaginer tous les cas possibles, démontrés
d'ailleurs par la clinique, et il est également facile d'en
concevoir la liste interminable. Mais chez *tous* les débiles,
un caractère domine, c'est l'absence ou la faiblesse du
jugement, de l'intelligence proprement dite.

Des malades plus favorisés en apparence, peuvent se développer, acquérir une instruction souvent étendue : ce

sont les *Dégénérés supérieurs* (Magnan). Cependant il y a
toujours chez eux une désharmonie complète, un manque
d'équilibre de toutes leurs facultés mentales. Ces aptitudes
particulières, se remarquent déjà chez des imbéciles que
Félix Voisin désignait pour cette raison, du nom de génies
partiels. Chez les héréditaires dont les facultés sont moins
atteintes, elles peuvent se développer à un point tel, que
dans une certaine sphère l'individu devient réellement
supérieur, ce qui a pu faire dire à certains auteurs que le
génie n'était qu'une névrose (Moreau de Tours) (1). Et
cependant à côté de ces facultés brillantes, il y a des lacu-
nes, des vides, produisant cette déséquilibration intellectuelle caractéristique de l'état héréditaire. Parmi les facultés intellectuelles, la volonté surtout est affaiblie, et
qui ne connaît les irrésolutions continuelles à propos de
déterminations futiles, les obsessions si pénibles, les
impulsions préjudiciables, la timidité véritablement morbide, les peurs enfantines, qui souvent font le désespoir
de ces malheureux qui ne peuvent pas les vaincre. Enfin
l'on peut dire, que d'une façon presque constante, c'est le
côté affectif qui est le plus atteint : et il n'est pas de troubles du caractère, des sentiments qu'on ne puisse alors
observer. Instabilité, excentricité, irritabilité, susceptibilité, émotivité excessive, activité désordonnée ou apathie
invincible, voilà le fond du caractère de l'héréditaire. Et
si quelques-uns par hasard, semblent présenter des sentiments relevés, en les passant au creuset de l'observation,
on s'aperçoit vite, que les qualités superficielles de ces êtres
généreux, dévoués, philanthropes, cachent un affaiblissement du sens moral, et reposent sur un fond d'égoïsme,
toujours caractéristique de ce que certains auteurs, ont

(1) Moreau (de Tours). *Psychologie morbide*, etc. 1859.

appelé le *tempérament de fou* (Maudsley) (1). Tel est l'état mental de ces héréditaires, qui souvent passent ainsi leur vie au milieu du monde, remplissant quelques-uns, des fonctions importantes dans la société qui supporte leurs bizarreries, et les désigne sous le nom d'*originaux*.

Voyons maintenant quelle allure, quelle forme prennent les affections mentales, quand elles se développent sur ce terrain tout préparé, chez ces candidats à l'aliénation, qui passent toute leur vie sur le sentier qui sépare la raison de la folie, toujours prêts à verser dans l'abîme.

Si l'on examine les désordres mentaux qui se classent sous le nom de folies héréditaires, on voit que la plupart du temps, ce sont les sentiments et les actes qui sont intéressés, et que l'intelligence est moins souvent en cause.

Ici la plus grande confusion règne parmi les auteurs, et l'on voit que si tous ont décrit ces sortes de folies, ils leur ont tous donné des noms différents. C'est ainsi que le vocabulaire de la Médecine mentale, s'est enrichi des appellations diverses de *Monomanie raisonnante* ou *affective* (Esquirol), *Monomanie instinctive* ou *impulsive* (More), *Moral insanity* (Pritchard), *Délire des actes, folie d'action* (B. de Boismont), *Manie de caractère* (S. Pinel), *Lypémanie raisonneuse* (Billod), *Folie lucide* (Trélat), *Pseudo-monomanie* (Delasiauve). *Folie héréditaire, instinctive* (Morel), *Esthésiomanie* (Berthier), *Folie raisonnante* ou *morale* (Falret), *Folie, instinctive ou des actes* (Foville), *Folie avec conscience* (Baillarger), *Folie affective* (Maudsley).

D'un autre côté, d'autres observateurs ayant surtout en vue, le symptôme prédominant le plus saillant de ces sortes de folies morales ou impulsives, ont décrit séparément diverses variétés, désignées parfois du nom de *Mono-*

---

(1) Maudsley, *Pathologie de l'esprit*. (Traduc. française.)

manies : telles que la *Folie du doute*, l'*Agoraphobie*, la *Dipsomanie*, la *Kleptomanie*, l'*Hypochondrie morale* avec idées suicides ou homicides, etc... Certes, il est excellent de décrire isolément toutes les variétés de délires; cependant, il est bien probable que dans tous ces cas, nous n'avons affaire qu'à la folie héréditaire, sous différents aspects : c'est toujours la même maladie au fond, l'étiquette seule a changé. Et en effet, dans les observations de tous les malades, on trouve des antécédents héréditaires très accentués, un état mental antérieur toujours particulier, se rapprochant plus ou moins de celui que je viens de décrire, et caractérisé par une émotivité anormale, des obsessions dès le jeune âge, une désharmonie des facultés... Puis quand les troubles mentaux apparaissent, ils s'accompagnent des mêmes symptômes, et suivent la même marche. Ils reviennent par accès, s'accompagnent d'un état physique spécial, caractérisé par une anxiété particulière, des palpitations, un affaiblissement de la volonté, empêchant le malade de résister à l'impulsion ou de maîtriser ses craintes. Et cependant il n'y a pas à proprement parler de délire intellectuel, le malade a conscience de l'absurdité de ses terreurs, ou de la malignité (?) de ses penchants. Cependant il faut qu'il cède, et alors le calme renaît jusqu'à ce qu'apparaisse un nouveau paroxysme. La marche de ces affections est d'ailleurs essentiellement intermittente, elles n'aboutissent guère à la démence. En outre, si l'on observe longtemps le même malade, on peut le voir présenter successivement toutes ces formes de délires émotifs : c'est là un point qui a été bien mis en lumière par Magnan (1), qui, s'ap-

(1) Magnan, *Leçons sur la Dipsomanie.* (Progrès médical, 1884.) — *Des Anomalies, des Aberrations et des Perversions sexuelles.* (Ann. Med. Psych. 1885, t. I et II, p. 235; t. I, 1886.)

puyant sur les raisons énoncées plus haut, ne considère toutes ces perversions morbides des sentiments ou des actes, que comme des *syndromes épisodiques* de la folie héréditaire, et a montré que toutes ces monomanies. ne sont qu'autant de syndromes de la *Folie des dégénérés*.

Mettant en parallèle ces syndromes, d'ordre intellectuel, avec les stigmates physiques indéniables de la dégénérescence somatique, il les a appelés fort justement : **Stigmates psychiques**. Cette comparaison fait bien ressortir, ce que l'on doit comprendre par le mot syndrome, on voit qu'il ne s'agit pas d'un état délirant surajouté, d'une coexistence, mais bien d'une manière d'être de la dégénérescence mentale.

Que sont au fond tous les stigmates psychiques de la folie des dégénérés ?

Peut-on leur considérer des caractères généraux, et les assimiler les uns aux autres? Si le fait est possible, n'en ressort-il pas d'une manière éclatante, que tous les syndromes sont une seule et même chose, quant au fond, et que la forme seule diffère? Et dans ce cas, sachant le peu de valeur que l'on doit accorder à la forme d'un délire, si le clinicien ne se détermine pas à rattacher l'état syndromique à l'état héréditaire, n'en doit-il pas conclure au moins de prime abord, que toutes les monomanies ne forment qu'un seul et même groupe, bien distinct, et non point des affections différentes? Ces caractères généraux dont je viens de parler existent, et je les énumérerai succinctement, avant de faire l'histoire rapide des syndromes décrits jusqu'à présent.

Au fond de toute monomanie, quelle qu'elle soit, nous trouvons l'un des deux phénomènes suivants : l'*Obsession* ou l'*Impulsion,* tous deux avec leur caractère constant d'*Irrésistibilité.* Voilà ce que la clinique démontre d'une façon péremptoire. Considérez un kleptomane, un dipsomane, un onomatomane, tous trois sont des obsédés, tous trois sont des impulsifs. Le kleptomane vole avec conscience, sans pouvoir s'en empêcher; le dipsomane boit, sans que sa volonté soit capable de restreindre ses excès, jusqu'à ce que l'accès soit passé; l'onomatomane est obsédé par certains mots qu'il ne peut chasser de son esprit, et il les prononce avant que son énergie volontaire ait eu le temps de s'y opposer. Tous les syndromiques sont dans le même cas; aucun ne fait exception à la règle; prenez le malade atteint de folie du doute, prenez l'aliéné poussé à l'homicide, toujours vous trouverez la même obsession irrésistible, la même impulsion que rien ne peut restreindre. Dans l'ordre physiologique, ces faits sont encore les mêmes, et voici les paroles de Magnan à ce sujet :

« Il semblerait qu'aucun rapprochement ne saurait être établi, par exemple, entre l'onomatomanie, la dipsomanie, et les perversions sexuelles qui poussent le spinal à l'onanisme, et cependant, au point de vue physiologique, le phénomène est au fond le même. Il s'agit dans tous les cas d'un centre surexcité réclamant le retour d'un sensation déjà connue; l'apparition de l'image tonale, c'est-à-dire du nom, dans le centre cortical, suffit à calmer l'onomatomane; l'impression alcoolique, transmise par les nerfs de l'estomac au centre bulbaire et à l'écorce, donne satisfaction à l'appétit du dipsomane; la répétition de l'acte, qui fait renaître la sensation dans le centre génito-spinal, apaise momentanément les désirs de l'onaniste. Dans tous les cas, il s'agit de reproduire une sensation appropriée à un centre. »

De même que les modalités de l'état mental du dégénéré sont indéfinies, de même les modalités syndromiques sont innombrables. On conçoit que toute obsession, toute impulsion, constituera un nouveau syndrome. Vouloir passer en revue tous les syndromes en particulier, deviendrait un travail presque inutile après les considérations générales que je viens d'exposer. Mais, parmi eux, il en est un certain nombre que la clinique isole souvent en raison de leur importance, de leurs caractères nettement tranchés, et surtout en raison de la prédominance qu'ils prennent dans le tableau clinique, au point de laisser bien loin derrière eux les autres manifestations morbides. Ces syndromes figurent dans le tableau synoptique emprunté à Magnan, que je reproduis en entier à la fin de ce chapitre. Plusieurs d'entre eux sont déjà connus ; les autres ont été isolés cliniquement et décrits par Magnan, soit dans ses cours, soit dans des publications spéciales. MM. Charcot et Magnan ont décrit une nouvelle forme syndromique, l'*Onomatomanie,* et tout récemment encore, M. Charcot montrait, qu'il fallait faire rentrer dans les syndromes épisodiques des héréditaires, l'affection qu'il a désignée sous le nom de *Maladie des tics convulsifs.*

Voici une description sommaire de chacune de ces formes épisodiques :

Kleptomanie, Kleptophobie, Pyromanie, Pyrophobie, Impulsions homicides et suicides :

Parmi ces syndromes, il en est un certain nombre sur lesquels il n'est guère besoin d'insister. De ce nombre, sont : les impulsions homicides et suicides, la kleptomanie, la pyromanie. Ces trois syndromes, constituent des épisodes très fréquents dans la vie des héréditaires, et ils ne sont point de ceux qui occupent à eux seuls, toute la scène morbide. Je me bornerai à dire, que l'homicide avec son caractère de spontanéité, d'impulsion, est bien

No VI.   ARBRE GÉNÉALOGIQUE DE SALVADOR MISDEA

SOLDAT CALABRAIS, QUI EN 1884, TUA A COUPS DE FUSIL PLUSIEURS DE SES CAMARADES

Il fut traduit en conseil de guerre et fusillé. Le tableau généalogique ci-dessous dispense dé tout commentaire. C'est un des documents les plus précieux-que nous possédions au point de vue de l'atavisme criminel.

FAMILLE MISDEA

1er AÏEUL
Michel MISDÉA,
pas très intelligent, mais très actif.

1er ONCLE	2e ONCLE	3e ONCLE	4e ONCLE	5e ONCLE
Joseph, **irascible.** mort d'asthme	Dominique, **bizarre, irascible.**	Cosme. Boiteux, **irascible,** a tué un ami dans une rixe pour une cause légère, mort aux galères d'hémoptysie.	Michel, prêtre, **semi-imbécile,** irascible.	Misdea père. Bizarre, **ivrogne,** très **irascible,** prodigue, marié à une femme **hystérique,** qui a un frère **brigand** et un autre **voleur.**

1er COUSIN	2e COUSIN	3e COUSIN	4e COUSIN	1er ENFANT	2e ENFANT	3e ENFANT	4e ENFANT	5e ENFANT
idiot.	**fou,** enfermé dans un asile.	**imbécile.**	**imbécile,** irascible.	Cosme. Obscène, **épileptique,** ivrogne, condamné pour coups.	**Salvatore Misdea,** 21 ans. Condamné à l'âge de 16 ans pour coups. Passait pour lunatique, hypochondriaque. Intelligence bornée. Mémoire faible. **Epileptique. Alcoolique.** Se vante de ses crimes. Stigmates physiques. (Anomalies du crâne.) Tue à coups de fusil plusieurs de ses camarades pour une futilité.	sain.	impétueux, **ivrogne.**	caractère **indocile.**

Extrait du travail de Lombroso, Blanchi et Basile (In Arch. de la Psychiatrie, des Sciences pénales et de l'Anthropologie criminelle, pour servir à l'étude de l'homme aliené et délinquant), 1885.

différent de l'homicide qu'on observe au cours du délire chronique, où il est parfaitement raisonné, conçu d'avance et consécutif à une série d'hallucinations. Le suicide aussi, est bien différent de celui que l'on observe chez l'alcoolique ou chez le mélancolique simple. *La Folie homicide,* sur la transmission de laquelle l'hérédité a peut-être le plus d'action, est d'une importance capitale en médecine légale, au point de vue social, et plus d'un dégénéré atteint de manie suicide, a payé de son existence, les effets cumulatifs d'une hérédité vésanique. Tel a été le cas pour Misdea, dont l'observation est résumée dans le tableau précédent.

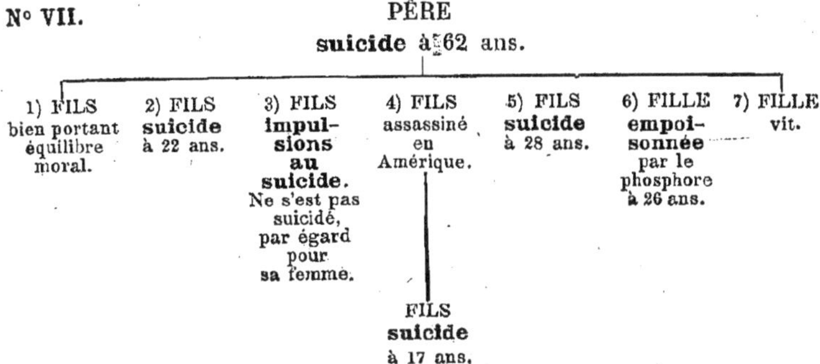

Toute cette famille s'est suicidée sans cause appréciable, sans perte d'argent, etc. Pas de disposition morbide des ascendants. Les 4 hommes se sont suicidés d'un coup de pistolet et avec le *même* pistolet. Les suicides se sont effectués de la façon suivante :

Début par le 2ᵉ fils.
Après quelques mois, fille (phosphore).
4 ans plus tard le 5ᵉ fils.
4 ans plus tard le père.
12 ans plus tard le petit-fils de 17 ans.

La folie suicide est une de celles sur lesquelles l'hérédité a peut-être le plus d'action (Esquirol, Falret, B. de Boismont). Les exemples n'en sont point rares, mais il n'en est peut-être pas beaucoup de plus saisissants que celui ci-contre, rapporté récemment par Maccabruni (1).

De même encore pour la kleptomanie et pour la pyromanie : l'héréditaire (débile ou dégénéré supérieur) ne vole pas, ne met pas le feu comme le paralytique général ou les autres aliénés, il obéit à une impulsion dont il a conscience, il n'ignore pas le plus souvent les conséquences de l'acte qu'il ne peut empêcher. En face de la kleptomanie et de la pyromanie, plaçons de suite les syndromes contraires : la *Kleptophobie* et la *Pyrophobie*. La kleptophobie est cet état s'accompagnant d'anxiété, que présentent certains dégénérés, poursuivis par la crainte d'avoir volé. Cette crainte les rend véritablement malheureux ; ils passent leur temps à visiter leurs poches, tous les objets de la maison, pensant toujours y découvrir cet objet imaginaire qu'ils craignent d'avoir dérobé. Le pyrophobe est ce malade, qui passe sa nuit à chercher dans son appartement, sur les tapis, sous les meubles, les allumettes ou tout autre objet, susceptible de provoquer un incendie. La kleptophobie et la pyrophobie, que l'on doit logiquement rapprocher de la kleptomanie et de la pyromanie, en sont pourtant, comme on l'a vu, bien différentes cliniquement, bien qu'au fond ces quatre syndromes obéissent aux mêmes lois.

Oniomanie. — L'oniomamie (ωνια, achat) est l'impulsion à faire emplette d'un nombre considérable d'objets, en dehors de toute nécessité, irrésistiblement, jusqu'à ce que la bourse soit complètement vide ; certains malades vont jusqu'à voler pour satisfaire leur besoin d'acheter.

Manie du jeu. — Cette manie constituant un syndrome

(1) MACCABRUNI, *Une Famille vouée au suicide*. (Arch. di Psychiatrie, vol. IV, fasc. I, pp. 429-440, 1883. — Analysé in Centralbl. f. Nervenheilk, 1884, Avril, et Ann. Med. Psych. 1884, XI, p. 361.)

spécial, désigne précisément cette tendance irrésistible au jeu, que possèdent un nombre si considérable d'individus répandus dans la société. On connaît ces malheureuses victimes, entraînées fatalement à chercher la fortune dans le jeu, et à dépenser jusqu'à leur dernier sou pour satisfaire leur passion, sans qu'aucune volonté soit capable de les en détourner. Ces individus sont incontestablement déchus, au point de vue intellectuel, mais il est des cas beaucoup plus typiques encore, où l'impulsion se révèle d'une façon plus catégorique. Les premiers cas seraient rangés plus avantageusement dans la catégorie de la folie morale, dont ils sont une modalité. Dans le second groupe, se range l'observation d'un malade que Magnan a présenté à l'une de ses cliniques. Ce malade était poussé à jouer dès l'âge de 4 ou 5 ans, d'une façon irrésistible; il volait même pour satisfaire son impulsion. Pendant toute sa vie, le même syndrome s'est présenté avec le même caractère impulsif. A ce syndrome, sont venus s'en joindre un nombre considérable d'autres, particulièrement des perversions sexuelles de formes très variées. Aujourd'hui le malade est devenu paralytique général. Les faits de ce genre sont sans doute très nombreux; il suffirait de les rechercher avec soin, dans les antécédents personnels des véritables joueurs passionnés.

Aboulie. — L'aboulie est un syndrome peu commun, ou du moins, les exemples publiés jusqu'à aujourd'hui, en sont peu nombreux. C'est un phénomène d'arrêt, dont souffrent cruellement les malades, et qui les empêche d'exécuter leur volonté, quand il le faudrait, dans telle circonstance donnée. Le mot aboulie, ne vise nullement ces états de faiblesse de la volonté, si fréquents chez les mal équilibrés; il a quelque chose de spécial. L'aboulique *veut* réellement, mais une force irrésistible l'empêche d'accomplir sa volonté. Il résiste contre son impuissance, cette lutte s'accompagne d'une anxiété énorme, et finalement elle reste sans effet. Un cas typique d'aboulie appartient à Billod, d'autres sont cités et analysés par Ribot dans son livre sur les maladies de la volonté.

Coprolalie. — Nous devons à Gilles de la Tourette (1) un travail sur le sujet suivant : *Coprolalie, Echolalie avec Incoordination motrice* et rapproché par cet auteur, à très juste titre du reste, des affections que Beard a décrites sous le nom de « *Jumping du Maine* », O'Brien sous celui de « *Lata* », et auxquelles Hammond a donné le nom de « *Myriachit* ».

L'auteur considère ces trois aspects cliniques, comme faisant partie d'un même groupe morbide, d'une seule et même maladie. Notons dès à présent, qu'il attribue à cette dernière, comme à toutes les maladies nerveuses, une cause héréditaire. Certains malades sont pris à une époque déterminée de leur existence, d'une incoordination motrice très intense, de tics généralisés. Puis d'autres fois, des symptômes cérébraux compliquent la scène ; les malades prononcent malgré eux des mots, le plus souvent orduriers (coprolalie) ; d'autres fois, les mots qu'ils prononcent sont la répétition irrésistible, comme l'écho, des mots qui viennent d'être exprimés devant eux (écholalie). En lisant avec attention le travail de Gilles de la Tourette, il ressort de la description même de la maladie, que ces différents symptômes ressemblent par leurs caractères généraux, aux syndromes que nous énumérons plus haut. L'identité est complète : obsession, impulsion, irrésistibilité ; tout s'y trouve ; de plus, nous avons affaire le plus souvent à un

(1) Gilles de la Tourette, *Étude sur une affection nerveuse, caractérisée par de l'incoordination motrice, accompagnée d'écholalie et de coprolalie.* (Arch. de Neurologie, t. IX, n° 26, 1885, p. 158-200.)

terrain héréditaire. N'est-il pas logique, de considérer les trois syndromes de Gilles de la Tourette, comme des syndromes de la folie des dégénérés? Il est impossible cliniquement de les séparer de cette dernière.

Maladie des Tics convulsifs. — M. Charcot désigne sous ce nom, une affection qui comprend non seulement, les cas observés par Gilles de la Tourette, mais encore les tics vulgaires, sans aucun autre phénomène, et qui sont plutôt une infirmité légère qu'une maladie véritable. Dans un travail récent (1), fait sous l'inspiration de M. Charcot, Guinon a donné de cette maladie une description très complète, et que je résumerai ici. Chez ces malades, qui sont des héréditaires, l'affection peut se présenter suivant diverses modalités, quant à l'intensité symptomatique. Parfois, le malade exécute seulement de temps en temps, un mouvement involontaire, grimaces, etc., ou bien prononce subitement un mot, en général toujours le même.

C'est là la forme la plus légère, mais souvent les symptômes sont plus graves, et, comme l'indique Guinon, cette affection s'accompagne, lorsqu'elle atteint son plus haut degré de gravité, des phénomènes connus sous le nom d'écholalie, echokinésie et coprolalie, ainsi que d'un état mental particulier, qui se manifeste surtout par la présence d'idées fixes. Dans sa plus grande bénignité, elle n'est caractérisée que par les tics proprement dits, c'est-à-dire par les grimaces de la face ou les mouvements involontaires des membres (2).

L'état mental de ces malades est encore celui des héréditaires, comme l'a montré M. Charcot, les *Idées fixes* sont

(1) A. GUINON, *Sur la Maladie des tics convulsifs.* (Revue de Médecine, 1886, n° 1. pp. 50-88.)
(2) Id., *loc. cit.*, p. 79.

fréquentes, chez eux. Ainsi la *Folie du pourquoi*, la *Folie du doute avec délire du toucher*, l'*Arithmomanie*, l'*Onomatomanie*, tous syndromes épisodiques. M. Charcot dans ses leçons, a rapproché chez ces sujets les idées involontaires, des mouvements appelés tics, et montré que le point de départ des deux, ne doit pas être très éloigné dans les deux cas. En effet, tout mouvement, spasmodique ou non, suppose une représentation motrice antérieure de ce mouvement, à l'état normal la volonté peut agir et l'empêcher ou non de s'exécuter. Chez ces malades, la volonté n'a plus d'action, et le mouvement a lieu avec son caractère d'instantanéité caractéristique. Il en est de même pour l'idée fixe, qui s'implante d'autant mieux que, la puissance du *moi* ayant faibli, la volonté par suite n'a plus guère d'action. Toutes ces particularités ont été bien mises en relief par M. Charcot, qui a montré le lien qui unissait tous ces phénomènes, tics, mots involontaires, idées fixes. Comme le fait remarquer Guinon, « tous trois semblent être de la même famille, l'origine est la même ; ce n'est qu'une affaire de degré ». On doit donc, dès à présent, ranger la maladie des tics convulsifs, parmi les symptômes épisodiques que peuvent présenter les héréditaires, car, ici, encore, c'est l'hérédité seule que l'on peut et que l'on doit incriminer. Il en est vraisemblablement de même pour les tics douloureux, dont la parenté avec l'épilepsie est bien connue.

Folie des antivivisectionnistes (Magnan). — Née de toutes pièces dans des cerveaux mal équilibrés, à propos des expériences physiologiques, que l'on pratique journellement sur les animaux, l'amour exagéré de ces derniers, en est la véritable cause. Les préoccupations des antivivisectionnistes, respectables en principe, deviennent absolument maladives dans certains cas, et s'accompagnent de troubles nerveux, caractérisant bien nettement la souffrance physique et morale de ces malades. Constamment tourmentés, inquiets sur le sort des pauvres animaux, ces derniers occupent toute leur existence ; de là mille extravagances dont seul, l'antivivisectionniste n'a pas conscience. Nuit et jour, obsédé par l'idée de rendre les animaux heureux, il délaisse souvent ses occupations journalières, passant son temps à écarter de la route, les pierres susceptibles de faire tomber un cheval, attelant luimême les chevaux d'un voiturier brutal, etc. Les exemples en sont nombreux et leur caractère syndromique ne fait aucun doute. Tous les malades de Magnan étaient des héréditaires.

L'Agoraphobie, ou peur des espaces [Westphal (1), Weber, Cordes, Perroud (2), Legrand du Saulle (3), Dechambre (4), Bongrand (5), Ritti (6)], est un état essentiellement émotif, différent des vertiges, et caractérisé par une angoisse profonde, une terreur irrésistible en face du vide, et disparaissant au moindre appui. Ici encore, on rencontre les caractères généraux des syndromes, et chez le plus grand nombre des agoraphobiques, il est facile de trouver des antécédents héréditaires.

La Dipsomanie ou impulsion irrésistible, revenant par paroxysmes et entraînant à l'abus des liqueurs enivrantes, a été décrite d'abord par Hufeland, Salvatori, Buhl-Cramer, Erdmann. Les aliénistes l'ont envisagée à différents points de vue (Carpenter, Esquirol, Magnus Huss, Forbes, Winslow, Morel, Trélat, Marcé, Griesinger, Fo-

---

(1) Westphal, Arch. f. Psych., 1872.
(2) Perroud, Lyon médical, 1873, n° 11.
(3) Legrand du Saulle, Gaz des Hôp., 1877 et 1878.
(4) Dechambre, Gaz. hebdom., 1873, p. 325.
(5) Bongrand, Th. de Paris, 1878.
(6) Ritti, Dict. Encycl. d. sc. med., art. *Folie avec conscience*.

ville, Delasiauve, Lasègue, Ball), les uns la considérant comme une entité morbide, d'autres comme une manifestation de la folie héréditaire, et comme l'a montré Magnan, c'est dans cette dernière catégorie que l'on doit la faire rentrer, car ici, l'obsession et l'impulsion sont toutes deux représentées avec leur caractère d'irrésistibilité. Il en est de même de la **Sitiomanie** (Magnan), qui est à l'alimentation ce que la dipsomanie est aux boissons.

Onomatomanie. — L'écholalie et la coprolalie, ne sont à vrai dire, que des modalités du syndrome suivant, décrit par MM. Charcot et Magnan (1), sous le nom *d'onomatomanie* (manie du nom). L'onomatomanie est une préoccupation particulière au dégénéré, préoccupation qui peut aller jusqu'à l'angoisse, qu'elle repose sur une recherche pressante et active du mot, sur une obsession ou sur une impulsion provoquée par un nom. Des cas très divers peuvent se présenter. Ils sont classés de la manière suivante :

1° La recherche angoissante du mot;

2° L'obsession du mot et l'impulsion irrésistible à le répéter (cas dans lequel rentre la coprolalie);

3° La signification particulièrement funeste de certains mots, prononcés dans le cours d'une conversation;

4° L'influence préservatrice de certains mots;

5° Le mot devenu pour le patient un véritable corps solide indûment avalé, pesant sur l'estomac et pouvant être rejeté par des efforts d'expuition et de crachements.

L'obsession de certains mots trouve son complément dans un autre syndrome décrit par Magnan, et dont il a rapporté une observation : l'**Arithmomanie.** Ici, ce n'est plus le mot qui constitue l'obsession, c'est un chiffre, un

(1) Charcot et Magnan, *De l'Onomatomanie.* (Arch. de Neurologie, 1885, n° 29, p. 157.)

nombre quelconque, mais le plus souvent le nombre 13.
Les mêmes phénomènes que dans l'obsession du nom, se
retrouvent ici (Magnan). Dans toutes ces formes, le terrain
héréditaire existe ; à la base de chaque cas d'onomatomanie
nous retrouvons encore l'obsession et l'impulsion.

En terminant je dirai quelques mots des **Perversions
du sens génital**, étudiées par Westphal, Julius Krueg,
Tomassio Arezzio, Aujel, Gock, Lasègue, Charcot et Magnan (1). Moreau de Tours (2), Gley (3), Legrain (4). Dans
un Mémoire lu à l'Académie de Médecine et à la Société
Médicopsychologique, Magnan a donné de ces faits, une
description très complète, et en a cité de nombreux
exemples. Il divise les malades qui en sont atteints, en
quatre groupes ; quant à la base sur laquelle repose ce
groupement, elle est formée par des considérations d'ordre
physiologique, parfaitement légitimes, mais que je ne
pourrais exposer ici, sans sortir du cadre de mon sujet.

Quoi qu'il en soit, la première variété est constituée par
l'onanisme simple si fréquent parmi les idiots ; dans une
seconde, c'est l'acte instinctif purement brutal ; dans une
troisième, il y a bien dans l'acte une idée, un sentiment,
un penchant, mais ils sont pervertis ; dans la dernière
variété enfin, nous rencontrons les extatiques, les éroto-
manes.

Folie du doute. — Sous cette dénomination, on a coutume de décrire une variété de folie avec conscience, caractérisée par une série d'interrogations mentales produites

(1) CHARCOT et MAGNAN, *Inversion du sens génital.* (Arch. de Neurologie,
1882, nᵒˢ 7 et 12.)
(2) GLEY, *Des Aberrations de l'instinct sexuel.* (Rev. Philosoph. janvier
1884.)
(3) MAGNAN, *Des Anomalies, des Aberrations et des Perversions sexuelles.*
(Ann. Med. Psych. 1885, p. 447.)
(4) LEGRAIN, *Note sur un cas d'Inversion du sens génital avec épilepsie.*
(Arch. de Neurol. 1886, janvier nᵒ 31, p. 43.)

par le doute. Ce doute perpétuel, dans lequel les malades se trouvent plongés, s'accompagne d'une anxiété considérable, symptôme commun à tous les syndromes. Mais les auteurs ont l'habitude de décrire, à côté de la folie du doute, une autre modalité syndromique : le **Délire du toucher**, de telle sorte que, folie du doute et délire du toucher, constituent pour eux une véritable entité clinique, dont les deux termes sont inséparables, le second étant fatalement la conséquence du premier. La maladie commencerait par le doute, et la crainte du contact des objets extérieurs, constituerait la deuxième période de la maladie. Le tableau clinique de la folie du doute et du délire du toucher, est trop connu pour que j'y insiste longtemps. Rappelons-le en deux mots : les malades sont constamment obsédés, par une foule de questions qui se pressent dans leur esprit; questions auxquelles ils ne peuvent répondre, et dont la conséquence est une souffrance morale inexprimable. Cette sorte de « rumination psychologique » (Legrand du Saulle), est toute la maladie. Elle s'impose d'une façon tyrannique à l'esprit des malades, ceux-ci se troublent, s'égarent, s'impatientent, et sont finalement envahis par le plus profond désespoir. Quant au délire du toucher, il est caractérisé par la crainte et l'impossibilité dans laquelle, se trouvent les malades de toucher certains objets. C'est l'histoire de ce suisse qui pendant 25 ans n'osa toucher sa hallebarde ; c'est encore celle de ce conseiller de Cour d'appel, qui ne peut toucher un bouton de porte, sans avoir préalablement enveloppé sa main avec le pan de son habit (Morel, délire émotif). Un autre exemple, cité par Magnan dans ses cliniques, est relatif à cet enfant qui est pris d'anxiété à la vue d'un fruit velu, comme une pêche ou un abricot, et qui ne peut toucher ces fruits ou les manger, avant qu'ils aient été pelés.

Tels sont en quelques mots ces deux délires : il est
facile de voir qu'ils répondent au premier chef, à la description générale que j'ai donnée du syndrome épisodique,
et qu'ils en sont deux types parfaits. Aussi est-ce sans hé-
sitation, que Magnan les inscrit dans la liste de ses syndromes. Mais Magnan ajoute une autre considération qui
a sa valeur : la folie du doute et le délire du toucher ne
sont pas, d'après lui, forcément associés; il n'y a même
pas de rapport de cause à effet d'après Magnan, entre l'un
et l'autre délire. C'est à tort, qu'on les associe comme entité clinique. En effet, voici ce que l'observation démontre:
tantôt la folie du doute évolue seule, sans que jamais le
délire du toucher vienne s'y adjoindre ; tantôt c'est ce
dernier, qui précède la folie du doute dans l'ordre d'évolution; tantôt il arrive le second; tantôt enfin, il occupe
seul la scène pathologique, sans que jamais le doute apparaisse. Que conclure de ces faits? C'est que si la folie du
doute et le délire du toucher, sont souvent associés ensemble, ce n'est pas absolument fatal; — ces deux délires,
bien qu'ayant une grande affinité l'un pour l'autre, ne
sont liés l'un à l'autre par aucun rapport de cause à effet:
— il est bon d'en séparer cliniquement les descriptions,
pour ne pas faire croire à une entité pathologique à deux
périodes : — enfin, en considération de leurs caractères
objectifs et physiologiques, il est logique de les classer
dans la catégorie des syndromes (Magnan).

État délirant. — Les syndromes dont je viens de faire
brièvement l'histoire sont bien, à proprement parler, des
états délirants, mais ils sont bien plutôt des manières d'être
du dégénéré. Tel qu'il est constitué, avec son état mental
et avec ses syndromes, le dégénéré peut encore délirer,
mais délirer cette fois, à la manière des autres aliénés; il
peut faire, par exemple, un délire ambitieux, on un délire

de persécution, ou un délire mélancolique. Ce délire diffère du syndrome, en ce que le malade n'aura plus conscience de son état délirant. L'agoraphobe, l'onomatomane, sont inquiets et tourmentés, par leur état ; l'ambitieux dégénéré croit à ses idées ambitieuses ; c'est un véritable délire. Celui-ci différera encore du syndrome par ce fait, que les idées qui le constituent, le dégénéré les partage avec les autres aliénés, alors que, *seul*, le dégénéré peut avoir des syndromes.

Mais, bien que partageant ses idées délirantes avec les autres catégories d'aliénés, le dégénéré imprime pourtant à son délire un cachet particulier, témoin de son état de dégénérescence. C'est en cela seulement, que le délire chez les dégénérés fait partie de la question : hérédité dans les maladies mentales. Étant donné un état délirant, le clinicien, possesseur de certains signes bien définis, ponrra sûrement porter le diagnostic suivant : **Délire greffé sur un terrain dégénéré.**

Le principal caractère des délires de l'héréditaire est de survenir d'emblée, sans préparation aucune. Tout à coup, le dégénéré devient ambitieux ou persécuté. Le second grand caractère, est la rapidité avec laquelle, les mêmes délires changent de forme ou s'évanouissent. Ainsi une excitation maniaque intense, avec incohérence absolue dans les idées, durera deux mois, puis tout rentrera dans l'ordre. Volà en quelques lignes les signes généraux qui feront reconnaître de prime abord, une prédisposition héréditaire.

Pour terminer, disons quelques mots de deux formes délirantes, qui sont en quelque sorte transitoires entre le syndrome et les délires proprement dits : c'est la **Folie morale et la Manie raisonnante.** Je me hâterai de dire cependant, que je ne considère point ces états comme deux entités morbides, mais bien comme deux manières d'être particulières au dégénéré. Ils tiennent des syndromes en ce que, seuls, les dégénérés les possèdent, et ils tiennent du délire, en ce sens, que, le plus souvent, l'état de conscience du malade n'en est pas affecté.

La **Folie morale** est une grande synthèse, dans laquelle on fait rentrer tous les faits absolument contraires à la pure moralité. Des milliers d'états d'esprit, peuvent rentrer dans ce cadre, mais il est des cas typiques, dans lesquels la perversité morale, occupe exclusivement la scène morbide, au point que le malade n'a aucune conscience de son état pathologique, c'est alors du véritable délire.

La **Manie raisonnante** comprend ces états d'esprit si complexes, si communs, dans lesquels l'excitation intellectuelle est constante et prédominante, et pousse le sujet à mille actes extravagants, alors qu'il paraît jouir d'une lucidité complète. Perpétuelle mobilité dans les idées, associations d'idées bizarres, erronées, loquacité, conceptions imaginatives, variant avec chaque minute; tels sont, rapidement esquissés, les caractères généraux de la manie raisonnante.

Nous y retrouvons la déséquilibration intellectuelle de nos dégénérés, jointe à une demi-conscience, ou à une inconscience absolue, qui nous permet de considérer le malade comme un délirant.

Telle est l'histoire de la dégénérescence mentale avec ses trois grands aspects. Le tableau suivant, emprunté à M. Magnan, la résume tout entière d'une façon synoptique :

COURS DE M. MAGNAN

À SAINTE-ANNE

LES HÉRÉDITAIRES DÉGÉNÉRÉS

§ I. **Idiotie, imbécillité, débilité mentale.**

§ II. **Anomalies cérébrales** { Défaut d'équilibre des facultés morales et intellectuelles.

§ III. A.—**Délire multiple** se dévelop- { Délire ambitieux. pant d'emblée, sans tendance { — religieux. à l'évolution systématique. { — de la persécution, etc.

B.—**Manie raisonnante.**— Folie morale.

§ IV. **Syndromes épisodiques des héréditaires.**

    1° Folie du doute.

    2° Aichmophobie (αἰχμή, pointe).

    3° Agoraphobie, Claustrophobie, Topophobie.

    4° { a.— Dipsomanie.
       { b.— Sitiomanie (σιτια, aliments).

    5° Pyromanie, pyrophobie.

    6° { a.— Kleptomanie, Kleptophobie.
       { b.— Oniomanie (ωνια, achats).

    7° Manie du jeu.

    8° Impulsions homicides et suicides.

    9° Onomatomanie { 1. Recherche angoissante du nom et du mot.
       { 2. Obsession du mot qui s'impose, et impulsion irrésistible à le répéter.
       { 3. Crainte du mot compromettant.
       { 4. Influence préservatrice du mot.
       { 5. Mot avalé chargeant l'estomac.

    10° Arithmomanie.

    11° Echolalie, Coprolalie, avec Incoordination motrice. (Gilles de la Tourette.)

    12° Amour exagéré des animaux. — Folie des Antivivisectionnistes.

    13° Anomalies, Perversions, Aberrations sexuelles.

        A. Spinaux { Réflexe simple.
                { Centre génito-spinal de Budge.

        B. Spinaux cérébraux postérieurs. (Réflexe cortical postérieur.)

        C. Spinaux cérébraux antérieurs. (Réflexe cortical antérieur.)

        D. Cérébraux antérieurs. (Erotomanes, extatiques.)

    14° Aboulie.

Je viens de passer en revue, le rôle joué par l'hérédité dans les différentes sortes de folies ; mais, par le fait même que les malades, sont marqués du sceau de l'hérédité, on peut rencontrer chez eux, ainsi que je l'ai indiqué précédemment, d'autres formes morbides telles que l'épilepsie, l'hystérie, l'alcoolisme, la paralysie générale (1). Peut-on dans ces cas, en l'absence des antécédents, reconnaître la folie héréditaire dans la forme même de la maladie. Ce n'est pas là chose toujours très facile, bien que l'on ait voulu donner des signes diagnostiques particuliers. C'est ainsi que l'*épilepsie* de l'héréditaire aurait une physionomie spéciale ; les crises convulsives seraient rares, les vertiges fréquents : et ce serait là qu'on rencontrerait surtout l'épilepsie larvée de Morel. De même, chez une *hystérique,* les symptômes somatiques seraient relégués au deuxième plan, et les symptômes délirants tendraient à prendre la première place. L'*alcoolisme* serait pour ainsi dire un apanage des héréditaires, car leur tempérament nerveux les rend des plus sensibles à l'action toxique de l'alcool (2). « N'est pas alcoolique qui veut », a dit Lasègue. Quant à la *paralysie générale* (Morel, Doutrebente, Falret) qui éclaterait dans ces circonstances, elle aurait pour caractères distinctifs, des rémissions très fréquentes, une durée très longue, une forme souvent circulaire. Christian en a rapporté un récent exemple (3), observé chez un artiste bien connu du public parisien.

On voit par ce rapide exposé, que le diagnostic des folies dites héréditaires, est chose possible dans l'état actuel de

---

(1) Cotard, art. *Folie,* dict. Dechambre, p. 302.
(2) Féré, *Des Alcoolisables.* (Soc. Med. des Hop. 1885.)
(3) Christian, *Paralysie générale chez un héréditaire.*(Ann. Med. Psych. 1885, t. II, p. 215.)

la science. Il reposera d'abord sur une recherche minutieuse des antécédents, et, si on ne peut en recueillir, dans
la constatation des stigmates. Dans ce cas, il faudra faire
attentivement l'examen physique du malade, qui peut
toujours être défiant ou menteur ; puis chercher à reconnaître l'état mental, ordinaire ou pathologique, en insistant
sur les caractères que j'ai signalés, sur les symptômes,
le début et la marche de la maladie. Il paraît donc bien
établi en somme, qu'il existe une folie héréditaire à
forme spéciale, à caractères tranchés ; et cependant il se
produit encore des discussions à ce sujet : cela tient sans
doute au terme héréditaire, qui est assez mauvais, comme
je l'ai indiqué au début. En effet, parmi ces malades, il en
est chez lesquels la recherche des antécédents héredi-
taires, donne des résultats négatifs, et alors ces soi-disant
héréditaires, ne seraient plus que des congénitaux, des infantiles. Les accidents de la grossesse, les maladies de
l'enfance, les traumatismes seraient les coupables. [Morel,
Billod, Lasègue (1), Magnan (2), Cotard (3)]. Au lieu
d'être imprégnés d'hérédité, comme le disait Morel, ils
n'hériteraient que d'eux-mêmes. Au fond, il s'agirait de
savoir, si ces causes n'ont pas agi de cette façon, parce
qu'elles s'adressaient à un terrain spécial, de qualité déjà
inférieure, par suite de l'action des causes de dégénérescence, autres que l'hérédité nerveuse simple. Quoi qu'il en
soit, ces malades rentrent plus tard dans le même groupe
que ceux que je viens de passer en revue : comme eux,
ce sont des dégénérés, et en conséquence ils sont exposés
à ces affections dites folies héréditaires, et qu'à mon avis
on ferait mieux de désigner du nom commun de *Psychoses*

<hr>

(1) Lasègue, *Les Cérébraux*, Étud. Médicales, 1885.
(2) Magnan, Ann. Med. Psych. 1886, t. I, p. 95.
(3) Cotard, Soc. Méd. Psych., séance du 25 janvier 1886.

dégénératives, avec Krafft-Ebing, ou de *Folies des dégénérés* avec Magnan. Quoi qu'il en soit, voyons un peu
quelle est la marche de ces affections :

J'ai déjà dit que c'étaient des folies d'accès, à début et
à déclin souvent brusques, qu'elles aboutissaient assez
rarement à la démence. J'ai fait remarquer aussi, qu'elles
pouvaient se présenter sous différents aspects chez le
même individu, qui toute sa vie, était pour ainsi dire en
puissance de folie. Un point important est de voir maintenant ce qu'elles produisent chez lui, dans sa famille, chez
ses descendants.

Toute leur vie, les héréditaires sont sujets à des accidents cérébraux, très fréquents surtout dans le jeune âge
et qui parfois les emportent (1). S'ils reviennent à la vie,
et qu'ils ne restent pas idiots, ou même sans avoir éprouvé
aucune maladie, ils se développent tard, ce ne sont pas
des enfants précoces, ils marchent et parlent tard, sont
difficilement propres. Puis à mesure qu'ils évoluent, on
voit s'accentuer chez eux, l'état mental particulier ou les
anomalies de conformation physique que j'ai indiquées.
Une époque difficile à traverser pour eux est la *puberté*,
qui peut être tardive et s'accompagne de ce cortège de
symptômes que les Allemands ont décrits sous le nom
d'*Hébéphémie*. Souvent à la suite, il se produit un arrêt
de développement, et les malades tombent dans une sorte
de démence précoce.

D'autres survivent, et c'est chez ceux-là que nous pour-
rons trouver tous les phénomènes que je viens de passer en revue. Beaucoup cependant, peuvent vivre toute
leur vie, avec leur état mental particulier, excentriques,
originaux, mais sans jamais présenter de troubles pathologiques proprement dits. De même que la puberté, les

____

(1) Féré, *Nervous Troubles as foreshadowe in the Child*. (Brain, juin 1885.)

époques de transition leur sont généralement funestes, et ce sont ces malades qui fournissent le plus d'observations à la *Folie de la ménopause* et même à la *Démence sénile*.

L'influence héréditaire peut à une seule génération, frapper à des degrés différents, plusieurs membres d'une même famille, et se manifester sous les aspects variés indiqués précédemment.

D'ailleurs, si on a souvent dit que les héréditaires étaient des fléaux de famille, ce qui est vrai, il faut remarquer aussi que dans certains cas, ils paraissent jouir de sentiments affectifs plus développés. Ces individus, *incompris* souvent de la société, trouvent des consolations auprès des membres de leur famille, qui jouissant du même tempérament, voient par cela même les choses au même point de vue, et leur affection n'est que de l'égoïsme.

C'est encore à l'influence héréditaire que nous devons d'observer, ces cas singuliers de **Folie gémellaire**, dont l'étude est si intéressante à tous égards, car elle est une manifestation on ne peut plus nette de la loi d'hérédité [Savage (1), Clifford Gill (2), Flentoff Mickle (3), Ball (4), Mac-Dowell (5).] Sous le nom de folie gémellaire, on doit entendre non la folie à deux, ou folie communiquée, mais l'aliénation caractérisée par : 1° la simultanéité de l'explosion des accidents ; 2° le parallélisme des conceptions délirantes et des autres troubles psychologiques ; 3° la spontanéité du délire chez chacun des individus qui s'en trouvent atteints (Ball). (Voy. le tableau n° VIII.)

(1) Savage, *Twins suffering from similar attacks of Melancholia*. (Journ. of ment. sc. 1883.)

(2) C. Gill, *Twins suffering from Mania*. (J. of mental sc. Lond. 1882-83, XXVIII, pp. 540-544.)

(3) F. Mickle, *Insanity of Twins*. Jour. of Ment. Sc. 1884, XXX, p. 67-74.

(4) B. Ball, *Folie gemellaire*. (Encéphale, 1884.)

(5) Mac-Dowell, *Congenital mental Diseases with Delusions of suspicions in Twins*. (Journ. of ment. sc. July 1884, p. 264.)

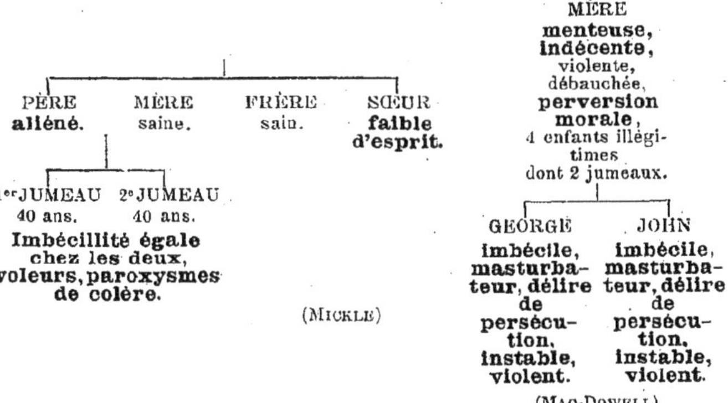

La **Folie à deux**, qu'il ne faut pas confondre avec la folie gémellaire, est elle-même d'une interprétation assez difficile, dans certains cas où l'on a vu la guérison survenir par l'isolement des malades. Mais ici encore, ce qui domine c'est l'hérédité, et si, ce qui est plus que probable, la suggestion peut être quelquefois mise en cause, elle ne peut agir que sur un terrain prédisposé, comme le démontre l'observation suivante de Crauer (1) :

N° IX. FAMILLE SCHEURER

PÈRE sain. MÈRE maniaque.

2 FILLES maniaques.	FILLE maniaque.	FILLE	FILS maniaque.	FILLE maniaque.
Guéries par l'isolement.	Guérie par l'isolement.	30 ans. Scoliosée **microcéphale** extérieur imbécile. Guérie après un long isolement.	Guéri par l'isolement.	Non guérie.

(1) CRAUER, *Eine Geisteskranke Familie.* (Allg. Zeitsch. f. Psychiatrie, XXIX, 1873, p. 223.)

Dans la descendance, la tare héréditaire s'affirme, les signes de dégénérescence s'accentuent et les derniers rejetons meurent jeunes ou sans se reproduire. [Le tableau X, page 86, emprunté à Doutrebente (1), en est un remarquable exemple, et dans celui de la page 87 n° XI, emprunté à Legrain, la marche de l'hérédité est particulièrement intéressante (2)].

D'autres fois, tombés au bas de l'échelle, idiots complets, ils s'éteignent dans une vie purement végétative. Bourneville et Séglas, ont publié récemment, de nouveaux exemples de cette marche de la dégénérescence dans les familles d'idiots (3). Le tableau XII (page 89) emprunté à un travail de Dunlop, montre nettement cette marche croissante, sous l'influence de l'hérédité (4).

On voit donc, que si le pronostic des accès est relativement bénin, la marche de la folie héréditaire est en somme fatale. Que peut-on faire pour y remédier? Peu de chose assurément; je ne parlerai pas ici des tentatives d'éducation des idiots. Pour essayer d'entraver la marche des dégénérescences héréditaires, ce serait aux simples déséquilibrés qu'il faudrait s'adresser. Certains auteurs (5) ont bien parlé des moyens de prévenir la folie, consistant en une sorte de traitement moral, en une éducation particulière de l'individu, en des alliances spéciales. Mais ce sont là des idées surtout théoriques, et dont la mise en pratique, est bien difficile pour ne pas dire impossible. Dans le combat pour la vie, en face des nécessités de

(1) DOUTREBENTE, *loc. cit.* Obs. XV.
(2) LEGRAIN, *Du Délire chez les dégénérés.* Th. inaug. Paris, 1886.
(3) BOURNEVILLE et SÉGLAS, *Des Familles d'idiots* (Arch. de neurol. 1886)
(4) DUNLOP, *Illustrations of Heredity* (Journal of Mental Science, april 1881, p. 39.)
(5) MAUDSLEY, *loc. cit.*

N° X.

1) PÈRE très intelligent, atteint d'**hypochondrie** avec **délire de persécution**, mort dans un accès de **folie furieuse**. . . . .

2) MÈRE **nerveuse**, émotive, en raison surtout des craintes que lui inspirait son mari. . . . .

4) FILLE AINÉE, **hypochondriaque** émotive, scrupuleuse en religion. . . . .

1) ENFANT mort subitement à 16 ans.
2) Id. Id. 18 ans.
3) Id Id. 15 ans.

1) ENFANT mort en bas âge.
2) Id. Id.
3) Id. Id.
4) Id. Id.
5) Id. Id.
6) GARÇON
7) Id.   { Mariés, très intelligents, oreilles déformés.   { Ont eu plusieurs enfants morts en bas âge.
8) Id.
9) Id. **excentrique, extravagant**.
10) Id. a eu trois accès de **délire transitoire**.

5) FILLE **aliénée**, dans une maison de santé depuis l'âge de 20 ans. } Pas d'enfant.

6) FILLE **faible d'esprit**. . . . . .

11) ENFANT **imbécile**, atteint d'**hermaphrodisme**.

7) FILLE **délirante par persécution**, s'est **suicidée** . . . . . .

12) GARÇON intelligent, mort d'**apoplexie** (24 ans). Pas d'enfant.
13) Id. **imbécile complet**, **érotique**, **kleptomane**.
14) Id. artiste, extravagant, **érotique**, mobile, **bizarre**.
15) Id. **névropathe**, mort dans un accès de **folie furieuse**.
16) FILLE disparue depuis longtemps.

8) GARÇON **simple d'esprit**. . . .

9) GARÇON soupçonneux, **hypochondriaque**, n'a jamais voulu vivre avec sa femme. . . . . } Pas d'enfant.

10) GARÇON **hypochondriaque**, atteint de **semi-imbécillité** . . . } Pas d'enfant.

DOUTREBENTE (*loco citato* .

N° XI.

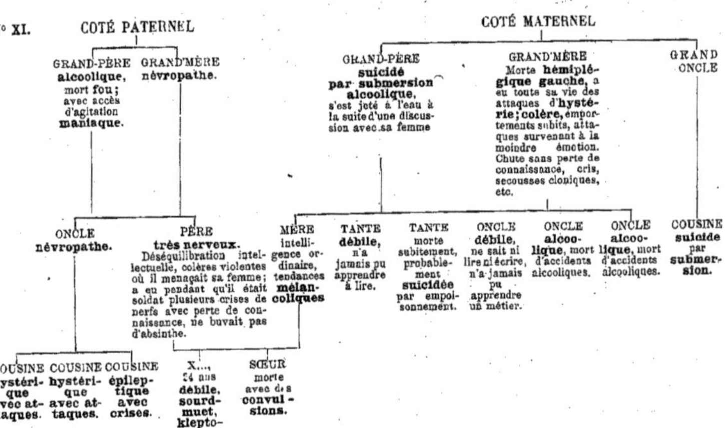

LEGRAIN (*loco citato*).

l'existence, auxquelles ils ne peuvent s'adapter et qu'ils sont impuissants à surmonter, les héréditaires sont toujours vaincus d'avance et prédestinés à succomber. C'est là une sorte de loi fatale, dont on trouve à chaque pas dans l'histoire des manifestations éclatantes. C'est par l'accumulation de l'hérédité, perpétuée pendant plusieurs générations, que finissent toutes les races royales; un peu plus tôt, un peu plus tard, le résultat aboutit toujours à la dégénérescence physique et morale, et à l'extinction de la race. (Voy. n° XIII le tableau généalogique de la maison royale d'Espagne, 1449-1700, p. 90-91.) Il en est de même des aristocraties, quelles qu'elles soient, lorsqu'un sang nouveau infusé dans leurs veines, ne vient pas atténuer pendant un certain temps, les terribles effets de l'hérédité convergente.

Pour terminer ce chapitre, je considérerai brièvement la folie héréditaire, au point de vue médico-légal. En effet, les impulsions irrésistibles auxquelles ils sont sujets, entraînent souvent les héréditaires, devant les tribunaux, et suscitent des expertises médico-légales; les imbéciles à instincts dépravés, sont pour ainsi dire la clientèle ordinaire du médecin légiste, qui doit se prononcer sur des cas d'homicides, de violences, de vol, d'incendies, de vagabondage, etc. (1)... Aussi s'est-on cru autorisé à rapprocher beaucoup, la folie et le crime, et les études de médecins compétents (2), portant sur l'anthropologie criminelle (3), tendent-elles à conclure à l'identité, à regarder la criminalité comme une façon d'être de la dégénérescence.

---

(1) Miraglia, *Rapport sur un cas d'homicide.* (An. de Motet in Ann. Med. Psych., t. II, 1885, p. 425.) — Bourneville, *Recherches sur l'Epilepsie, l'Hystérie et l'Idiotie,* 1885.

(2) Maudsley, *Crime et Folie.*

(3) Magitot, *Comptes rendus du congrès d'Anthropologie criminelle de Rome.* (Semaine médicale, nov. 1885.)

N° XII.

H.
excentrique.
Marié à une femme bien
portante.

H.	F. (ANNE)	H. (JOHN)	H.
bien portant.	**faible d'esprit.** Mariée. Un fils bien portant.	**excentrique étrange, faible d'esprit.** Marié à une femme bien portante, intelligente, sans tendance névropathique. Il est mort en 1848, à 71 ans, de vieillesse et débilité. Elle est morte en 1860, à 72 ans, d'une maladie de foie.	**faible d'esprit.**

ALEXAN-DRE **imbécile.**	HÉLÈNE Bien por-tante, née 1809. Vivante.	MARY **imbécile.**	WILLIAM **idiot.**	JOHN **idiot.**	ROBERT **imbécile.**	JEAN bien portant.	THOMAS	ANNE **imbécile.**	JAMES	CHARLES **imbécile.**
Né 1807, mort 1876, âgé de 69 ans. Mort d'une péritonite due à une hernie congénitale.		Né 1811, mort 1823, âgé de 12 ans.	Né 1812. Vivant 68 ans.	Né 1814, mort 1871, 56 ans. Mort de marasme.	Né 1817, mort 1879, 61 ans. Mort de « débilité due à la carie du pied. »	Né 1819, mort 1883, 44 ans. Mort de phthisie.	Né 1821, mort 1875, 54 ans. Mort de bronchite chronique avec épuise-ment ner-veux. Marié à une femme bien por-tante.	Né 1823, mort 1868, 45 ans. Mort de phthisie.	Né 1827, vivant. Marié.	Né 1832, mort 1836, 4 ans.

Enfants :

- (de JEAN) MAGGIE, fille intelligente, morte de phthisie.
- (de THOMAS) H. **imbécile.** 18 ans.
- (de JAMES) 8 enfants non nerveux. Un mort de rougeole ; les autres, âgés de 2-18 ans, bien portants.

(DUNLOP, *loco citato.*)

D'un autre côté par leurs excentricités, résultats du défaut d'équilibre qui est leur caractère distinctif, les héréditaires qui vivent dans le monde, en arrivent souvent à être, ou interdits ou pourvus d'un conseil judiciaire ; afin que leurs intérêts puissent être sauvegardés.

Comme le dit si justement Jacoby : « Quand vous aurez à prononcer votre sentence, sur quelque représentant abâtardi d'une dynastie, qu'elle soit princière, nobiliaire, industrielle, commerciale, intellectuelle, souvenez-vous de la loi terrible de la dégénérescence, tenez-leur compte de la fatalité de leur naissance (1). »

Que répondre à une famille qui vient vous consulter, sur l'opportunité d'un mariage dans de semblables conditions ? La réponse à cette question est bien simple. Nous avons vu la marche graduelle des dégénérescences dans les familles et ceci, me semble être une réponse suffisante à cette question (2). Les alliances ne pourraient être utiles, que si elles unissaient deux individus appartenant à des familles absolument dissemblables, et encore qui oserait répondre du résultat ? Malheureusement, les héréditaires semblent au contraire, avoir une attraction instinctive les uns pour les autres. C'est ainsi que se font les *mariages consanguins,* qui, accumulant une hérédité double, précipitent la dégénérescence. Mais même en dehors de ces cas, c'est un fait d'observation que les héréditaires se recherchent, comme si une force supérieure, les poussait à disparaître par sélection naturelle.

(1) JACOBY, *loc. cit.,* p. viii de la Préface.
(2) Voy. les tableaux X, XI, XII.

MAISON ROYALE D'ESPAGNE

(1449 — 1700)

NÉVROPATHIE HÉRÉDITAIRE (*) suivie dans la famille pendant 250 ans, sautant quelquefois une génération, se manifestant avec une intensité variable sous forme de : Épilepsie, hypochondrie, manie, mélancolie, imbécillité, amenant l'extinction complète de la ligne royale directe d'Espagne. La tendance héréditaire fut encore renforcée par les mariages consanguins. Il est à remarquer que la maison d'Autriche, qui s'est si souvent alliée à la maison d'Espagne, n'a présenté que peu de membres aliénés et qu'elle se débarrassa finalement de l'hérédité nerveuse. Toute la vigueur des premiers rois d'Espagne réapparut dans leurs descendants illégitimes ; les descendants légitimes héritaient seuls de la tendance névropathique.

JEAN II DE CASTILLE
Prince faible, imbécile. Son règne ne fut qu'une minorité prolongée.

Épousa en 1449

ISABELLE DE PORTUGAL
Folle les dernières années de sa vie.

CHARLES-LE-TÉMÉRAIRE
Impulsif, sanguinaire.

ISABELLE LA CATHOLIQUE
Vigueur physique et morale.
Mariée à
FERDINAND LE CATHOLIQUE, ROI D'ARAGON
Vigueur physique
Meurt mélancolique en 1516. (Bull *Allgem. Zeitsch. f. Psych.*, 1860, VII, p. 227.)

MARIE DE BOURGOGNE Mariée à **MAXIMILIEN D'AUTRICHE**
Mélancolique, dévote et prude à l'excès.
Empereur d'Allemagne.
Coureur d'aventures, grand excentrique, candidat à la Papauté.

1 **DON JUAN**
Mort jeune en 1497.

2) **MARIE**
Morte en 1498.
Mariée à
EMMANUEL LE GRAND
Roi de Portugal.

ISABELLE

4) **CATHERINE**
Mariée à
HENRI VIII D'ANGLETERRE

MARIE TUDOR
Folle hystérique.
3e femme de Philippe II.
Pas d'enfants.

3) **JEANNE LA FOLLE** Mariée à **PHILIPPE LE BEAU**
Mélancolique, jalouse,
considérée comme folle par le Gouvernement espagnol
et enfermée pendant 50 ans dans le château de Tordesillas.
Hallucinations, démence, gâteuse.
Archiduc d'Autriche.

1) **CHARLES QUINT**
Taille petite, santé faible, parole lente, bégayante. Menton proéminent, rendant la mastication difficile. **Mystique. Mélancolique, épileptique,** goutteux, glouton et gourmand.

2) **FERDINAND**
Succède à Charles Quint.

3) **ÉLÉONORE**
Reine de Portugal, puis de France.

4) **ISABELLE**
Reine de Danemark.

5) **MARIE**
Reine de Hongrie.

6) **CATHERINE**
Reine de Portugal.
Élevée dans le château du Tordesillas.
Épousa
JEAN DE PORTUGAL

ENFANTS NATURELS DE CHARLES QUINT
avec Barbara Blomberg.
avec Marguerite Vangest.

DON JUAN D'AUTRICHE
Mort à 29 ans.

MARGUERITE D'AUTRICHE
Régente des Pays-Bas.
Amour du pouvoir, goutteuse.
Mariée d'abord à Alexandre de Médicis, puis à Octave Farnèse.

PHILIPPE II
Faible de corps.
Caractère obstiné, sévère, superstitieux.

1 FILLE et 2 FILS
Pas nerveux.

MARIE

MAXIMILIEN II D'AUTRICHE
16 enfants.

MARIE
1re femme de Philippe II.

ANNE D'AUTRICHE **RUDOLPHE II** **ERNEST**
Excentrique. Froid, réservé.
Hypochondriaque. Mélancolique.

ALEXANDRE DE PARME
Génie excentrique.
Le plus grand général de l'époque.

PHILIPPE III
Caractère faible, indolent, bigot, gouverné par ses favoris, aliéné.

PHILIPPE IV
Indolent, voluptueux, faible d'esprit.

DON CARLOS
Difforme, boiteux, bossu, menton proéminent comme Charles Quint ; n'a parlé qu'à 5 ans ; articule difficilement les r. Infantilisme. Caractère irritable, inégal, turbulent, brutal, cruel, glouton, gourmand. Intelligence peu développée, inégale. Son père l'appelait fou et le traitait comme criminel. Chute sur la tête à 16 ans, érysipèle, trépanation du crâne, délire et paralysie de la jambe droite. Mort en prison à 23 ans.

PROSPER
Convulsions. Mort jeune.

CHARLES II
Imbécile, infirme, épileptique, cruel, mélancolique, aliéné.
Menton proéminent comme Charles Quint.
Mort en 1700.

EXTINCTION DE LA RACE.

(*) Tableau construit avec le travail de W. W. IRELAND, *The Blot upon the Brain, Studies in History and Psychology.* Edinburgh, 1885, p. 147-159.

(À placer entre les pages 90 et 91.)

L'HÉRÉDITÉ DANS LA GENÈSE DES FOLIES DITES SYMPATHIQUES

On peut désigner sous le nom de **folie sympathique,** « toute folie, développée sous l'influence d'un processus physiologique ou pathologique de l'organisme, réagissant à distance et indirectement sur le cerveau (Régis) » (1). Je n'ai point à faire ici, l'historique de cette forme de folie, cela m'entraînerait trop loin, car, comme le dit Loiseau (2), elle remonte jusqu'au temps d'Homère ! puis est-ce bien là un symptôme que ce délire inconstant, variable de forme, d'intensité ?

Quoi qu'il en soit, l'existence d'une folie en rapport avec des désordres organiques, est généralement admise. Cependant il ne faut pas s'en exagérer la fréquence, et prendre de simples coïncidences pour des relations de cause à effet. Et de plus, il serait imprudent d'admettre ici une variété de psychose particulière, une forme psychopathologique distincte : et, comme le dit fort bien Régis, la folie sympathique, peut prendre place dans une classification étiologique, mais non dans une classification symptomatique des maladies mentales.

Elle n'a pas en effet de caractère particulier ; elle peut se manifester à une époque quelconque du processus organique qu'elle accompagne ; tantôt brusquement, le plus souvent d'une façon graduelle. C'est d'abord une perversion des sentiments moraux et affectifs, une tendance à l'égoïsme, de la susceptibilité, de l'irritabilité, de la dé fiance, des tendances hypochondriaques. Puis apparaissent les troubles intellectuels ; les idées sont généralement de

(1) E. Régis, Art. *Folie sympathique* du Dict. encyclop. des sc. méd.
(2) Loiseau. Th., Paris, 1856.

nature triste; ce sont des *idées noires*, allant parfois de
l'idée hypochondriaque, à l'idée de persécution, d'empoisonnement, de suicide. En même temps on remarque de
l'apathie, de la paresse, une torpeur générale. Dans certains cas au contraire, plus rares il est vrai, la scène offre
un aspect tout différent : il y a des idées de satisfaction,
de contentement, avec de la mobilité des sentiments et des
idées, une excitation intellectuelle variable. Comme les
hallucinations dans le délire vésanique, ici les sensations
morbides provoquant parfois des illusions, donnent une
couleur particulière au délire. Le délire se généralise, et
une fois établi, la folie sympathique, peut affecter toutes
les formes possibles de manie ou de mélancolie, depuis
l'exaltation et la dépression, jusqu'au délire aigu et à la
stupeur. Quelquefois, elle affecte le type circulaire (Ritti) :
souvent, elle offre des intermittences et des rémittences,
en relation avec les oscillations de l'affection organique,
car c'est surtout une folie d'accès.

Que l'on passe en revue, tous les états physiologiques
ou pathologiques, qui peuvent accompagner la folie sympathique, et l'on verra qu'aucun ne provoque une psychose
distincte, soit de la forme voisine, soit des formes vésaniques pures. Parmi les folies liées aux états physiologiques, nous avons tous les désordres psychiques, qui
accompagnent le développement de l'individu, et qui se
manifestent si souvent chez la femme, à l'occasion de
troubles de l'appareil utéro-ovarien; les plus importants,
ceux qu'on trouve au cours de la grossesse ou de la puer-
péralité, ont-ils une forme spéciale ? Absolument pas ; et
si l'on parcourt les travaux écrits à ce sujet, on voit qu'on
rencontre dans ces cas, des formes variables de manie ou
de mélancolie, dépressive, anxieuse, stupide... Dans les
maladies de l'appareil digestif et de ses annexes, le délire

n'a pas non plus de forme particulière. La goutte [Whytt, Garrod, Charcot, Dagonet, Legrand du Saulle (1)], le diabète [Legrand du Saulle (2), Bernard et Féré (3), Dreyfus (4)], ne donnent-ils pas lieu à toutes sortes de manifestations délirantes, exaltation, dépression, idées de nuire, de satisfaction, etc., et même parfois à des symptômes qui simulent la paralysie générale. Qui ne connaît l'état mental des tuberculeux, généralement satisfaits, *euphoriques*, mais aussi parfois hypochondriaques? Dieulafoy (5) a rapporté récemment, des exemples de la forme, que prennent, parfois les manifestations délirantes, au cours du mal de Bright. Une revue complète et détaillée, de tous les cas où peut se développer la folie sympathique, nous ferait voir, en somme, que jamais, elle n'a un caractère particulier qui puisse la faire diagnostiquer. La fréquence des conceptions tristes, leur généralisation n'est pas un signe diagnostique, car on trouve souvent l'inverse, pour ne citer que l'euphorie des phthisiques. Neuendorff (6) rapporte le cas d'un malade, ayant présenté un délire mélancolique avec idées d'empoisonnement ; l'émaciation, la cachexie, avaient fait penser à un cancer stomacal qu'on ne put constater. On en fit un vésanique ; l'autopsie démontra qu'il y avait un cancer de la petite courbure. Ce fait est une preuve, des difficultés du diagnostic de la folie sympathique. L'examen physique seul du malade, la recherche des antécédents, peuvent mettre sur la voie ; c'est là le point important. Qui donc, sans les commémoratifs, pourrait diagnostiquer à coup sûr d'après les

(1) LEGRAND DU SAULLE, Gaz. des Hôp., 1868, oct.
(2) *Id., ibid.*, 1877.
(3) BERNARD et FÉRÉ, Arch. de Neur. 1882, nos 7 et 12.
(4) DREYFOUS, *Des Accidents nerveux du diabète.* Th. d'agrég. 1883.
(5) DIEULAFOY, *La Folie brightique.* (Soc. Med. des Hôp. 1885.)
(6) NEUENDORFF, Centralblatt f. Nervenk, 1883.

caractères du délire, une manie puerpérale? Les antécédents sont encore importants parce que, une maladie
physique étant reconnue, il s'agit d'établir ses rapports
avec la folie, et d'une simple coïncidence, ne pas conclure à l'existence d'une folie sympathique. Alors, c'est
surtout l'évolution, et la marche des troubles psychiques,
qu'il faut consulter. S'il y a folie sympathique, il y a une
sorte de parallélisme dans l'évolution des deux maladies,
sinon, l'affection mentale suit sa marche habituelle, d'une
façon absolument indépendante.

La folie sympathique, n'est donc pas une entité morbide, c'est plutôt une complication de certains états de
l'organisme. Comment expliquer alors son apparition :
l'anatomie pathologique est muette à ce sujet et les expli-
cations physiologiques, même celle d'Aug. Voisin (1)
(action réflexe sympathique), ne sont que des conjectures.
On a attribué un rôle, à un changement d'état des vaso-
moteurs cérébraux, analogue aux troubles vaso-moteurs
de la face dans la pneumonie : c'est une application de
la théorie des paralysies réflexes de Brown-Séquard, et
qui est passible des mêmes critiques. — Les troubles
de circulation cérébrale, dus aux affections organiques,
(lésions cardiaques, grossesse, etc...), les modifications
de la crase du sang, dans les maladies chroniques et débi-
litantes, ont aussi été invoqués.

Mais en somme, ce ne sont là que des causes secon-
daires, et, comme l'ont bien fait remarquer Baillarger,
Maury, Moreau (de Tours), il faut dans ces cas admettre
une prédisposition morbide préexistante. La plupart des
auteurs sont d'accord sur ce point. Esquirol, Weill, Helfft,
Marcé (2) font remarquer que presque toujours, les folies

____

(1) Aug. Voisin, *Leçons sur les Maladies mentales et nerveuses*, 1883.
(2) Marcé, *Traité des Maladies des femmes enceintes*, etc., 1858.

puerpérales, surviennent chez des héréditaires, et Ball (1) a récemment encore défendu la même opinion.

La prédisposition héréditaire est en effet, la cause première du développement des folies dites sympathiques, et, pour ce qui regarde particulièrement la folie puerpérale, les deux observations suivantes que je dois à l'obligeance du Dr Pinard, Agrégé de la Faculté, en sont des exemples très démonstratifs. Dans ces deux cas, l'apparition de la manie, a suivi une hémorrhagie intense.

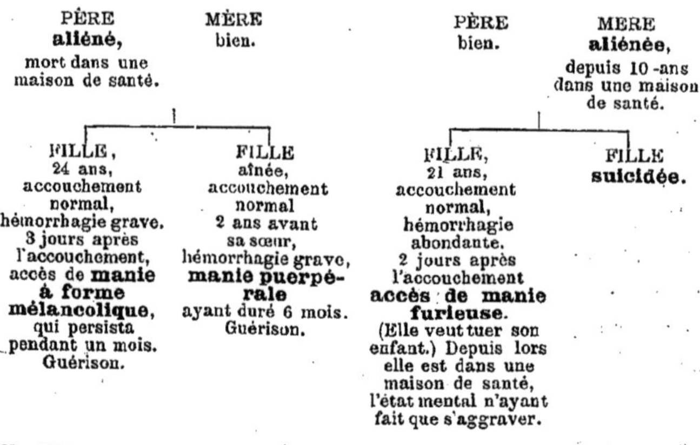

Pendant la lactation, le sevrage, on peut observer des accidents analogues chez les héréditaires, le tableau suivant, résumant une importante observation que m'a très obligeamment fournie le Dr Laffin (de Sallanches, Haute-Savoie), est très net à cet égard.

(1) Ball, *Leçons sur les Maladies mentales,* 1882, p. 569.

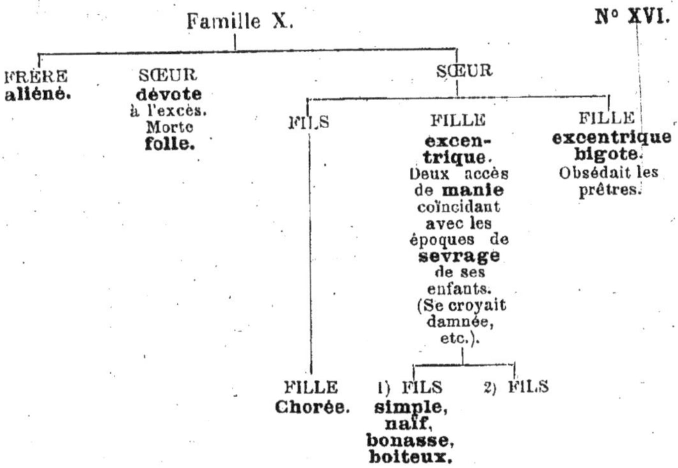

Ripping (1), admet l'influence d'une prédisposition, dans les psychoses utéro-ovariennes. L'arthritisme, cause si fréquente de troubles digestifs, ne se rencontre-t-il pas souvent associé à des manifestations nerveuses variées, soit dans une même famille, soit chez le même individu. Aussi dirai-je, en résumé, que lorsqu'une folie sympathique éclate chez un malade, ce malade était en puissance d'hérédité, que la tare héréditaire soit d'origine nerveuse ou qu'elle provienne de ces diathèses diverses (arthritisme, etc.), qui font des descendants *héréditaires* au même titre que les névropathes. — Il est, dit Ball, un principe général qu'il ne faut jamais oublier; sans une cause spéciale qui prépare le terrain, les causes morbides ne pourraient jamais atteindre l'intégrité des fonctions intellectuelles (2). La folie est une maladie où l'hérédité est la règle. Or, si l'on admet que les causes morales, physiques... ne produisent un accès de folie, que parce

(1) Ripping, *Allg. Zeitsch, f. Psych.* (xxxix, 1.)
(2) Voir Régis, *loc. cit.*

qu'elles agissent sur un terrain préparé, il n'est pas irrationnel d'admettre, que des troubles organiques, peuvent retentir sur l'intelligence, constituant en cela le groupe des folies sympathiques. Mais ces troubles jouent uniquement le rôle de causes occasionnelles, et ne déterminent un accès délirant chez un malade, qu'en vertu d'une prédisposition cérébrale antérieure.

L'HÉRÉDITÉ DANS LES NÉVROSES.

ÉPILEPSIE.

Parmi les causes prédisposantes de l'épilepsie, l'*hérédité* est considérée par la plupart des auteurs, comme la plus importante. Cette assertion paraît évidemment fausse, si l'on ne tient compte que des cas, où l'épilepsie est constatée chez un des ascendants, directs et même collatéraux. Un épileptique n'engendre pas nécessairement des enfants atteints de la même affection, et sa descendance peut rester indemne de toute tare épileptique. Il n'en reste pas moins vrai que l'épilepsie des ascendants, constitue une prédisposition à la même maladie chez les descendants ; et en cela, elle ne se différencie pas d'un grand nombre d'autres affections.

Si, au contraire, on recherche chez les ascendants, les affections qui peuvent présenter un lien de parenté plus ou moins éloigné, avec l'épilepsie, si en un mot, on recherche chez quelques-uns d'entre eux, la présence d'affections nerveuses diverses, il est alors fréquent de rencontrer dans les familles des épileptiques, une *tare nerveuse*, constituant une prédisposition qui semble indiscutable, mais au sens le plus large de cette acceptation ; et

D. 7

encore y aurait-il peut-être lieu de faire, quelques
réserves à cet égard.

En effet, rencontre-t-on parmi les ascendants, la migraine, la chorée, etc., il ne s'ensuit pas nécessairement,
que les descendants soient prédisposés à l'épilepsie, et il
n'entrera jamais dans l'esprit du médecin, d'instituer un
traitement prophylactique de l'épilepsie, en se basant sur
la simple constatation de ces affections dans une famille.

Ce mode de raisonnement, est le *post hoc ergo propter*,
appliqué à la théorie de l'hérédité. De même, envisage-t-on l'alcoolisme si fréquemment noté parmi les antécédents héréditaires, on ne tarde pas à concevoir certains
doutes concernant son action étiologique dans l'épilepsie
des descendants ; l'alcoolisme est presque de règle parmi
une certaine partie de la population, en outre, sur quels
faits est-on autorisé à établir le diagnostic de l'alcoolisme
des ascendants ; tels sont considérés de l'alcooliques, qui ne
l'ont jamais été, médicalement parlant, mais que des excès
passagers et aigus, faisaient accuser d'alcoolisme par leur
entourage, tels autres au contraire, « supportant bien la
boisson », n'ont jamais été suspectés d'alcoolisme. Il est
donc très difficile d'établir sur des antécédents, un diagnostic posthume d'intoxication alcoolique, à moins d'accidents spéciaux, delirium tremens, etc.

La distinction entre ces deux sortes d'hérédité, me
paraît suffisamment établie par les faits suivants, empruntés soit aux auteurs, soit aux observations en partie
inédites très obligeamment mises à ma disposition par
Bourneville.

**1° Épilepsie héréditaire proprement dite (Épilepsie
directe).**

Je passerai d'abord en revue, les faits qui semblent
militer en faveur de l'épilepsie directe.

A. *Observations à l'appui de l'hérédité directe de l'épilepsie.* — On sait que Boerhaave (Aph. 1075), admettait que la transmission de l'épilepsie pouvait frapper le petit-fils, sans atteindre le fils (*épilepsie en retour*) ; Zacutus Lusitanus, rapporte l'histoire d'un épileptique dont les huit fils furent épileptiques, et dont quelques-uns eurent aussi des enfants épileptiques (1) (*Prax. ad Chirurg.*, Obs. 36 lib. I) ; Stahl (*de Hœredit. dispos. ad. var. affect.*, p. 48), Copland (*a Dict. of pract Med.*, p. 789), Poterius et d'autres auteurs anciens, ont également cité des observations semblables, mais la plupart pour ne pas dire toutes, sont peu concluantes et incomplètes (2). Pour Hoffmann (3), l'épilepsie est la plus héréditaire des maladies, et John Chegne (4) prétend que l'on trouve toujours, quelque membre de la famille atteint d'épilepsie.

(1) Je n'ai pu consulter l'observation dans le texte original; aussi ferai-je mes réserves sur ce cas, car certains auteurs parlent de huit fils et trois petits-fils, d'autres de huit fils et trois neveux; un arrière-petit-fils de ce même épileptique, aurait aussi été épileptique, et guéri par Lusitanus au moyen du cautère. Tissot, qui relate ce dernier fait, ajoute « que cette observation chez un auteur épris du merveilleux n'est pas extrêmement concluante ».

(2) Parmi les anciens auteurs qui se sont occupés de l'hérédité de l'épilepsie nous citerons encore :

Cunningham, *De Epilepsia*, La Haye, 1725, p. 2; — Frank (J. P.), *System der med. Poliz.* t. I, p. 297 et suiv.; — Mithof (H. B.). *De Sede irritamenti in Epilepsia*, Gœttingen, 1788; — Rougemont (J.-C.). *Abh. v. d. erblichen Krankheiten* (trad. du français par Vogeler, Francfort, 1794); — V. Swieten, *Commentar* (edit. Hilpershuf), t. III, p. 404; — Brunner, *Consil.*, n. 16; — E. N. C. J. Dict. III, ann. IX et X, obs. 126; — Eberfeld D, *De Epilepsia hereditaria casum exhibens*, Duisburg, 1705; — Fernel, Physiol. l. VII, chap. vi; — Holler, *Cent.* II, *curat* 47; — Linnée, rsp. P. Zetzel, *D. f. confectaria electrico-medica*, Upsal, 1754; — Marcell. Donat, *Méd. histor. mirabil.*, l. IV, c. xviii; — Michaelis, *Médic. Bibl.*, B. I, p. 360; — Poterii, *Curation.* Cent. II, n° 47; — Quarin, *Animadversion*, p. 15; — Stoll, *De Morbis chronic.*, t. II, p. 2; — Kepfer, *Observat.* 131.

(3) Hoffmann, *Medicina rationalis systematica*, chap. 1er, p. 10.

(4) Chegne, *Cyclopœdia of pratical Medicine*, vol. II, p. 91.

Esquirol dit avoir rencontré, des vestiges d'hérédité dans 105 cas sur 321 épileptiques ; Georget cite un père épileptique qui engendra huit enfants tous épileptiques.

Moreau (de Tours), a observé, chez les ascendants de 124 épileptiques, 30 cas d'épilepsie (Voir plus loin). A. Voisin (1) a noté, dans 17 ménages où le père ou la mère étaient épileptiques, que sur 35 enfants, 16 seraient épileptiques ou morts de convulsions. Ach. Foville fils (2) a conclu de ses recherches, que le quart des enfants survivants des épileptiques, sont atteints d'épilepsie, que plusieurs sont aliénés.

Un des travaux les plus intéressants en faveur, non seulement de l'hérédité directe, mais encore de l'hérédité nerveuse de l'épilepsie, est celui qu'a publié Echeverria (3).

Je crois utile d'en reproduire les principaux passages. et donnerai d'abord le tableau publié par cet auteur basé sur :

Une série de 136 épileptiques mariés — 62 hommes et 74 femmes — ont eu 553 enfants, dont :

	Sexe masculin.	Sexe féminin.	Total.
Morts dans l'enfance de convulsions. .	89	106	195
— très jeunes d'autres affections. .	16	11	27
Mort-nés	9	13	22
Épileptiques.	42	36	78
Idiots.	11	7	18
Aliénés.	5	6	11
Paralytiques.	22	17	39
Hystériques.	0	45	45
Choréiques	2	4	6
Strabiques.	5	2	7
Bien portants.	63	42	105
Total.	264	289	553

(1) A. Voisin, Article *Epilepsie* du *Nouveau dictionnaire de médecine et de chirurgie pratiques* (Jaccoud), 1870, p. 601.

(2) Foville, *Recherches cliniques et statistiques sur la transmission héréditaire de l'Epilepsie.* (*Ann.* Med. Psychol., 1868, p. 203.)

(3) Echeverria, *Marriage et hereditariness of Epileptics* (Journal of Mental Science, octobre 1880).

En prenant en considération, dit-il, le cas où le père et la mère furent épileptiques, nous pouvons représenter l'hérédité dans 134 familles (136 individus) :

Du côté paternel dans. . . . . 61 cas
Du côté maternel dans. . . . . 73 —
Des deux parents dans. . . . . 1 —

Les 73 femmes ont eu 298 enfants — 116 du sexe masculin et 108 du sexe féminin. De ceux-ci 47 moururent de convulsions dans l'enfance et 28 étaient épileptiques. Sur les 255 autres descendants de pères épileptiques, il y avait 24 épileptiques du sexe féminin et 42 morts de convulsions dans l'enfance. Ceci montre évidemment que la transmission de l'épilepsie ne se fait pas exclusivement de la mère à la fille, ni du père au fils, comme quelques auteurs le supposent; mais les mères épileptiques, transmettent leur maladie à un plus grand nombre de rejetons que les pères, car les premiers ont eu 57 enfants épileptiques, 107 morts de convulsions et 38 seuls bien portants.

La prédisposition héréditaire existait déjà chez 87 parents, 40 hommes et 47 femmes, dans les relations suivantes :

	Sexe masculin.	Sexe féminin.	Total.
Ont eu un père épileptique.	3	5	8
— — une mère épileptique.	6	4	10
— — des grands-parents épileptiques.	3	2	5
— — — frères épileptiques	1	3	4
— — — sœurs épileptiques	5	3	8
— — — oncles épileptiques	4	3	7
— — un père aliéné.	3	6	9
— — une mère aliénée.	6	8	14
— — des grands-parents aliénés. . .	4	5	9
— — — frères aliénés.	0	2	2
— — — sœurs aliénées.	3	2	5
— — — oncles aliénés	2	4	6
Total.	40	47	87

L'épilepsie existait dans les 3 générations, chez 19 hommes et 27 femmes. L'aliénation des grands-parents réapparut dans les petits-enfants, dans les familles de 2 hommes et de 3 femmes. Quelques-uns, sinon tous les enfants des parents entachés de prédispositions héréditaires, en montraient des traces indubitables. Chaque cas d'aliénation, excepté 2 parmi les femmes, est issu de cette classe de parents entachés, qui ont eu 321 enfants affectés de la manière suivante :

	Sexe masculin.	Sexe féminin.	Total.
Épileptiques.	28	34	62
Aliénés.	5	4	9
Idiots.	7	5	12
Paralytiques.	9	12	21
Morts de convulsions dans l'enfance.	56	73	129
— d'autres affections dans l'enfance.	3	16	19
— d'hydrocéphalie.	6	8	14
Mort-nés	5	7	12
Bien portants.	20	23	43
Total.	139	182	321

Des 43 enfants bien portants précédents, représentant les 13,39 p. 100 de la série totale, 38 ont dépassé l'âge de 15 ans, l'aîné ayant 27 ans. Un des enfants du sexe masculin, âgé de 17 ans, montre un grand talent musical. Les 62 enfants épileptiques, avec les 129 morts de convulsions, forment un total de 191, les 47,69 p. 100 de la table précédente, dans lesquels la névrose convulsive a été directement transmise des parents aux rejetons.

Le père et la mère épileptiques ont eu 5 enfants: deux morts de convulsions dans l'enfance ; un d'hydrocéphalie et les 2 autres filles, l'une de 7 ans est une épileptique imbécile, mais sa sœur a l'intelligence vive, quoique une constitution physique faible.

Une des femmes devint épileptique après son premier accouchement, elle montrait des impulsions homicides des plus violentes. Ses 2 premiers enfants sont morts dans l'enfance de convulsions, et le troisième, né à l'hôpital, a été transféré à l'Hôpital des Enfants. Son père, un épileptique ivrogne invétéré, a assassiné sa femme et 2 de ses enfants pendant une attaque.

La plus grande proportion d'enfants bien portants — 62 — est issue de 49 parents qui n'ont montré aucune prédisposition nerveuse constitutionnelle.

Ils ont eu 16 enfants épileptiques, et 66 morts jeunes de convulsions, faisant 82 ou 35,34 p. 100 du total des descendants (232). Les rejetons bien portants de ces parents représentent 26,81 p. 100 et 45 de ceux-ci, ont dépassé l'adolescence. Chez 23 de ces 49 parents, l'épilepsie se développa 5 ans après le mariage; ils ont eu 7 enfants épileptiques, 11 morts dans l'enfance de convulsions, 1 idiot, 4 paralytiques et 37 bien portants.

Ajoutons que 7 parents seulement (6 hommes et 1 femme) ont eu

18 enfants très bien portants, dont l'âge actuel est de 13 à 29 ans.

Pour récapituler, nous avons trouvé parmi les 136 épileptiques mariés : 1° 68 dont les descendants ont été épileptiques, idiots ou aliénés, paralytiques, hystériques, ou bien portants; 2° 61 dont les descendants ont été aliénés ou idiots, paralytiques, hystériques, choréiques et bien portants. Ajoutons que plusieurs autres enfants du premier et du deuxième groupe sont morts dans l'enfance de convulsions; 3° enfin 7 parents, ont engendré des enfants arrivés à l'âge de l'adolescence ou de la puberté, sans présenter de trouble nerveux ou mental. Il n'y a pas eu de mortalité infantile dans ces familles, formant des agrégats de 18 descendants — 6 hommes et 12 femmes — deux des premiers engendrés par la seule mère épileptique appartenant à cette série, dans laquelle chaque descendant paraît bien portant.

Si nous considérons tous ceux des 553 enfants atteints de névrose convulsive, nous trouvons 195 enfants morts de convulsions dans l'enfance et 78 épileptiques, total 275 ou 29,72 p. 100 des cas dans lesquels un parent épileptique semble avoir transmis la maladie sans changement de type.

Echeverria ajoute : « Contrairement à l'opinion de Doutrebente (*Ann. Med. Psych.*, 1869, tome II, p. 394), cette analyse prouve, que l'épilepsie est transmise des parents aux rejetons sans changement de type, et qu'elle est plus fréquente même que l'aliénation mentale qui, d'après des statistiques récentes (J.-C. Bucknill et D. Hock Tuke, *Psychological Medecine*, 1879, p. 57), n'excède pas 34,9 p. 100 (Bethlem) en comptant les parents divers et collatéraux. Le fait qu'un nombre considérable d'enfants meurent dès l'enfance de convulsions, fait que nous ne trouvons pas, parmi les épileptiques adultes, l'évidence de la transmission héréditaire remarquable de cette affection.

La proportion des épileptiques qui ont survécu, chiffre qui est de 14,10 pour 100, n'est pas loin de la proportion (12 à 13 p. 100) admise par les auteurs français et anglais.

Nous avons déjà dit, que ces résultats concordent avec ceux de quelques aliénistes français. Dans une série de 32 épileptiques rassemblés par Jules Tardieu (*De la transmission héréditaire de l'Épilepsie*, Th. Paris, 1868), dans les observations de Foville, Voisin et autres, la transmission directe de l'épilepsie s'observa dans 23 cas (8 hommes et 15 femmes), ayant eu 72 enfants qui furent affectés de la façon suivante : 33 avec convulsions, dont 21 morts dans l'enfance, un aliéné, un imbécile, un excentrique, un très nerveux, une strabique (qui elle-même a eu 3 enfants dont 2 morts de convulsions dans l'enfance et l'un très nerveux, sujet à des accès de colère), 10 morts en bas-âge, 2 mort-nés et 11 apparemment bien portants.

Dans les 9 autres cas, les parents n'ont pas eu d'enfants; mais leurs ancêtres et frères ou collatéraux, étaient saturés de la prédisposition à l'épilepsie ou à la folie. Le père épileptique d'une femme observée par Bourneville se suicida; la mère était aussi épileptique et mourut à la Salpêtrière : son frère est excentrique, et sa sœur épileptique. Cette malade a eu 7 enfants : le premier mort-né, trois autres fils et une fille morts de convulsions en bas-âge.

Enfin, le père d'une autre femme se maria deux fois; de la première femme il eut 8 enfants et tous, excepté la malade, sont morts de convulsions. De la deuxième femme, il a eu 9 enfants, 8 déjà morts de convulsions et le dernier âgé de 18 mois n'a encore présenté rien de particulier.

Le père ou la mère étaient épileptiques dans 18 cas, et dans un de ces cas les deux parents furent épileptiques. On nota dans 6 cas des collatéraux épileptiques; la folie ou d'autres affections nerveuses, dans 7 cas, inconnu 1 fois. L'épilepsie fut transmise 12 fois plus fréquemment du père au fils ou de la mère à la fille que du parent d'un sexe à l'enfant d'un sexe opposé; et dans un cas la transmission se fit de la mère au fils, ce que Tardieu considère comme une coïncidence curieuse.

Echeverria insiste encore sur 2 cas personnels.

1) Jeune épileptique, de famille névropathique, vit ses accès s'arrêter par le K Br en 1866; il décida alors d'épouser sa cousine germaine malgré l'opposition du père (consanguinité et épilepsie), le jeune homme resta sans attaque et eut 4 enfants bien portants.

2) Femme, accès nocturnes vers la puberté, cessant lors du mariage. — 4 enfants. — 1 mort de méningite et convulsions; le troisième paralytique. Des 2 filles, une devint épileptique à 13 ans, lors de l'établissement de la menstruation.

La statistique d'Echeverria paraît au premier abord, établir sans conteste l'hérédité épileptique, mais il faut tenir compte de certains facteurs que l'auteur a passés sous silence : c'est ainsi que j'ignore sur quelles bases elle a été établie; je ne sais si les observations lui sont personnelles, sur quelle sorte de population elle a été relevée, etc., en un mot, il me manque totalement les éléments indispensables, pour une appréciation exacte et définitive.

Il ne faut pas oublier du reste, que la population des asiles, se compose de malades atteints gravement, ne pouvant par suite continuer à vaquer à leurs occupations ordinaires, que de pareilles statistiques, ne portant que sur un nombre restreint de malades, doivent fatalement comprendre des cas plus nombreux de prédisposés, que celles qui seraient établies sur l'ensemble de la population épileptique de tout un pays, statistique du reste impossible à établir pour l'instant, pour des causes diverses, dont une des principales réside dans le soin que mettent les familles, à cacher aux yeux de tous, une affection qui passe généralement pour héréditaire, et inspire l'effroi. Il n'en résulte pas moins que le seul fait, que cette affection puisse être facilement déguisée, dénote, ou que l'épilepsie est souvent incompatible avec la vie sociale, ou que les familles atteintes ne possèdent qu'un nombre très restreint de leurs membres épileptiques.

Martin (1), d'après les statistiques recueillies à la Salpêtrière en 1874, et d'après celles publiées par les observateurs français, trouva 19 épileptiques ayant eu 78 enfants, dont 55 morts dans l'enfance, la majorité de convulsions. Des 23 survivants 15 furent trouvés bien portants lors des recherches.

Parmi les auteurs qui ont attribué à l'hérédité directe, une part plus ou moins importante dans l'étiologie de l'épilepsie, je citerai encore Beau (22 cas sur 232), Piorry, Portal (2), Trousseau, Herpin, Bouchet et Cazauvieilh, Sieveking, Hammond, Reynolds. Gowers (3). Ce

---

(1) MARTIN, Annal. Med. Psych. 1878.

(2) PORTAL, *Observations sur la nature et le traitement de l'Épilepsie*, 1827, p. 312.

(3) CARRIER (trad. de GOWERS : de l'*Epilepsie*, Paris 1883, p. 11) croit devoir attribuer l'opinion des auteurs, qui rejettent l'hérédité directe de l'épilepsie, à ce fait que les enfants des épileptiques ne vivent pas. Si

dernier auteur prétend, que de toutes les maladies nerveuses dont on peut découvrir des traces, dans les ascendants des épileptiques, l'épilepsie est de beaucoup la plus fréquente. Elle aurait été observée dans près des trois quarts des cas héréditaires, soit seule (240 sur 429), soit combinée à la folie (84), à la chorée (5), etc.

A l'épilepsie héréditaire, se rattachent encore les expériences célèbres de M. Brown-Séquard, qui démontrent que des cobayes rendus épileptiques, peuvent engendrer des épileptiques.

B. *Auteurs qui rejettent l'épilepsie directe, ou même la prédisposition créée, par certaines affections nerveuses des ascendants.* — Parmi les auteurs qui ont combattu l'hérédité directe, tout en admettant l'hérédité névropathique de l'épilepsie voire même l'une et l'autre de ces hérédités, je citerai Tissot, Louis, Pechlin, Gulbraud (1), Maisonneuve (2), Beau (3), Leuret, Doussin-Dubreuil (4), Gintrac, Morel, Valleix (5), Delasiauve, etc.

Tissot, rangé par quelques auteurs parmi les partisans de l'épilepsie héréditaire, doit plutôt être classé parmi les adversaires de cette doctrine, ainsi qu'en témoignent les lignes suivantes : « Il est possible que l'épilepsie soit héréditaire, la faiblesse du genre nerveux s'hérite, et cette hérédité ne contribue pas peu à la rendre plus fréquente » ; et plus loin : « Mais quand l'épilepsie

en effet la mortalité de ces enfants est très considérable? il n'en est pas moins vrai, qu'il est toujours noté et tenu compte dans la statistique, de leur genre de mort (convulsions, par exemple), et que de plus on ne saurait se baser pour établir cette mortalité sur les seules statistiques des épileptiques hospitalisés, qui ne constituent que l'infime minorité du chiffre total des épileptiques.

(1) Gulbraud, *Acta societatis Hauniensis*, t. I, p. 84.
(2) Maisonneuve, *Observations et recherches sur l'Épilepsie*, 1803, p, 86.
(3) Beau, *Archives de Med.*, 2e série, t. XI, p. 328.
(4) Doussin-Dubreuil, *De l'Épilepsie*, p. 172-173.
(5) Valleix, *Guide du Médecin praticien*, t. IX. p. 696.

serait quelquefois héréditaire, comme il le paraît, il ne faut point croire que ce soit une hérédité inaliénable ».

Pour Bastos (1), l'hérédité épileptique est aussi exceptionnelle.

Si nous parcourons, les chiffres fournis par quelques autres auteurs, sur l'hérédité de l'épilepsie, nous voyons que Maisonneuve n'a trouvé que quatre fois l'hérédité sur 80 cas, Leuret une seule fois sur 67 cas. Morel n'admet pas l'hérédité de l'épilepsie des parents aux enfants. Selon Lasègue (2) « l'épilepsie (la grande épilepsie) n'est pas, une maladie, mais une infirmité, qui n'est acquise que par deux possibilités, par traumatisme produisant des lésions permanentes, ou par malformation spontanée ».

Parmi les auteurs contemporains, Delasiauve (3) est certainement celui qui a critiqué avec le plus de rigueur, l'idée de l'hérédité de l'épilepsie, et même de la prédisposition créée par les affections nerveuses des ascendants.

Nous ne nions pas sans doute, dit-il, l'affinité qui peut relier le mal caduc à d'autres névroses : il ne serait pas impossible qu'en certains cas, l'influence de ces maladies n'entrât pour quelque chose dans sa production ; mais ce ne sont évidemment là que des inductions vagues, des présomptions incertaines, dont l'histoire de l'épilepsie doit faire mention comme observation générale, mais qu'elle ne saurait utiliser comme élément « statistique ».

Pour nous, du moins, nous n'avons pas cru devoir reconnaître ces sortes d'altérations pour indices d'hérédité, et à l'imitation de M. Leuret, nous avons exclusivement puisé nos preuves dans le domaine même de l'affection. L'application de cette méthode nous a donné sur 300 observations personnelles le résultat suivant :

(1) Bastos, *De l'Épilepsie*, Thèse de Paris, 1824.
(2) Lasègue, *De l'Épilepsie par malformation du crâne* (Annal Méd. Psych., 1877, 3ᵉ série, t. XVIII, p. 12.)
(3) Delasiauve, *Traité de l'Épilepsie*, 1884, p. 188.

Absence de renseignements. 167

Déclarations formelles de non-hérédité. 120

<table>
<tr><td rowspan="3">HÉRÉDITÉ
PRÉSUMÉE.</td><td>3 mères</td><td rowspan="3">Épileptiques . . . .</td><td rowspan="3">5</td></tr>
<tr><td>1 frère</td></tr>
<tr><td>1 tante</td></tr>
</table>

<table>
<tr><td rowspan="7">AFFINITÉS
NERVEUSES.</td><td>2 oncles imbéciles . . . .</td><td rowspan="7">8</td></tr>
<tr><td>1 frère idiot . . . .</td></tr>
<tr><td>Mère sujette aux convulsions. . . . . .</td></tr>
<tr><td>Frère prédisposé aux mêmes symptômes.</td></tr>
<tr><td>2 mères hystériques. . . . .</td></tr>
<tr><td>1 tante aliénée. . . . .</td></tr>
</table>

Nous avons recueilli, en outre, dans les auteurs 221 cas ; 154 sont sans indications. Sur les 67 restants, 52 ne présentent point l'hérédité épileptique ; elle aurait existé au contraire pour six individus, parmi leurs proches ; 4 auraient eu des personnes nerveuses ou aliénées. Enfin, Maisonneuve admet, comme faits d'hérédité, cinq exemples de congénialité sur la nature desquels, vu l'époque indéterminée des premiers accès, il est difficile de se prononcer.

Nos observations se trouvent donc d'accord, avec celles de M. Leuret et même de M. Beau, pour rétrécir la sphère de la transmissibilité de la maladie.

Encore faut-il tenir compte de certaines considérations restrictives. Il ne suffit pas que les membres d'une famille, aient été frappés du mal caduc, pour déclarer d'une manière absolue l'existence de l'hérédité, la parenté même la plus directe n'entraîne pas une entière certitude.

Il n'est pas, d'ailleurs, indifférent que, soit chez le père, soit chez la mère, les accès aient débuté longtemps avant ou après la naissance des enfants. A mesure que les conditions de parenté s'éloignent, les probabilités génératives s'amoindrissent. De même, selon que le nombre des parents affectés, est plus considérable ou plus limité ; et selon aussi que la manifestation du mal est plus ou moins justifiée par des causes actives, les chances de coïncidence ou d'hérédité augmentent ou diminuent. »

C. 2° Des affections nerveuses des ascendants prédisposant leur descendance à l'épilepsie : hérédité névropathique. — Comme je l'ai déjà fait, je passerai en revue et j'analyserai les travaux des principaux auteurs partisans de cette hérédité, qu'ils acceptent ou rejettent l'hérédité directe.

Herpin (de Genève), est un de ceux qui ont cherché à constater avec le plus de soin, les maladies antérieures de nature nerveuse dans les familles d'épileptiques. Ses recherches ont porté sur deux séries : 1° 243 personnes sur 35 familles ; 2° 137 personnes sur 27 familles.)

	1re série. (38 cas)	2e série. (30 cas)
Absence de renseignements sur la santé de la famille dans. . . .	3 cas	3 cas
Absence de renseignements des ascendants des 1er et 2e degré. . .	3 —	»
Absence de renseignements des ascendants du 2e degré.	18 —	9 —
Renseignements presque nuls. . .	» —	2 —

	1re série.		2e série.
Épilepsie.	7 cas	en négligeant un fait douteux de vertiges.	3 cas
Aliénation mentale	18 —	. . . .	6 —
Suicide.	1 —	. . . .	» —
Mélancolie	2 —	. . . .	» —
Hypochondrie.	1 —	. . . .	2 —
Hystérie	1 —	. . . .	1 —
Chorée.	1 —	. . . .	1 —
Somnambulisme nocturne.	2 —	. . . .	» —
Mobilité nerveuse exagérée.	2 —	. . . .	1 —
Apoplexie (av. hémiplégie).	11 —	. . . .	? —
Ramollissement cérébral. .	1 —	. . . .	» —
Paralysie générale.	» —	. . . .	2 —
Méningite et hydrocéphalie chronique	7 —	. . . .	6 —
Convulsions mortelles. . .	1 —	. . . .	» —
Tétanos	» —	. . . .	1 —

Le nombre des épileptiques issus d'épileptiques, est donc peu considérable dans la statistique d'Herpin (1), mais si l'on compare le rapport fourni par ce tableau, avec le rapport qu'affecte la même maladie dans la population

(1) HERPIN, *Du Pronostic et du traitement curatif de l'Épilepsie*, 1852.

générale, qui serait selon Herpin de 6 p. 1000, on voit que la proportion fournie par son tableau, dépasse notablement celle que l'on rencontre en général.

La proportion fournie par l'aliénation mentale est beaucoup plus élevée, et concorde avec l'opinion déjà émise par Bouchet et Cazauvieilh (1), que l'aliénation mentale est une cause héréditaire de l'épilepsie. — Sur 110 observations compulsées par ces derniers auteurs, ils ont trouvé 99 fois les parents exempts d'affections nerveuses, et 31 fois des parents aliénés, épileptiques, imbéciles et hystériques. — D'autre part sur 14 femmes mariées, épileptiques du service de la Salpêtrière, ils n'en trouvèrent que deux, ayant donné naissance à un enfant épileptique; une autre eut un enfant atteint d'hystérie.

Sandras (2) « ne craint pas d'avancer, qu'il n'y a pas de maladies plus sujettes à la transmission héréditaire, que les maladies nerveuses, et l'épilepsie est dans ce cas. Descendre d'un épileptique est une grave prédisposition ; c'en est encore une fâcheuse, que de compter dans ses ascendants immédiats, des sujets atteints *d'affections nerveuses graves,* ou de troubles notables de l'intelligence ».

Moreau (de Tours) a avancé, que les troubles nerveux à quelque ordre qu'ils appartiennent, sous quelque forme symptomatique qu'ils nous apparaissent, depuis les plus simples jusqu'aux plus complexes, ne prédisposent pas moins à l'épilepsie que l'épilepsie elle-même. Ce célèbre aliéniste se basait sur 124 cas recueillis par lui à Bicêtre et à la Salpêtrière, et sur 240 observations recueillies à la

---

(1) Bouchet et Cazauvieilh, *De l'Épilepsie considérée dans ses rapports avec l'Aliénation mentale. — Recherches sur la nature et le siège de ces deux maladies, etc. (Archives générales de Médecine, Décembre* 1825 *et Janvier* 1826).

(2) Sandras et Bourguignon, *Traité pratique des Maladies nerveuses.* 2e édition, t. I, 1860, p. 255.

Salpêtrière par Calmeil. Sur ces 364 malades, on trouvait 1/6 pour les parents épileptiques, 1/20 pour les parents hystériques, 1/9 pour les parents aliénés, 1/9 pour les parents paralytiques ou apoplectiques. Voici du reste le tableau donné par M. Moreau (de Tours).

Sur 124 épileptiques, les états pathologiques ne s'élèvent pas à moins de 250, ainsi répartis :

On observe :	la phthisie	35 fois
—	la folie	26 —
—	l'épilepsie	30 —
—	les convulsions	25 —
—	l'ivrognerie	24 —
—	l'apoplexie	18 —
—	les accidents nerveux	15 —
—	la paralysie	13 —
—	l'excentricité	10 —
—	les congestions	6 —
—	la fièvre cérébrale	15 —
—	l'hystérie et les attaques de nerfs	14 —
—	l'état nerveux	11 —
—	l'état scrofuleux	8 —
	Total	250 —

J'ai donné plus haut, les statistiques fournies par Echeverria, partisan de l'hérédité directe et névropathique. Ces citations me dispensent de revenir sur les opinions de cet auteur.

Sieveking (1) aurait constaté l'hérédité 11,1 fois sur 100 cas; Berger, 32 à 39 0/0 (2); Hammond (3), 45 fois sur 171 (21 fois l'épilepsie chez les ascendants ou colla-

(1) SIEVEKING, *On Epilepsy*, p. 74, 1858.
(2) BERGER, *Paralysis agitans* (Real Encyclopedie der gesammten Heilkunde)
(3) HAMMOND, *Traité des maladies du Système nerveux* (trad. française), 1879, p. 791.

téraux, 24 fois l'aliénation mentale, l'hystérie, le nervosisme, les névralgies intenses).

Lavareau (1) observa 83 familles, — dont un ou plusieurs membres étaient atteints de maladies d'origine
alcoolique, — ayant eu 410 enfants. De ce nombre 100
(plus d'un 1/4) ont eu des convulsions et en 1874, 169
étaient morts et 241 vivants dont 83 (plus d'un 1/3 des
survivants) étaient épileptiques.

A. Voisin a noté que « sur 95 épileptiques, 12 avaient
des antécédents scrofuleux ou tuberculeux francs, 12
avaient des ascendants morts d'alcoolisme chronique, ou
sujets, avant leur mariage, à des habitudes alcooliques
invétérées. Parmi le reste des 95 malades, 41 avaient des
antécédents névrosiques, hystérie, chorée ».

Les statistiques de Reynolds (2), portant sur l'hérédité
névropathique, donnent 31 0/0 des cas pour l'hérédité
névropathique, 12 0/0 pour l'hérédité directe) celles de
Gowers, 35 0/0 pour 1218 (429).

Nothnagel (3) doit être classé parmi les partisans de
l'hérédité névropathique ; il croit que l'*hystérie*, l'*hypochondrie*, la CATALEPSIE, jouent un rôle prépondérant dans l'étiologie héréditaire de l'épilepsie, mais il dit de plus avoir
observé, des cas où les ascendants avaient été atteints de
névralgies intenses ; il cite entre autres l'exemple d'une
mère migraineuse, qui eut une fille hystérique et un fils
épileptique.

Si j'essaye de tirer des conclusions, des statistiques
produites par les auteurs précédents, je ne pourrai admettre, sauf pour quelques-unes de ces statistiques, l'hé-

(1) *Gaz. des Hop.*, 1879, p. 377.)
(2) Reynolds, *System of Medicine*. (Art. *Epilepsy*, p. 253.)
(3) Nothnagel, *Épilepsie*. (*Handbuch der speciellen Pathologie und
Therapie de* Ziemssen, t. XII, *Krankheiten des Nervensystems*, II, p. 203.)

rédité épileptique directe; il me sera de même difficile,
d'attribuer aux maladies nerveuses des ascendants, un
rôle bien défini, dans l'étiologie de l'épilepsie des descendants. Chacun s'est efforcé en effet, de relever sans distinction, les maladies du système nerveux les plus disparates qui ont pu atteindre les ascendants, migraine,
céphalalgie, apoplexie, etc., voire même (dans les anciens
auteurs) la psore (héréditaire), la scrofule (*hérédité hété-
rogène*), etc. Loin de moi l'idée de blâmer l'intention de
ces auteurs, au contraire, je crois qu'il est utile de noter
les renseignements les plus étendus, sur les antécédents de
famille, parce que souvent, des détails qui à notre époque,
ou pour nous, semblent de peu d'importance, peuvent en
acquérir, avec des idées nouvelles en rapport avec les progrès accomplis par la science. Mais de là à tirer des conclusions absolument exactes et définitives, il n'y faut pas
songer.

Aussi, les opinions et les statistiques contradictoires, des
auteurs que je viens de citer, ne me permettent-elles guère,
de conclure soit à l'hérédité épileptique (hérédité similaire),
soit à l'hérédité névropathique (hérédité dissemblable).

**3° De l'épilepsie héréditaire à la Salpêtrière et à
Bicêtre.**

Si maintenant j'examine les résultats que me fournit
le dépouillement de 350 observations (1) recueillies par
Bourneville, soit à la Salpêtrière, soit dans son service
de Bicêtre, et que cet auteur a mises très obligeamment
à ma disposition, j'arrive à des résultats différents (V. le
tableau de la p. 117.)

---

(1) Cette statistique comprend un certain nombre de malades de la
Salpêtrière, tous les épileptiques du service de Bourneville, décédés à
Bicêtre depuis 1879, et enfin la plupart des épileptiques du même service,
dont l'observation a été publiée par Bourneville ou ses élèves.

Il ressort clairement en effet de cette statistique, que l'épilepsie des ascendants directs, prédispose leurs descendants à l'épilepsie ; le rapport entre le nombre des épileptiques chez les ascendants directs des malades, est en effet sensiblement supérieur, à celui fourni (6/1000) par les statistiques faites sur l'ensemble de la population (Herpin) (1). **Du reste, l'écart entre les deux rapports est encore plus considérable, si l'on tient compte en même temps, de l'hérédité directe et de l'hérédité collatérale.**

Dans les tableaux suivants, que m'a communiqués le Dr Laffin (de Sallanches), on constate dans le premier, l'existence de l'hérédité directe et similaire de l'épilepsie ; dans le deuxième, l'hérédité similaire chez un des enfants, et dissemblable chez les autres.

N° XVII.   **N° XVIII.**

	MÈRE **Épileptique.**			**PÈRE** **Épileptique.**	
FILS Épilep- tique.	FILS Épilep- tique.	FILLE Épilep- tique.	FRÈRE Épilep- tique.	SŒUR Extraor- dinaire, bizarre, irritable.	SŒUR Idées ex- traordi- naires, bizarre, irritable.

Si maintenant, j'envisage les affections nerveuses constatées chez les ascendants, il me paraît certain que les familles des épileptiques, sont atteintes d'une *tare nerveuse*, prédisposant certains de leurs membres à l'épilepsie.

On ne saurait toutefois conclure dès maintenant — bien que la chose soit plus que probable — à une relation, absolument nécessaire et dans tous les cas, entre les affections nerveuses des ascendants, et l'épilepsie des descendants.

En dehors de l'*alcoolisme* 51,6 0/0, si difficile à apprécier sur de simples renseignements rétrospectifs, la *migraine*

____

(1) Herpin, *loc. cit.*, p. 127.

TABLEAU STATISTIQUE

COMPRENANT 350 ÉPILEPTIQUES DU SERVICE DE BOURNEVILLE, A BICÊTRE ET A LA SALPÉTRIÈRE

350 malades dont 244 avec antécédents héréditaires . . . . = 69,8 %
242 femmes — 150 — — — . . . . = 61,9 %
108 hommes — 94 — — — . . . . = 87 %

MALADIES.	CÔTÉ MATERNEL			CÔTÉ PATERNEL			AUTRES parents.	TOTAL.
	MÈRE.	GRAND-père.	GRAND'mère.	PÈRE.	GRAND-père.	GRAND'mère.		
Alcoolisme	7 = 2,8 %	14 = 5,7 %	2 = 0,8 %	92 = 37,7 %	16 = 6,5 %	4 = 1,6 %	1 = 0,4 %	136 = 51,5 %
Migraines	44 = 18,1 %	1 = 0,4 %	2 = 0,8 %	9 = 3,6 %		1 = 0,4 %	3 = 1,2 %	60 = 24,5 %
Épilepsie	6 = 2,4 %	2 = 0,8 %		3 = 1,2 %		2 = 0,8 %	39 = 15,9 %	52 = 21,2 %
Aliénation mentale et hallucination	2 = 0,8 %	1 = 0,4 %	2 = 0,8 %	11 = 4,5 %	1 = 0,4 %	4 = 1,6 %	20 = 8,1 %	41 = 16,8 %
Hystérie et hystéro-épilepsie	18 = 7,3 %		2 = 0,8 %			2 = 0,8 %	6 = 2,4 %	28 = 11,3 %
Nervosisme	16 = 6,5 %			1 = 0,4 %	1 = 0,4 %			18 = 7,3 %
Suicide et tentatives de suicide	2 = 0,8 %	2 = 0,8 %		8 = 3,2 %			6 = 2,4 %	18 = 7,3 %
Convulsions							15 = 6,1 %	15 = 6,1 %
Idiotie							6 = 2,4 %	8 = 2,1 %
Imbécillité	1 = 0,4 %						3 = 1,2 %	4 = 1,6 %
Névralgies	4 = 1,6 %							4 = 1,6 %
Paralysie générale	1 = 0,4 %		1 = 0,4 %					2 = 0,8 %
Strabisme	1 = 0,4 %						1 = 0,4 %	2 = 0,8 %
Surdité				1 = 0,4 %			1 = 0,4 %	2 = 0,8 %
Cécité				1 = 0,4 %				1 = 0,4 %
Pied bot	1 = 0,4 %							1 = 0,4 %
Tic facial	1 = 0,4 %							1 = 0,4 %
Hémiplégie						1 = 0,4 %		1 = 0,4 %
Ataxie		1 = 0,4 %						1 = 0,4 %

Consanguinité . . . . 11 fois = 4,5 %

24,5 0/0, *l'hystérie* et *l'hystéro-épilepsie* 11,3 0/0, *l'aliéna-tion mentale* 16,8 0/0 (1), sont les affections le plus souvent constatées chez les ascendants. La proportion assez considérable de ces affections, dans les ascendants des épileptiques, me paraît avoir une grande importance, au point de vue spécial où je me suis placé, au cours de ce travail.

En résumé, je crois pouvoir conclure à *l'hérédité directe* de l'épilepsie, en faisant observer, qu'en tous cas, son rôle étiologique est de *bien moindre importance,* que celui de *l'hérédité névropathique.*

A l'hérédité se rattache en quelque sorte la *consanguinité.* Ici on peut dire, que les renseignements que nous possédons ne permettent pas de trancher la question actuellement. Dans le tableau de la page précédente, la consanguinité est indiquée dans une très faible proportion, 4,1 0/0. Tout ce qu'on peut dire, c'est qu'ici, comme dans toutes les affections du système nerveux, la consanguinité entre névropathes, étant une cause puissante d'accentuation de la marche de la dégénérescence, favorisera par cela même, l'apparition de névroses graves ou de psychoses, chez les descendants; l'épilepsie n'échappe pas à cette loi. Chez des sujets bien portants et sans tare aucune, c'est là comme on le sait une éventualité peu commune — la consanguinité ne paraît point avoir une influence fâcheuse sur la descendance.

HYSTÉRIE

S'il est une névrose dans laquelle l'hérédité ne fasse pas l'ombre d'un doute, dans laquelle elle domine toute l'étiologie, c'est assurément l'hystérie. Ce fut là l'opinion

(1) Si on ajoute les suicides ou tentatives de suicide, on arrive à 24,1 0/0 d'aliénés dans les ascendants.

formelle de Willis (1), Pomme, Hoffmann (2), Caldwell (3), opinion défendue par Schœnherder, H. Landouzy (4), Gaussail (5), Gintrac (6), mais que Georget (7) surtout eut le mérite de mettre en relief : « Les circonstances, dit-il, qui prédisposent le plus à l'hystérie, sont une influence héréditaire, une constitution nerveuse, le sexe féminin et l'âge de douze à vingt-cinq ou trente ans. *La plupart* des malades ont parmi leurs proches parents des épileptiques, des hystériques, des aliénés, des sourds, des aveugles, des hypochondriaques ; *la plupart* ont montré, dès le bas âge, des dispositions aux affections convulsives, un caractère mélancolique, colère, emporté, impatient, susceptible ; quelques-uns ont eu alors des attaques de catalepsie, des serrements de gosier, des étouffements. »

Depuis Georget, cette opinion n'a point varié, et les auteurs de tous les pays, sont d'accord à placer l'hystérie, parmi les affections nerveuses héréditaires par excellence. Tantôt les parents transmettent l'hystérie directement aux enfants, tantôt on la voit se combiner ou alterner avec une de ces affections, épilepsie, aliénation mentale, dont elle est la transformation, ou dans lesquelles elle peut à son tour se transformer.

Briquet (8), le premier à ma connaissance, a cherché à établir à l'aide de statistiques, l'importance de ces différents facteurs dans la genèse de l'hystérie.

(1) WILLIS, *Opera medica et physica*, t. I, cap. x, p. 538.
(2) HOFFMANN, *Opera omnia*, t. III. *De malo hysterico*, cap. v, p. 61.
(3) CALDWELL, *De Hysteria*, Édimburgh, 1780.
(4) H. LANDOUZY, *Traité complet de l'Hystérie*, 1846, p. 181.
(5) GAUSSAIL, *De l'influence de l'Hérédité sur la production de la surexcitabilité*, p. 147.
(6) GINTRAC, *De l'influence de l'Hérédité sur la production de la surexcitabilité nerveuse*, p. 147.
(7) GEORGET, *Dict. de méd.*, art. Hystérie, p. 166.
(8) BRIQUET, *Traité clinique et thérapeutique de l'Hystérie*, 1859, p. 82 et suiv.

« Pour 35 hystériques, dont les familles composent un ensemble de 1103 personnes, 430 hommes et 673 femmes, il s'est trouvé parmi les ascendants et collatéraux :

```
Hystériques. . . . . . . . . .     214
Épileptiques. . . . . . . . . . .    13
Aliénés. . . . . . . . . . . .       16
Delirium tremens . . . . . . .        1
Paraplégie . . . . . . . . . .        1
Somnambules. . . . . . . . .          3
Maladies convulsives. . . . . .      14
Apoplexie, . . . . . . . . . .       10
                    Total. . . . . . . . .  272 = 24,6 0/0
```

« Les hystériques ont 25 pour 100 de parents atteints de maladies nerveuses, ou d'affections de l'encéphale, tandis que les sujets non hystériques n'ont que 2,8 pour 100 de ces parents (1). »

Hammond sur 209 cas a trouvé chez 131 malades, des mères, tantes ou grands-parents hystériques, et dans les autres cas, beaucoup avaient des parents atteints d'autres maladies nerveuses.

L'hérédité directe est donc fréquente, et d'après Briquet « la moitié des mères hystériques donnent naissance à des hystériques ; une fille qui naît d'une mère hystérique a un peu plus d'une chance de devenir hystérique, et moins de trois de ne pas le devenir. Enfin dans la majorité des cas, il n'y a dans une famille que l'une des filles qui soit hystérique ; dans un nombre un peu moindre il y en a trois (2). » Les faits analogues à ceux rapportés par Bernutz (3), qui a vu une mère hystérique avoir six filles hystériques, paraissent relativement rares. L'hérédité directe se

(1) BRIQUET, *loc. cit.*, p. 82.
(2) Id., *Ibid.*, p. 90.
(3) BERNUTZ, Art. *Hystérie* du Nouveau Dictionnaire de med. et de chirurgie, p. 195.

rencontre surtout, lorsque l'hystérie se développe chez les
enfants d'une mère atteinte de grande hystérie, et il n'y
a rien d'étonnant vraiment, à ce que des enfants, qui voient
journellement leurs parents en proie aux attaques, les
imitent inconsciemment, et cela indépendamment du fait
que la société de la mère, leur imprime involontairement
la même manière de sentir, de réagir et de penser.

Mais très fréquemment aussi, nous trouvons les mutations des névroses.

Les chiffres et les statistiques me manquent, pour
établir la fréquence et la valeur, des facteurs générateurs de l'hystérie, néanmoins, nous avons vu précédemment, que l'épilepsie par exemple, paraît engendrer l'hystérie, aussi souvent si ce n'est plus, qu'elle
n'engendre l'épilepsie. Les faits comme ceux rapportés
par Doutrebente (1), dans lesquels une mère et un père
épileptiques, engendrent une hystérique qui elle-même
est mère d'une aliénée et grand'mère d'une fille atteinte
d'arrêt de développement physique, moral et intellectuel, ne sont point rares L'épilepsie du père semble
être pour la fille hystérique ce qu'est [l'hystérie de la
mère.

D'autres fois, c'est l'aliénation mentale que l'on trouve
dans les antécédents des malades, l'hystérie des enfants
semblant être alors une atténuation de l'état névro-psycho-
pathique des parents; mais il faut remarquer qu'avec des
antécédents semblables, on rencontre généralement la
forme grave de l'hystérie, la catalepsie, l'hystéro-épilepsie, la chorée saltatoire, les paralysies, etc.

En voici un exemple remarquable, que je dois à un de
mes collègues et amis.

(1) Doutrebente, *loc. cit.*, Obs. II.

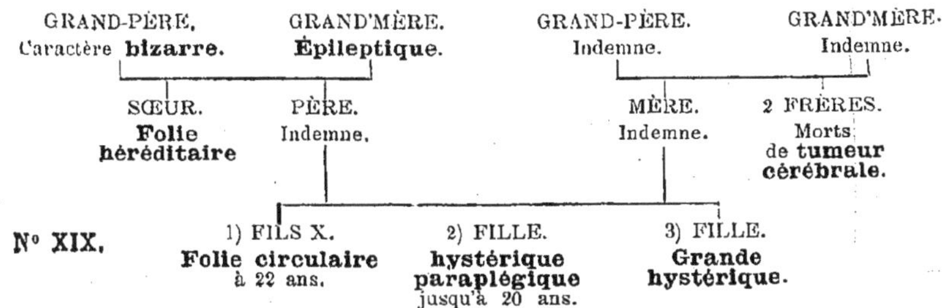

Doutrebente (1) rapporte encore l'observation d'une fille
hystérique dont le père, le grand-père et deux tantes
sont **aliénés**, 4 à 6 cousins germains **dipsomanes** et
faibles d'esprit, un frère **faible d'esprit**, et l'observation d'un père **idiotisé** à la suite **d'accidents hystériformes**, ayant deux enfants **morts de convulsions**, une
fille **demi-imbécile microcéphale**, un fils **microcéphale,
faible d'esprit**, un fils d'un caractère **mobile** et une fille
hystérique avec dégénérescence progressive.

L'observation suivante ques je dois à l'obligeance d'un
de mes anciens maîtres, en est un nouvel exemple.

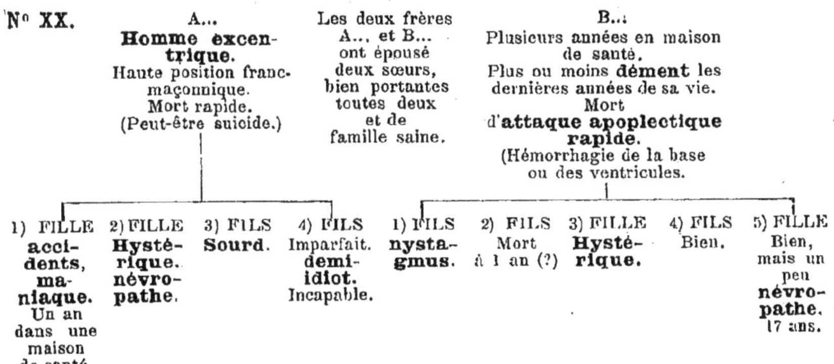

Je dois à mon maître M. Vulpian l'observation suivante :

(1) Doutrebente, *loc. cit.*, obs. VII et obs. XX.

N° XXI.

<table>
<tr><td></td><td align="center">PÈRE
Dipsomane
et
alcoolique.</td><td align="center">MÈRE
Saine d'esprit.</td></tr>
<tr><td align="center">FILLE
hystérique,
polydipsique, polyurique
sans glycosurie.</td><td></td><td align="center">FILS
Dipsomane, épileptique.</td></tr>
</table>

Si cette hérédité grave se trouve chez les femmes hystériques, elle paraît encore beaucoup plus accentuée dans l'hystérie mâle. L'alcoolisme, l'hystérie, l'épilepsie, l'aliénation mentale, le suicide du père ou du grand-père, l'hystérie, le nervosisme, l'excentricité, la folie de la mère, l'hystérie, l'aliénation mentale, la chorée, chez les collatéraux, c'est là le bilan qui résulte des observations d'hystérie mâle publiées, ces dernières années, et que démontrent surtout les observations provenant du service de M. le professeur Charcot (1).

Batault (2) dans sa thèse, faite à la Salpêtrière, a constaté l'hérédité névropathique dans 77 p. 100 des cas d'hystérie mâle; elle était directe, *similaire* dans 56 p. 100 des cas qui se décomposent ainsi que suit :

```
Mères hystériques ou nerveuses.........................  35
        Mères hystériques...................  16
        Mères impressionnables, nerveuses,
           migraineuses.....................  17
        Mères épileptiques.................   2
Pères et mères nerveux.................................  12
              ( hystériques,
       Mères  { tics,
              { torticolis,
              ( chorée.
              ( choréiques,
       Pères  { aliénés,
              ( névropathes.
Pères seuls nerveux....................................   9
       ( chorée,
       { aliénation mentale,
       { névropathie,
       ( convulsions.
```

(1) Voy. FÉRÉ, *loc. cit.*, p. 15. — GUINON, *A propos de six cas d'hystérie chez l'homme.* (Prog. méd., 1885, n° 18, p. 349; n° 23, p. 54 et n° 32, p. 87.) — GILLES DE LA TOURETTE, *Spiritisme et hystérie.* (Prog. méd., 1885, p. 63.)

(2) BATAULT, *Contribution à l'étude de l'Hystérie chez l'homme.* Th. de Genève, 1885.

Je dois à l'obligeance de M. Charcot l'observation suivante remarquable à tous égards, dont la communication m'a été faite par M. Babinski, chef de clinique de la Faculté.

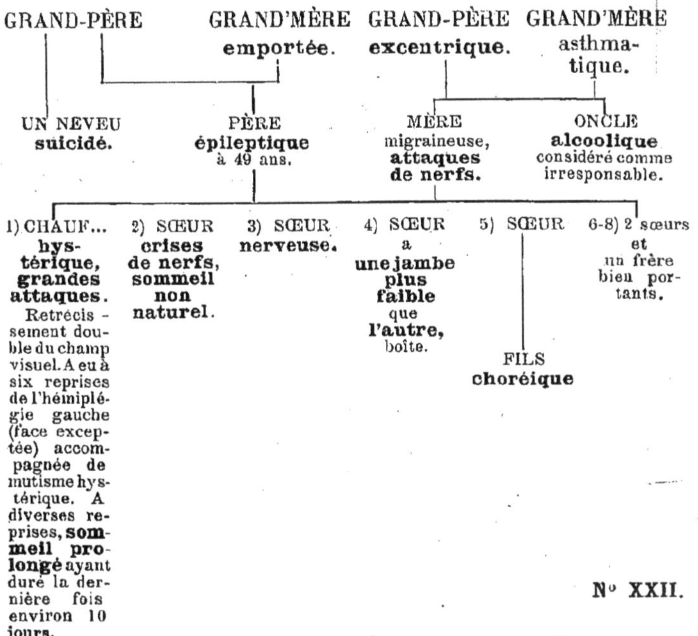

Les relations de l'aliénation mentale et de l'hystérie sont donc évidentes, elles existent non seulement entre ascendants et descendants, mais peuvent coexister chez le même malade. Legrand du Saulle (1) a bien étudié les manifestations psychiques de l'hystérie, mais je crois avec Féré (2) qu'elles doivent être séparées en deux groupes. Les unes en effet font partie de la névrose, elles surviennent pendant la grande attaque, constituant la forme délirante telle que la décrit M. Charcot; les autres au

(1) LEGRAND DU SAULLE, *Les Hystériques*, 1883, p. 292 et suiv.
(2) FÉRÉ, *loc. cit.*, p. 13.

contraire, se montrent chez les hystériques, en dehors des manifestations convulsives propres aux névroses.

Ce sont des manifestations vésaniques de toutes formes, survenant chez des malades hystériques, à antécédents ordinairement psychopathiques, manifestations vésaniques qui n'empruntent rien à la névrose hystérique, mais évoluent côte à côte avec elle : il n'y a point subordination mais bien combinaison. Nous voyons ici névroses et psychoses, se manifester par des symptômes propres à chacune d'entre elles, et dont on peut facilement reconnaître l'origine. Ces combinaisons se rapprochent, de ces faits de coexistence de plusieurs délires, chez un même aliéné décrits par Magnan ; elles se rapprochent encore de ces faits de coexistence de l'hystérie et de l'épilepsie. Dans ce dernier cas, comme l'a montré M. Charcot (1), les deux névroses se manifestent par des crises séparées, et le médecin exercé reconnaît très bien par la marche, l'évolution et l'enchaînement des différentes phases de l'attaque, l'attaque hystéro-épileptique de l'attaque d'épilepsie vraie.

L'hystérie ne se combine pas seulement avec l'épilepsie et l'aliénation mentale, elle peut s'associer à la chorée, à la maladie de Basedow, à l'ataxie locomotrice progressive (Vulpian), à toutes les névroses, à tous les états névro et psychopathiques, graves ou légers, sur lesquels j'aurai longuement à revenir dans le cours de ce travail. Aussi ne dois-je pas trop y insister ici.

Mais l'hystérie ne provient pas seulement d'états névropathiques graves ; la tare héréditaire peut quelquefois être fort légère, on peut ne rencontrer chez les ascen-

____

(1) H. D'OLIER, *De la Coexistence de l'hystérie et de l'épilepsie, avec manifestations des deux névroses, considérées dans les deux sexes et en particulier chez l'homme.* (Ann. Med. Psych., 6° série, t. VI, p. 192.)

dants aucune névrose convulsive, aucune psychose et voir néanmoins l'hystérie — et non pas la petite hystérie mais l'hystéro-épilepsie la mieux constituée — se développer chez les descendants. Si on regarde alors d'un peu près on trouvera, généralement une mère nerveuse, irritable, impressionnable — qu'un heureux concours de circonstances a seul préservée de l'hystérie, et à laquelle il n'a manqué véritablement que l'occasion pour devenir hystérique, — donner naissance à une fille impressionnable comme elle, mais qui, placée dans des conditions moins favorables, plus exposée aux causes occasionnelles multiples de l'hystérie — sera devenue hystérique. Ce cas est extrêmement fréquent. Ailleurs c'est la neurasthénie, le nervosisme du père, qui chez la fille se manifeste par des attaques d'hystérie. Ailleurs encore, les antécédents semblent muets ; on ne rencontre aucun état névropathique constitué. Faut-il dans ces cas nier la tare héréditaire, et considérer l'hystérie des enfants comme une hystérie acquise ? Je ne le crois point. Si un complexus névropathique ne peut être décelé ni chez les parents, ni chez les grands-parents, on trouvera souvent un père ayant fait des excès de travail intellectuel, une mère migraineuse, arthritique, atteinte d'asthme, d'accès d'angine de poitrine neuro-arthritiques, telle que l'a si bien décrite mon ami Landouzy. Or nous connaissons aujourd'hui, les relations intimes qui relient l'arthritisme au nervosisme.

Cet état névropathique *latent* pour ainsi dire, se réveille chez les descendants ; et la fille ou le fils, qui plus tard deviennent hystériques manifesteront la tare nerveuse, par des convulsions pendant l'enfance, un état délirant intense, violent, au moindre mouvement fébrile, à la plus petite angine, quelque bénigne soit-elle. Qu'une cause occasionnelle survienne alors, que ce soit une émotion morale vive, de nature surtout dépressive, un changement brusque de vie, une éducation mal dirigée, que ce soit un traumatisme, un choc moral, et l'hystérie se trouvera constituée.

Nous savons aujourd'hui, quel grand rôle joue le traumatisme, dans la genèse des accidents hystériques, en particulier des accidents hystériques non convulsifs.

C'est chez les sujets ainsi prédisposés — prédisposés soit par une hérédité nerveuse éclatante, soit au contraire par une tare nerveuse *latente* pour ainsi dire — que l'on voit survenir à l'occasion d'un choc, d'un traumatisme, ces paralysies hystériques, sur lesquelles M. Charcot a insisté dernièrement, et dont il a si péremptoirement démontré la nature hystérique, non seulement par l'existence chez les sujets paralysés de *stigmates hystériques,* mais aussi par ses belles expériences sur ses hystériques femmes, en reproduisant sur elles par l'influence du traumatisme, ces mêmes paralysies avec toutes leurs particularités, et tous leurs symptômes si anormaux au premier abord.

Disons donc pour résumer, que l'hystérie peut être considérée comme la plus héréditaire des névroses, qu'elle affecte des relations intimes avec tous les états névro et psychopathiques, qu'elle peut s'associer, se combiner avec eux, qu'elle peut en être la transformation ou à son tour se transformer en eux, montrant peut-être mieux que n'importe quelle névrose, les connexions qui la relient à la grande famille neuro-pathologique. Disons enfin, que l'hérédité semble d'autant plus grave, d'autant plus fortement accentuée, que l'hystérie éclate dès l'enfance ou chez l'homme.

LES CHORÉES

CHORÉE DE SYDENHAM

« La Chorea sancti Vitii, dit Sydenham, est cette espèce de convulsion, que l'on rencontre le plus souvent chez les enfants des deux sexes, depuis la dixième année jusqu'à l'époque de la puberté, etc. » C'est à cet auteur que revient le mérite, d'avoir pour la première fois bien décrit la chorée névrose, et de l'avoir séparée des autres affections choréiformes, avec lesquelles on l'avait confondue jusqu'à lui. On peut avec Raymond (1) définir la chorée : « une névrose constituée essentiellement par des troubles psychiques, sensitifs et moteurs. Ces derniers, les plus importants de tous, consistent en mouvements désordonnés, incohérents et involontaires. » A cette définition de la chorée, on peut ajouter, que c'est surtout une affection de l'enfance et de l'adolescence.

L'hérédité dans la chorée de Sydenham, est assez rarement similaire, cependant G. Sée en a observé un certain nombre d'exemples (2), et plus récemment Money, sur un total de 214 cas, a noté 14 fois l'existence de la chorée chez les ascendants (3). Mais presque toujours, on rencontre l'hérédité dissemblable, en d'autres termes, on retrouve chez les ascendants des choréiques, des névroses diverses, hystérie, épilepsie, aliénation mentale, neurasthénie, quelquefois on ne rencontre chez eux que le rhumatisme, et l'on sait que pour certains auteurs, la chorée serait une affection de nature rhumatismale. Je montrerai

(1) RAYMOND, Art. *Danse de Saint-Guy*, in *Dictionnaire encycl. des sc. médic.*, 1ʳᵉ série, t. XXV, p. 457, 1880.
(2) G. SÉE, *Mém. Acad. de Médecine*, 1850.
(3) MONEY, *Some Statistics of Chorea*, (Brain V, 1882-1883.)

plus loin (1), que cette opinion ne repose pas sur des bases inattaquables, et que, si l'on rencontre fréquemment la chorée associée au rhumatisme, il n'en est pas moins vrai, que la chorée n'est pas une affection rhumatismale ; ici encore on a voulu voir une relation de cause à effet, dans ce qui n'était qu'une simple coïncidence.

Dans le tableau suivant, concernant un malade dont M. Charcot a bien voulu me remettre l'observation, on voit un enfant, nerveux héréditaire, être pris deux fois de chorée, sans que l'on puisse incriminer le rhumatisme.

N° XXIII.

GRAND'MÈRE
rhumatisme noueux.

FRÈRE	PÈRE	MÈRE	FRÈRE	PÈRE
aveugle à 3 ans et convulsions.	albuminurique et accidents cérébraux	Bien. Pas de rhumatisme ni de chorée.	Bien. Pas de rhumatisme ni de chorée.	Bien. Pas de rhumatisme ni de chorée.

Van X, 13 ans et 3 mois. 1er accès de **chorée** à 8 ans, durée de 3 mois ; 2e accès de **chorée** à 13 ans, persistant depuis. Rien au cœur. Pas de rhumatisme. **Convulsions** dans l'enfance. Une à 3 ans et demi sans cause, une à cinq ans pendant une rougeole.

Ce qui montre bien, que la chorée appartient avant tout à la famille neuro-pathologique, ce sont les symptômes de névroses diverses, s'associant fréquemmeut avec ceux de cette affection.

L'épilepsie a été rarement constatée chez les choréiques, Russell en a cependant observé deux cas. Il n'en est pas de même de l'hystérie, et il est assez fréquent de voir ces deux névroses, s'associer entre elles sur un même sujet. On voit des choréiques, présenter de la constriction laryngée, la sensation de boule, les attaques convulsives, la

(1) Voy. Chapitre VI (Maladies générales), p. 250 et suiv.

rachialgie, des points douloureux sur différents parties du corps (Triboulet); tous phénomènes, qui ont la plus grande analogie avec ceux que l'on rencontre dans l'hystérie. Les points douloureux apophysaires en particulier, sur lesquels mon ancien maître Triboulet, a le premier attiré l'attention, ont été étudiés depuis par différents observateurs; en France par Mahommed Saïd (1), en Allemagne par Rosenbach (2), par Seifert (3), et Marie (4) a montré tout récemment, qu'il était fréquent de constater chez ces malades, l'existence d'un point douloureux dans la région ovarienne (19 fois sur 27 filles). Cet auteur indique en outre, que le côté où siège le point ovarien, est toujours celui où ont débuté les mouvements anormaux. Dans un cas de *Chorea gravidarum*, Marie a pu constater encore, que le point ovarien était plus élevé qu'à l'état normal, phénomène que l'on rencontre chez les hystériques enceintes, ainsi que l'a montré M. Charcot. Marie se demande, sans se prononcer toutefois, si la chorée de Sydenham, serait autre chose qu'une forme de l'hystérie, et c'est là une opinion qui aujourd'hui, s'appuie déjà sur un nombre assez considérable de faits, pour devoir être prise en considération.

Les relations entre la chorée et l'hystérie sont établies, non seulement par l'analyse symptomatique, mais encore par l'hérédité, et à cet égard le tableau suivant, que j'emprunte à Möbius, est on ne peut plus instructif.

(1) Mohammed Saïd, Th. Paris, 1869.

(2) Rosenbach, *Arch. fur Psych. and Nervenkr.*, 1876.

(3) Seifert, *Beitrag. zur Pathologie and Therapie der Chorea minor.* (Deutsch. Arch. für Klinische Medicin., XX.)

(4) Marie, *Note sur l'existence de l'ovarie dans la chorée de Sydenham* Progrès médical n° 3, janvier 1886, p. 39.) Dans un cas, concernant un jeune garçon, Marie a constaté l'existence d'un point douloureux dans la fosse iliaque.

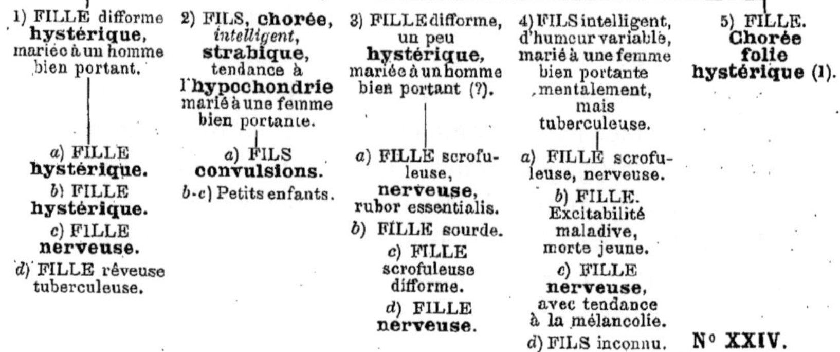

La chorée de Sydenham peut s'associer à d'autres névroses, c'est ainsi que Jacobi (2) l'a vue se développer sur un malade atteint de goître exophthalmique.

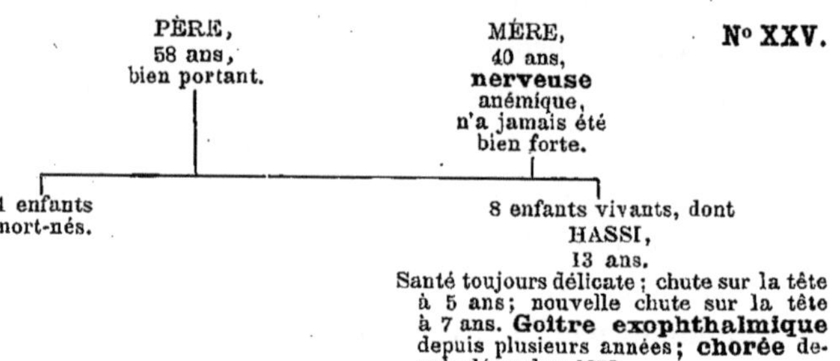

Il n'est point jusqu'aux troubles psychiques que l'on ne puisse rencontrer dans la chorée, variant depuis le simple

(1) Une cousine maternelle du n° 5. — Hystérie, à tendance mélancolique. *En résumé,* toute la famille, très intelligente, à stigmates hystériques, capricieuse, tendance à la vie gaie et à faire de l'esprit; tantôt mélancolie hypochondriaque; — chorée chez trois membres.—Möbius, *Allgm. Zeitsch f. Psych.*, 1884. XL.

(2) Jacobi. *Exophthalmic goître occuring in a Child and followed by Saint Vitu's Danse.* (Med. Record New-York, 1879, vol. XVI, july 5, p. 1.)

changement de caractère, jusqu'aux formes vésaniques et maniaques les plus graves. Ils ont été bien étudiés par Marcé (1), qui a surtout insisté sur ce fait : à savoir que les hallucinations étaient rarement observées dans la chorée pure, que presque toujours il s'agissait de chorée unie à l'hystérie. Ritti (2), Tuckwell (3) Vassitch (4), Sturges (5), ont observé des faits de chorée avec troubles pychiques (hallucinations, délire, manie), et Féré (6) en a rapporté récemment plusieurs exemples; mais il n'existe pas à proprement parler de manie choréique, pas plus qu'il n'existe de manie tabétique, les psychoses des choréiques sont une coexistence, une complication survenant sur un terrain prédisposé de par l'hérédité, mais n'offrant par elles-mêmes rien de caractéristique. La présence de troubles mentaux chez les choréiques, est encore une preuve de plus à invoquer en faveur de la parenté de la chorée et des autres névroses, et on peut dire d'après les faits publiés jusqu'à ce jour, que c'est surtout avec l'hystérie que la chorée de Sydenham affecte des rapports intimes, si intimes même, que l'on peut se demander si, au fond, ces deux affections, ne sont point les deux rameaux d'une seule et même branche morbide.

CHORÉE HÉRÉDITAIRE

A côté de la chorée vulgaire de l'enfant, se place une affection encore peu connue, familiale et héréditaire au

(1) MARCÉ, *De l'État mental dans la Chorée*. (Mém. Acad. de Med. 1860).

(2) RITTI, *Chorée. Troubles mentaux. Hallucinations*. (Union médicale 1873, t. XVI, p. 721.)

(3) TUCKWELL, *Some Statistics of Chorea*. (Brain V, 1882-1883.)

(4) O. STURGES, *On Chorea and other allied Movement disorders of early life*. (London 1881, pp. 29-116.)

(5) FÉRÉ, *loc. cit.*, p. 27.

(6) VASSITCH, *Études sur les Chorées des adultes*. Th. de Paris, 1883.

premier chef, c'est la *Chorée héréditaire* des auteurs américains.

Huntington, de Long-Island, semble avoir décrit le premier cette affection, qui fut observée déjà par son père et son grand-père, médecins tous deux, et que certaines familles de Long-Island, se transmettent de génération en génération. L'affection débute de 30 à 40 ans, rarement après 50, elle atteint les deux sexes presque également, ne saute jamais une génération pour réapparaître dans la suivante, de telle sorte que si un membre y échappe, ses enfants et descendants sont pour toujours indemnes de la chorée héréditaire. Fatalement progressive, ne retrocédant jamais, elle s'accompagne ordinairement de troubles psychiques, souvent de tentatives de suicide.

Le travail de Huntington resta longtemps isolé ; tout récemment Ewald, puis Clarence King, Peretti ont rapporté de nouveaux faits.

L'affection débute insidieusement, sans prodromes, par quelques mouvements spasmodiques de la face, du bras ; ils sont d'abord si légers, si peu prononcés qu'ils peuvent passer inaperçus ou être attribués à un tic, une mauvaise habitude contractée — sauf toutefois pour le malade, qui est ordinairement le premier à diagnostiquer son affection. Cet état peut durer des mois, puis graduellement, progressivement, les mouvements choréiques gagnent en intensité, en étendue, ils ne sont plus limités à la face, aux bras, mais s'étendent aux membres inférieurs, au tronc, rendant la démarche difficile, souvent impossible, toujours caractéristique. Puis ils s'étendent aux muscles de la respiration, de la déglutition, à ceux du larynx, de la langue, qui sont pris d'assez bonne heure. La respiration est entrecoupée, irrégulière, la parole saccadée, mal articulée, le timbre de

la voix est changé et très variable dans une même phrase.
Le malade parle par saccade 6 à 8 mots de suite, puis s'arrête, jusqu'à ce qu'il soit de nouveau maître de ses cordes
vocales. — Tous ces troubles de la respiration, de l'articu-
lation des mots, ne tiennent en effet, qu'à des mouvements
choréiques des muscles appropriés à ces fonctions, car
la respiration est normale et régulière pendant le sommeil.

Comme dans la chorée classique, ces mouvements s'exa-
gèrent par l'émotion, et cessent complètement pendant le
sommeil; mais ils cessent également — et en cela ils diffè-
rent de ceux de la chorée des enfants — sous l'influence
de la volonté, à l'occasion des mouvements intentionnels :
ce qui permet aux malades de vaquer pendant quelque
temps à leurs occcupations, de manger seuls, etc. — Ce
caractère rend également la démarche caractéristique et
semblable à celle d'un ivrogne. Voici comment Clarence
King la décrit : Le malade fait rapidement trois à quatre
pas, balançant ses jambes d'une façon particulière, puis
s'arrête brusquement, le corps légèrement incliné en
avant; il reste dans cette position pendant quelques se-
condes, tous les muscles agités de secousses choréiques;
puis il jette son corps en avant, il semble tomber, mais
fait un ou deux pas et, retrouvant son équilibre, il marche
pendant une courte distance à peu près normalement;
mais sa marche s'accélère peu à peu, puis surviennent trois
à quatre pas rapides, l'arrêt brusque et le même cycle
recommence.

La force musculaire est conservée, ainsi que l'excitabilité électrique. Pas d'atrophie musculaire, pas de troubles de la sensibilité, des sphincters, pas de troubles vaso-
moteurs ou sécrétoires. L'état général est bon, le malade
ne maigrit pas.

D'assez bonne heure l'intelligence se trouble, le malade devient sombre, taciturne, capricieux, recherche la solitude — (souvent à ce moment on voit apparaître des tentatives de suicide) — il s'y ajoute bientôt un certain degré *d'affaiblissement de l'intelligence*, d'incapacité de travail.

Tous ces symptômes s'aggravent progressivement. L'intelligence baisse de plus en plus, le malade ressemble à un idiot; il est réduit à une vie toute végétative, car la marche elle-même devient bientôt impossible, la déglutition, par suite des mouvements choréiques des muscles, devient difficile, l'hématose est insuffisante, le malade maigrit, s'affaiblit et s'éteint peu à peu, si une maladie intercurrente ne l'enlève pas. La durée de l'affection est toujours longue, 20, 30 ans, le pronostic toujours fatal.

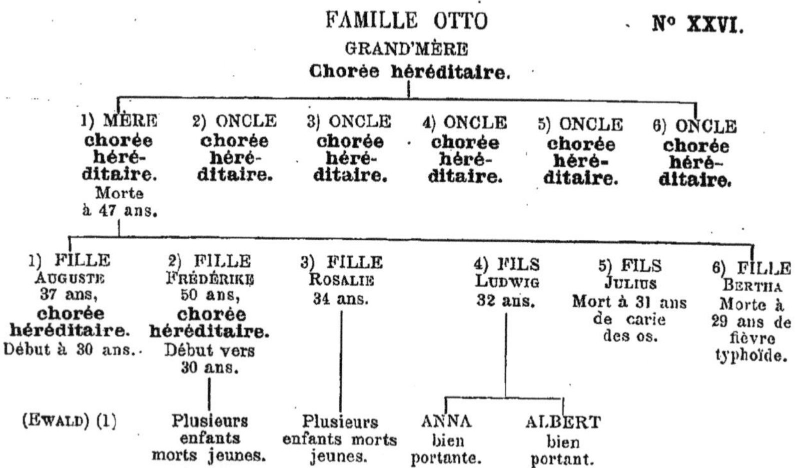

(1) EWALD, *Zwei Fälle choreatischer Zwangsbewegung mit augesprochener Heredität*. (Zeitschrift f. klin. med. Friedreich's Jubilaeum's Heft, 1884, p. 51.)

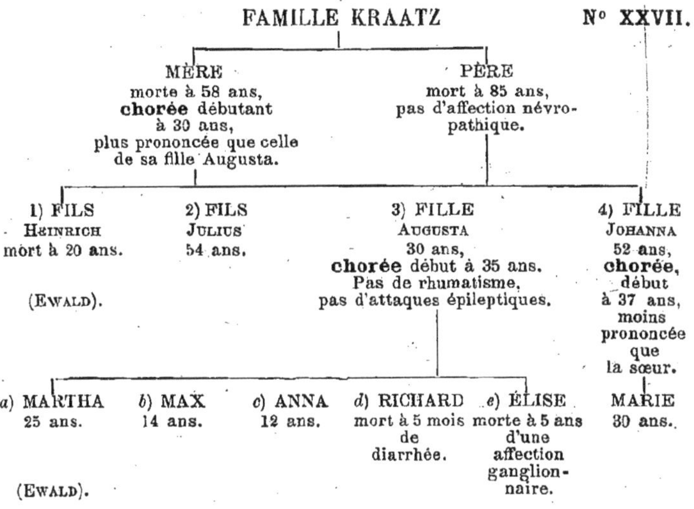

Je rapporte les observations d'Ewald, de King, plus bas celle de Perretti, regrettant de ne pouvoir y joindre celles de Huntington (1), que je ne connais que par une courte analyse, publiée dans les *Virchow-Hirsch's Jahrberichte* de 1872.

Voici l'observation de Clarence King (2) :

OBSERVATION I. — *L'arrière grand-père* et *quatre* de ses enfants sur 10, ont été atteints de **chorée héréditaire**. Le quatrième est père de 9 enfants dont *un seul* atteint de chorée; celui-ci sur 5 enfants, a trois **filles choréiques,** et *un fils* atteint de **chorée vulgaire** dans l'enfance et dont il a complètement guéri; il est actuellement âgé de 35 ans et présente les premiers symptômes de la **chorée héréditaire.** Presque tous les membres de cette famille atteints de cette affection, ont eu des troubles psychiques.

(1) HUNTINGTON, *On Chorea.* (Philad. med. and surg. Report, 1871, n° 15. — Analysé in Virchow-Hirsch's Jahrberichte 1872, t. II, p. 32.)
(2) CLARENCE KING, *Hereditary Chorea.* (New-York Journal 1885, t. XII, p. 468.)

PARENTS ET GRANDS-PARENTS

ATTEINTS SOIT DE **MOUVEMENTS CHORÉIQUES**, SOIT DE **TROUBLES PSYCHIQUES**

Mᵐᵉ N.
Chorée héréditaire.

I. Mᵐᵉ H.
Morte de vieillesse.
A eu deux enfants
et des petits-enfants bien
portants.

II. Mᵐᵉ A.
Chorée héréditaire.
Morte à 67 ans?
Mouvements choréiques
très prononcés depuis
plusieurs années.

III. Mᵐᵉ JUB.
A eu des enfants
et des petits-enfants
bien portants.

IV. ANTON N.
Chorée héréditaire.
Mort à 52 ans
de « faiblesse », présen-
tait depuis 17 ans
des mouvements choréi-
ques et des **troubles
mentaux** depuis 7 ans.

Descendance de II. Mᵐᵉ A.

1) FILS
Célibataire.
**Chorée héré-
ditaire.**
Mort à 60 ans
d'apoplexie.
Alcoolique.
Présentait de-
puis des années
des « mouve-
ments particu-
liers ».

2) FILS
**Chorée héré-
ditaire.**
Mort à 67 ans
de « faiblesse ».
Depuis 10 ans
mouvements
choréiques.
**Aliénation
mentale.**

3) FILS
65 ans.
Alcoolique.
« tremblement ».

4) FILS
Imbécile.

5) FILLE
**Chorée héré-
ditaire.**
57 ans.
Mouvements
choréiques de-
puis 3 ans.

Descendance de 2) FILS

a) FILS
47 ans.
Bien por-
tant.

b) FILLE
40 ans.

c) FILS
35 ans.
**Démarche
par-
ticulière**
dès son en-
fance.

d) FILS
32 ans.
Ne donne
pas signe de
vie.

— Enfants sains. (a)   Enfants sains. (b)   Enfants sains. (c)

Descendance de IV. ANTON N.

Premier mariage.

1) FILS
A quitté le pays.
Écrit
des lettres
originales.

2) FILS
A quitté le pays.
Mort
probablement.

3) FILLE
Morte à 30 ans
d'infection puer-
pérale.
— FILS
(naturel)
31 ans, bien
portant.

4) Mᵐᵉ M.
**Chorée héré-
ditaire.**
30 ans.
Mouvements
choréiques de-
puis 6 ans.
**Troubles
mentaux**
depuis 3 ans.
N'a jamais été
réglée.
Pas d'enfants.

5) FILLE
**Chorée héré-
ditaire.**
Morte à 40 ans
du choléra.
A présenté pen-
dant plusieurs
années, jusqu'à
la mort,
des mouvements
choréiques.
— FILLE
(naturelle)
a quitté le pays.

6) FILS
**Chorée héré-
ditaire.**
Mort à 45 ans
après une chute.
A présenté
pendant plu-
sieurs années
des mouvements
choréiques.
— 4 ENFANTS dont
1 fils (23 ans)
qui, depuis
les dernières an-
nées, a souvent
des **secousses**
dans
les membres.

7) FILS
**Chorée héré-
ditaire.**
Mort à 47 ans
d'affection pul-
monaire.
« Intelligent ».
Mouvements
choréiques de-
puis plusieurs
années.
— 2 ENFANTS
sains
de 15 et 13 ans.

Deuxième mariage.

8) Mᵐᵉ SP.
**Chorée héré-
ditaire.**
52 ans.
Mouvements
choréiques de-
puis 13 ans.
Aliénée
depuis 9 ans.
— 3 ENFANTS
bien portants,
de 17-23 ans.
2 enfants morts
à 5 et 7 ans
de « fièvre céré-
brale ».

9) FILS
Mort à 19 ans
de **secousses
nerveuses,**
seulement com-
plètement
« paralysé ».

10) FILLE
**Chorée héré-
ditaire.**
40 ans.
Depuis 8 ans
mouvements
choréiques.
Aliénée
depuis plusieurs
années.
— 5 ENFANTS fai-
bles.
2 garçons étaient
remarqués
à l'école pour
leurs
grimaces
1 enfant mort.

(A placer entre les pages 134 et 135.)

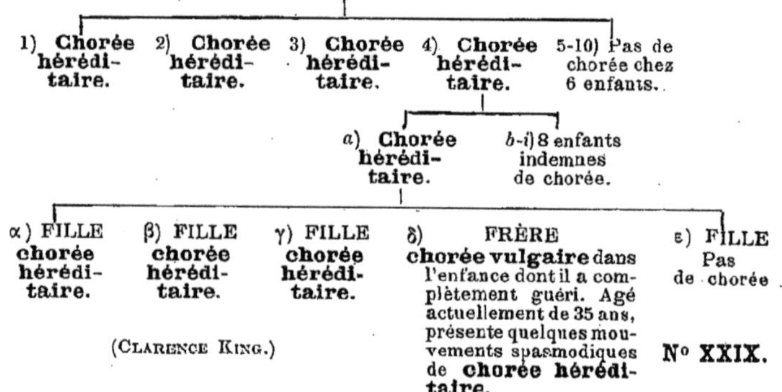

L'observation toute récente que vient de publier Peretti (1) est extrêmement instructive : (Voy. le Tableau précédent n° **XXVIII**.)

OBSERVATION II. — Toute la famille descend de *M*me *N*., atteinte de **chorée héréditaire**, et dont les parents et grands-parents étaient affectés soit de troubles psychiques, soit de mouvements choréiques. Mme N. a 4 enfants dont deux, un fils André N. et une fille Mme A., atteints de l'affection et 2 filles indemnes, dont les enfants et petits-enfants sont également bien portants.

Mme A. a 5 enfants dont 2 fils et 1 fille choréiques. Des 2 autres fils, l'un est alcoolique et atteint de « tremblement », l'autre est *imbécile*. Le deuxième fils atteint de chorée héréditaire est lui-même père de 4 enfants, dont un fils âgé de 35 ans, présente dès l'enfance une démarche particulière. Les enfants de la 6e génération, n'ont pas encore atteint l'âge où se développe la chorée héréditaire.

André N. a eu 10 enfants issus de deux mariages : sur les 7 enfants du premier mariage 2 fils et 2 filles sont choréiques, 1 fille est morte à 30 ans d'infection puerpérale, 2 fils ont quitté le pays, l'un écrit des lettres originales. Sur les 3 enfants issus du deuxième mariage, 2 filles sont choréiques, et 1 fils est mort à 19 ans paralysé, après avoir présenté pendant sa vie, des « secousses nerveuses ».

(1) PERETTI, *Ueber Hereditäre choreatische Bewegungsstörungen*. (Berl. klin. Woch. 1885, n° 50, t. II, pp. 824 et 858.)

La dernière fille est elle-même mère de 5 enfants, dont 2 garçons se font remarquer à l'école par leurs « grimaces ».

En ne comptant que les cas où la chorée est bien avérée, nous nous trouvons ici en présence de 12 membres atteints de chorée répartis sur 3 générations.

Les troubles mentaux ont existé chez 5 des neuf malades, appartenant à la troisième génération. Ils ont été prédominants chez la femme (4 femmes et 1 homme). Peretti n'a noté chez ses malades, ni affection cardiaque, ni rhumatisme articulaire, ni hystérie, ni troubles psychiques précédant les manifestations choréiques.

A quelle affection avons-nous affaire ? S'agit-il de la chorée vulgaire survenant chez l'adulte ? Les auteurs qui se sont occupés de la question ne le pensent pas. Non seulement l'affection décrite ici, diffère de la chorée par sa longue durée, sa marche fatalement progressive, par l'influence que la volonté exerce à un certain point, sur les mouvements choréiques, mais encore l'hérédité et l'*hérédité directe, similaire*, y est nettement formulée. Or, comme nous l'avons vu précédemment, la chorée vulgaire des enfants appartient bien à la grande famille névropathique, elle s'accompagne bien de troubles psychiques plus ou moins intenses (Arndt, Meyer, Seidesdorf, Marcé, Thore), troubles qui seraient si constants que Arndt dit qu'il n'y a pas de chorée sans troubles psychiques. Mais l'hérédité directe, est loin de s'observer aussi rigoureusement que dans la maladie de Huntington. Nous avons vu la chorée vulgaire, survenir chez des hystériques, des nerveux, chez des malades présentant des antécédents psychopathiques, nous la verrons accompagner la maladie de Basedow et se placer côte à côte avec l'épilepsie, l'hystérie, l'aliénation mentale, mais l'hérédité de transformation est la règle, l'hérédité similaire l'exception. A cause de l'âge où la maladie de Huntington débute, on pourrait penser qu'il s'agit de la chorée de l'adulte ; mais

Vassitch (1) sur 36 cas de chorée de l'adulte — tant personnels que collectés parmi les divers auteurs — n'a noté l'hérédité que dans 12 cas et 3 fois seulement l'hérédité était *similaire*, directe ou collatérale.

Il semble donc bien s'agir ici d'une véritable entité morbide. L'absence de tout tremblement, ne permet pas de la confondre avec la paralysie agitante, le tremblement sénile, ou la sclérose en plaques. Ewald et Peretti excluent aussi, l'affection décrite par Friedreich sous le nom de *Paramyoklonus multiplex* (2). Dans cette affection, il s'agit également de contractions musculaires cessant pendant le sommeil, ainsi qu'à l'occasion des mouvements intentionnels et de contractions actives persistantes, s'exagérant sous l'influence de l'émotion, ne s'accompagnant d'aucun trouble de la sensibilité, des sphincters, d'aucune atrophie musculaire, etc. Mais les contractions musculaires sont peu étendues, rarement assez intenses pour produire un véritable mouvement de locomotion, on n'y observe pas ces grands gestes incoordonnés de la chorée.

Ewald ne croit pas que le paramyoklonus multiplex de Friedreich, puisse être considéré, comme une forme atténuée de la maladie de Huntington à son début. Il a pu examiner en effet, un malade présenté par Remak (3) à la Société médico-psychiatrique de Berlin, atteint de paramyoklonus multiplex ; il ne ressemblait nullement à ces malades. Tout au plus pourrait-on confondre la maladie de Huntington au début, avec l'athétose de Hammond, mais la marche progressive de l'affection, sa longue durée, serviront au diagnostic.

(1) Vassitch, *loc. cit.*

(2) Friedreich, *Neurologische Beobachtungen, I Paramyoklonus multiplex.* (Virchow's Archiv. 1881, Bd. 86, p. 421.)

(3) Remak, *Medico-psychiatr. Gesellsch. zu Berlin.* (Bair. arztl. Intell. Bl. 1882.)

De quelle nature est la maladie de Huntington, quelle est son anatomie pathologique ? Aucune autopsie n'a été faite jusqu'à présent. Peut-être pourrait-on en rapprocher les observations publiées par Macleod (1). Il s'agit ici de deux sœurs âgées de 62 et 72 ans, ayant *deux frères choréiques* et dont *le père* a été atteint pendant longtemps d'une affection avec *tremblement généralisé*. L'affection a débuté chez les deux sœurs, il y a deux ans, par des mouvements choréiques généralisés cessant pendant le sommeil, s'accompagnant chez l'une, d'une légère parésie des membres, plus prononcée à droite, et chez l'autre, de paralysie des deux extrémités inférieures. La mort est survenue dans les deux cas au milieu de troubles psychiques, en particulier de stupeur. A l'autopsie de la première, on a trouvé un kyste sanguin de la face interne de la dure-mère, comprimant l'hémisphère gauche, au niveau des circonvolutions pariétales et frontales ascendantes, avec adhérence de la pie-mère à ce niveau ; chez la seconde, plusieurs tumeurs fibreuses de la dure-mère comprimant les pieds des première et deuxième circonvolutions frontales, et la partie supérieure des frontales et pariétales ascendantes. Une autre tumeur, située dans la faux du cerveau comprimait les deux lobules paracentraux.

Quoi qu'il en soit, la chorée héréditaire, représente donc un type d'affection héréditaire, similaire, directe et collatérale ; y observe-t-on l'hérédité par transformation ?

Huntington dit, que si un membre d'une famille affectée échappe à la maladie, ses enfants et descendants sont pour toujours indemnes, mais il ajoute : *à moins qu'elle ne se développe de nouveau comme maladie originelle.*

(1) MACLEOD, *Cases of Choreic Convulsions in Persons of advanced age.* (Journ. of Mental science, july 1881, p. 195.)

Malheureusement, je n'ai pu consulter le travail original
de Huntington. Il aurait été intéressant de voir, si dans
les familles où la chorée héréditaire réapparaît après
plusieurs générations, comme une « maladie originelle »,
on n'avait point observé dans les générations indemnes,
les transformations de la famille névro et psychopathique,
que j'ai si souvent rencontrées au cours de ce travail ;
il serait étonnant vraiment qu'on ne les trouvât point.
Quoiqu'on ne trouve aucune indication dans la 2ᵉ génération de la famille de Mᵐᵉ N. de Peretti, où 2 membres
échappés à la maladie de Huntington ont eu des enfants
et petits-enfants bien portants ; — on trouve dans la
3ᵉ génération, un *imbécile,* un *alcoolique* atteint de « *tremblement* », un « *original* », un fils mort à 19 ans « *paralysé* » et enfin dans la 4ᵉ génération un enfant atteint
dès l'enfance d'une « *démarche particulière* » et probablement plusieurs *tics* (voir Tableau n° XXVIII).

Dans la famille de Clarence King, les antécédents névropathiques ne sont pas notés, mais on trouve dans la
4ᵉ génération, un homme de 35 ans, chez lequel la maladie de Huntington est encore à la période de début, et qui a
eu dans l'enfance la *chorée vulgaire,* classique, qui a été
de courte durée et dont il a complètement guéri.

La maladie de Huntington, ne semble donc pas échapper
aux transformations névropathiques, que présentent les
affections nerveuses peu nombreuses du reste, dans lesquelles l'hérédité directe et similaire s'observe le plus
souvent. Ajoutons enfin, que la consanguinité n'a été
notée par aucun des auteurs.

Je me suis laissé entraîner peut-être plus que le cadre de ce travail ne le permet, dans la description de
la maladie décrite par Huntington, j'espère que la
nouveauté d'une affection encore inconnue en France,

sera une excuse suffisante pour expliquer ces longueurs.

Quant aux autres formes de chorée, l'une d'entre elles faisant partie de l'hystérie, rentre dans l'étude de cette dernière, la chorée par lésions cérébrales, ne rentre pas dans le cadre de ce travail; quant à la chorée des vieillards, elle est extrêmement rare, et nous manquons complètement de renseignements sur l'influence de l'hérédité dans ce dernier cas.

MALADIE DE PARKINSON

L'hérédité similaire est rare dans la paralysie agitante, et, comme le faisait déjà remarquer M. Charcot en 1873, nous ne possédons pas de renseignements précis sur l'*hérédité* dans cette affection (1). C'est comme on le sait, une maladie, de la deuxième période de la vie, qui débute en général de 45 à 65 ans, d'après la récente statistique de Berger (2). On cite quelques exemples de début dans l'adolescence et même dans l'enfance (Duchenne, Huchard), mais ce sont là des faits tout à fait exceptionnels. Les cas d'hérédité similaire de paralysie agitante, rapportés jusqu'ici sont peu nombreux; Leroux (3) Lhirondel (4) et surtout Berger en ont cependant rapporté des exemples (5).

(1) J. M. Charcot, *Leçons sur les Maladies du système nerveux* (Paralysie agitante). Paris, 1873, p. 165.

(2) Berger, Art. *Paralysie agitante, in Real Encyclopaedie der gesammten Heilkunde.* BX, p. 322, 1882.

(3) Leroux, *Contribution à l'étude des causes de la Paralysie agitante,* Paris, 1880.

(4) Lhirondel, *Antécédents et causes de la maladie de Parkinson,* Th. inaug. Paris, 1883.

(5) *Loc. cit.*

MÈRE   N° XXX.
tremblement
des deux bras
pendant de longues années
à partir de 50 ans.

FRÈRE	**SŒUR**	**X...**
54 ans, **maladie de Parkinson.**	**migraineuse, tremblement** généralisé des membres à la moindre excitation psychique.	48 ans, pelletier. **maladie de Parkinson.**

GRAND-PÈRE   N° XXXI.
paralysie agitante.

PÈRE
paralysie agitante.

1) **FILS**	2) **FILS**	3) **FILLE**	4) **FILS**
chorée incurable avec **épilepsie.**	**chorée** incurable avec **épilepsie.**	**hystéro-épilepsie** grave.	expatrié en Amérique pendant l'adolescence. Rien.

Dans ces deux faits de Berger, l'hérédité a été à la fois directe, similaire et homochrone (la maladie de Parkinson s'est développée chez les descendants, à l'âge précis où elle avait éclaté chez le générateur).

D'autres fois, on ne trouve pas d'hérédité similaire dans les ascendants, mais l'influence héréditaire est cependant plus que probable, lorsque, comme dans le cas suivant de Berger, on voit l'affection se développer chez deux frères.

PARENTS   N° XXXII.
Pas de maladie de Parkinson.

X. FEMME, 60 ans.	FRÈRE, 66 ans.	FRÈRE.
Maladie de Parkinson, limitée au bras droit.	**Maladie de Parkinson** depuis 4 ans.	Pas de maladie de Parkinson.

D'autres fois enfin l'hérédité similaire saute une génération (atavisme) comme dans un cas de Lhirondel.

X., 60 ans, couturière, **maladie de Parkinson.** Grand-père maternel, **maladie de Parkinson.**

Mais il est beaucoup plus commun d'observer chez les ascendants, les descendants, ou les collatéraux des malades, d'observer, dis-je, l'existence de névroses diverses, de l'hérédité névropathique en un mot; et pour Leroux, l'hérédité seule serait la vraie cause de la maladie de Parkinson; c'est là une opinion exagérée (pour le moment du moins), car les documents que nous possédons jusqu'ici, ne sont pas suffisants pour conclure à l'hérédité dans tous les cas; la chose est possible, je dirai même probable, mais elle n'est pas encore démontrée (1) d'une façon absolue.

N° XXXIII.   Mᵐᵉ P.
paralysie agitante.
FILLE
aliénée.
(Atteinte avant la mère.)

Dʳ X.   N° XXXIV.
paralysie agitante.
FILS
paralytique général.

N° XXXV.   M. X.
paralysie agitante
(à la suite de la révolution de 1848).

FILS
ataxique.

FILS
paralysie agitante.

M. X.   N° XXXVI.
paralysie agitante.

FILS
épileptique.

N° XXXVII.

PÈRE
fou.
Mort à Bicêtre.

1) SŒUR
S'est jetée par la fenêtre dans un accès de
délire.

2) Mᵐᵉ F., 55 ans,
**maladie de Parkinson
type accès
mélancolique.**

(1) Sur 6.000 sujets affectés de maladies nerveuses, Berger a trouvé 37 cas de paralysie agitante, et constaté souvent chez ces individus des prédispositions héréditaires (névroses diverses). L'hérédité névropathique dans la maladie de Parkinson n'est que de 11, 5 0/0, dans l'épilepsie le même auteur trouve 32 à 39 0/0, et Reynolds 31 0/0 (*loc. cit.*).

Dans le tableau **XXXVII** dû à **M.** Charcot, on voit la maladie de Parkinson naître chez un fils d'aliéné.

Féré a rapporté plusieurs exemples, montrant que la paralysie agitante peut se transformer, de par l'hérédité, en d'autres affections nerveuses(V.tabl.**XXXIII**à**XXXVI**)(1).

Mais ce qui montre encore davantage, si possible, la parenté de la maladie de Parkinson, avec la grande famille neuro-pathologique, ce qui tend bien à prouver qu'elle n'est qu'un rameau issu d'une même souche nerveuse, c'est là coexistence, fréquemment observée, de la paralysie agitante et de l'aliénation mentale. Une des premières observations en est due à Topinard (2).

En 1870, Althaus publie un cas de maladie de Parkinson, avec délire et hallucinations visuelles. Nicol attire l'attention sur les troubles mentaux dans cette affection. Lorain, en 1875, rapporte un cas analogue, enfin Lasègue publie l'observation d'une malade, atteinte depuis deux ans de démence et de paralysie générale. En 1881 Huggard (3) signale un cas de folie associée à la paralysie agitante, les symptômes étaient ceux de la manie circulaire, et la même année, B. Ball (4) faisait au Congrès de Londres une communication sur ce sujet. Ball divise les symptômes psychiques apparaissant dans la paralysie agitante en trois classes : 1° Les symptômes sont ceux de la lypémanie intense arrivant à la véritable aliénation. 2° Il existe une dépression morale et intellectuelle, avec perte de la mémoire, et faiblesse générale de l'intelligence. 3° Forme intermittente de symptômes mentaux.

(1) Féré, *loc. cit.*, p. 27 et suiv. Les tableaux XXXV et XXXVI sont inédits.
(2) Topinard, *Paralysie agitante et hallucinations assez vives et excitation génésique.* (Gaz. des Hôpitaux 1866, p. 81.)
(3) Huggard, *Congrès de Londres*, 1881, t. III, p. 607.
(4) Ball, *An moral Derangement and Insanity in cases of Paralysis agitans* (même recueil), t. III, p. 609.

Luys déclare avoir observé des faits analogues (1) et dans un autre travail, Ball rapporte encore plusieurs observations du même genre, la plupart sans hérédité signalée, et il en était de même, du reste, dans celles qui ont fait l'objet de sa première communication sur ce sujet, au Congrès de Londres (2).

A partir de ce moment, on voit se succéder une série de publications analogues : Parent (3), Peter de Gheel (4), Roger (5) publient des faits semblables.

MÈRE	PÈRE
Morte d'apoplexie à 88 ans. Caractère calme.	Rhumatisant, hemiplégie droite, mort de pneumonie.

LOUISE, 42 ans, constitution nerveuse, cauchemars terrifiants. Attaques avec perte de connaissance à 17 ans. Épouse un homme alcoolique, emporté, violent. **Paralysie agitante** après accouchement au forceps, débutant par le membre inférieur droit. Depuis affaiblissement des facultés intellectuelles.

N° XXXVIII.

(ROGER.)

Si dans la plupart des faits précédents, il n'est pas fait mention d'hérédité, il n'en est pas de même pour le cas de Bergisio (6), résumé ci-dessous.

X pas de maladie de Parkinson.	époux de	Y maladie de **Parkinson**, troubles mentaux, **hallucinations** de l'ouïe. **Délire de persécution** et **mélancolique.**	Y' **sourd-muet**, mort en bas-âge.	Y' **halluciné** de la vue et de l'ouïe.

N° XXXIX.

enfant bien.   enfant bien.   enfant mort   enfant mort
de
convulsions.

(1) LUYS, *Traité des maladies mentales*, 1881, p. 241
(2) BALL, *Insanité dans la Paralysie agitante* (Encéphale, 1882).
(3) PARENT, Ann. Med. Psych., 1883, t. X, p. 45.
(4) PETER DE GHEEL, Bull. de la Soc. de méd. mentale de Belgique, Gand, 1883, n° 29.
(5) ROGER, *Deux observations de Paralysie agitante accompagnées de troubles intellectuels* (Encéphale 1885, n° 6, p. 648).
(6) B. BERGISIO, *Un caso di malattia di Parkinson complicata da disturbi psichici.* (Arch. Ital. per le mal. nervos., t. XXI, 1884, p. 260.)

La maladie de Parkinson a donc des affinités très grandes avec les vésanies, nous avons vu qu'il en était de même avec les différentes névroses ; ce sont là, en y ajoutant l'influence des émotions morales dans la pathogénie des accidents, autant de raisons qui permettent de classer cette affection dans la famille neuro-pathologique. Il est plus que probable qu'à l'avenir, lorsque l'hérédité nerveuse sera recherchée avec soin, les cas de paralysie agitante, spontanée, primitive, sans hérédité nerveuse aucune, deviendront de plus en plus rares.

Ce que je viens de dire à propos de la maladie de Parkinson peut s'appliquer au *tremblement sénile*, qui, lui aussi, est une maladie de famille (1), il dérive quelquefois de l'hérédité similaire, plus souvent peut-être de l'hérédité dissemblable.

GOITRE EXOPHTHALMIQUE. — MALADIE DE BASEDOW.

Parmi les névroses, la maladie de Basedow est assurément une de celles, dont l'hérédité ne peut plus être contestée aujourd'hui. Tous les observateurs ont noté les changements de caractère, l'irritabilité nerveuse, l'irascibilité des malades atteints de goître exophthalmique ; ces troubles sont si constants, si fréquents, ils font si bien partie du complexus symptomatique de la maladie de Graves, qu'ils constituent souvent un des modes de début de cette affection. Mais les *troubles psychiques,* peuvent être beaucoup plus marqués, et revêtir les caractères de l'*aliénation mentale* la mieux constituée. Geigel (2), Morell

(1) THEBEAULT, Thèse de Paris, 1882.
(2) GEIGEL, *Die Basedow'sche Krankheit.* (Wurzb. med. Zeitschrift, 1866, Bd. VII, p. 70.)

Mackenzie (1), Solbrig (2), Andrews (3), etc., ont rapporté
des exemples d'*accès maniaque*, de *manie aiguë*, de *mélancolie* avec périodes d'excitation, d'impulsions homicides
même, survenant dans le cours de la maladie de Basedow,
et exagérant momentanément l'exophthalmie, le goître, la
tachycardie. Robertson (4), Cane (5), Carlyle Johnston (6),
Savage (7), ont observé des faits semblables et, pour ce
dernier auteur, les troubles vésaniques seraient même si
fréquents, que la maladie de Basedow s'observerait beaucoup plus souvent chez les aliénés, que chez les gens bien
portants, proportion évidemment exagérée, et qui tient
sans doute au milieu dans lequel exerce Savage.

Quoi qu'il en soit, s'il est un fait aujourd'hui bien connu,
c'est la concordance fréquente, des troubles vésaniques
avec le goître exophthalmique; si cette concordance
a échappé aux premiers observateurs, cela tient évidemment à ce fait, que nous diagnostiquons beaucoup plus
facilement la maladie de Graves, aujourd'hui que la triade
symptomatique n'est plus nécessaire pour établir le diagnostic, et que la tachycardie, le tremblement, associés ou
non à l'exophthalmie, au goître, suffisent pour faire reconnaître les formes frustes de la maladie de Basedow.

(1) Morell Mackenzie, *Cases of Exophthalmic goitre.* (Trans. ot the Clin.
Soc. London, 1868, p. 9.)

(2) Solbrig, *Klinische Beobachtungen und microscopische Befunde. II Basedow'sche Krankheit und psychische Störung.* (Allg. Zeitsch. f. Psych., 1870,
p. 5.)

(3) Andrews, *Exophthalmic goitre with insanity.* Americ. Journ. of. Med.
(Analysé in Virchow-Hirsch Jahrberichte, 1870, t. II. p. 15.)

(4) Robertson, *On Graves Diseases with Insanity.* (Journ. Ment. science,
janvier 1875, p. 573.)

(5) Cane, *Connexion of exophthalmic Goître with Mania.* (Lancet., 1877
t. II, déc., p. 798.)

(6) Carlyle Johnston, *Case of exophthalmic Goître with Mania.* (Journ.
of Mental science, 1884, janvier, p. 521.)

(7) Savage, *Exophthalmic goître with mental Disordre.* (Guy's Hosp.
Reports, 1870, t. XXVI, p. 31.)

Mais à côté de ces troubles mentaux, il est une névrose, que l'on voit s'associer beaucoup plus souvent peut-être à la maladie de Graves, je veux parler de l'*hystérie,* et l'hystérie sous toutes ses formes, depuis les changements de caractère, la sensation de boule, l'anesthésie, les stigmates en un mot de l'hysteria minor, jusqu'à la grande attaque, hystéro-épileptique, voire même jusqu'aux paralysies déjà signalées par Cheadle (1), Hayden, Chwostek (2), plus récemment par Ballet, qui insiste sur ce fait, que bon nombre des accidents paralytiques observés dans le cours du goître exophthalmique, sont imputables à l'hystérie. On a noté — rarement du reste — l'apparition de mouvements *choréiques* [Gagnon (3), Jacobi (4)], d'*accidents épileptiformes.* Indiqués d'abord par Robertson (5) qui les vit dans un cas coïncider avec du délire maniaque, ils ont été depuis étudiés par Merklen (6), puis par Ballet (7) qui en a rapporté plusieurs observations. Pour cet auteur, ces accidents sont tantôt des accès d'épilepsie symptomatique, se reliant par leur pathogénie aux autres manifestations de la maladie de Basedow, tantôt des accès de mal comitial classique, combiné avec la maladie précédente, tout en gardant son autonomie et ses caractères propres.

(1) Cheadle, *Exophthalmic Goître.* (St-Georges Hosp. Reports, 1870, t. IV, p. 175, 1875, t. VII, p. 81.)

(2) Chwostek, *Weitere Beiträge zur Pathologie und Electrotherapie der Basedow'sche Krankheit.* (Wiener med. Presse, 1871, n° 71, 1872, n° 22-32.) *Zur Casuistik des morbus Basedowii.* (Wiener Allgem. milit. ärztl. Zeitg. 1874, n° 21.)

(3) Gagnon, Assoc. française pour l'avancement des sciences, 1876.

(4) Jacobi, *Exophthalmic goître occuring in a Child and followed by St. Vitu's Dance.* (Med. Record New-York, 1879, july 5, p. 1.)

(5) Robertson, *On Graves Diseases with insanity* (Journ. ot Ment science, 1875, janv., p. 573.)

(6) Merklen (Société clinique, 24 février 1882.)

(7) G. Ballet, *Sur quelques troubles dépendant du système nerveux central, observés chez les malades atteints de goître exophthalmique.* (Revue de médecine 1883, p. 254-278.)

Confinant aux psychoses d'une part, aux névroses convulsives graves (hystérie, épilepsie, chorée) d'autre part, l'hérédité de la maladie de Basedow n'a rien qui nous doive étonner. Mais l'hérédité est-elle directe, est-elle similaire, ou bien au contraire, nous trouvons-nous ici encore en présence de la disposition névropathique, et constatons-nous parmi les ascendants, descendants et collatéraux de nos malades, plus ou moins bien constituées, toutes les psychopathies et les névropathies que nous avons rencontrées si fréquemment dans le cours de ce travail? L'hérédité similaire que nous avons vue si rare dans les psychopathies — que pour la grande majorité des auteurs de toutes les vésanies, la folie suicide est à peu près la seule dans laquelle elle s'observe — que nous rencontrons dans les névroses convulsives telles que l'épilepsie, l'hystérie, — s'observe quelquefois dans la maladie de Basedow. Le plus bel exemple d'hérédité similaire que j'aie trouvé dans la science, est assurément l'histoire familiale rapportée par Oesterreicher (1). Une mère hystérique engendre 10 enfants, six filles et quatre fils; sur ces dix enfants nerveux ou hystériques pour la plupart, 8 ont présenté les symptômes de la maladie de Graves. Une de ces filles, atteinte de goître exophthalmique, est elle-même la grand'-mère de 4 petites filles, dont trois atteintes de maladie de Basedow et la quatrième hystérique. Enfin une des deux enfants indemnes, engendre un fils épileptique.

Le tableau suivant est donc un exemple frappant non seulement de l'hérédité similaire, mais encore de l'association de l'hystérie et de la maladie de Graves; aussi Oesterreicher est-il avec les auteurs qui placent le goître exophthalmique à côté des névroses, l'hystérie en par-

---

(1) OESTERREICHER, *Zur Aetiologie des Morbus Basedowii.* (Wiener med. Presse 1884, n° 11, p. 336.)

MÈRE

Hystérique.

1) FILS 66 ans.	2) FILLE 62 ans.	3) FILLE 58 ans.	4) FILLE 50 ans.	5) FILLE morte,	6) FILS mort	7) FILS 47 ans.	8) FILLE 40 ans.	9) FILLE	10) FILS
Maladie de Basedow, exophthalmie, goître, palpitations, insuffisance aortique, hypertrophie du ventricule gauche, prédominance de l'exophthalmie à gauche.	**Maladie de Basedow, hystérique** exophthalmie, myopie, goître, palpitations, périodes d'excitation et de dépression. 4 petites filles.	**Hystérique** depuis l'âge de 12 ans, coliques hépatiques depuis 16 ans. **Maladie de Basedow,** exophthalmie, goître, pouls 68-48-44, morphiomane.	**Maladie de Basedow,** goître, palpitations. L'exophthalmie double n'est apparue qu'après une hémiplégie droite passagère avec aphasie	pas de maladie de Basedow.	pas de maladie de Basedow.	**Très nerveux, maladie de Basedow** légère exophthalmie goître variable, palpitations.	**Maladie de Basedow, hystérique** exophthalmie double, palpitations, myopie.	**Maladie de Basedow,** goître, exophthalmie, palpitations.	**Maladie de Basedow,** exophthalmie, goître.

Enfants de 2) FILLE :

α) FILLE	β) FILLE	γ) FILLE	δ) FILLE
Maladie de Basedow, exophthalmie double, léger goître, palpitations.	**Maladie de Basedow,** léger goître.	**Maladie de Basedow.**	**Hystérique** dès l'âge de 11 ans.

Enfant de 5) FILLE :

a) FILS, **épileptique** depuis l'âge de 20 ans.

ticulier, et fait-il remarquer dans l'observation qu'il rapporte, l'hérédité et la prédominance de l'affection chez la femme.

Hystérie et hérédité similaire collatérale et directe se retrouvent dans l'observation suivante de Cantilena (1).

N° XLI.

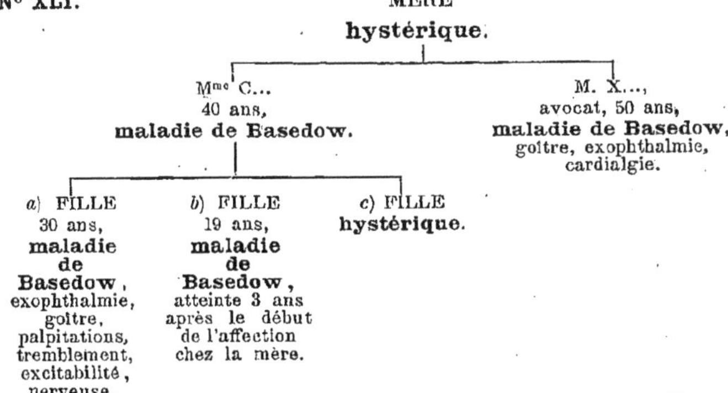

L'hérédité est encore similaire et directe dans l'observation suivante de Solbrig (2).

Observation III. — *Mère,* 42 ans, **maladie de Basedow, mélancolie** avec obsession de tuer ses enfants qu'elle aime énormément. — Plusieurs enfants dont un *fils* âgé de 8 ans, ayant présenté à la suite de surexcitation nerveuse un **goitre exophthalmique** à *début brusque* (Palpitations, exophthalmie, goitre, sueurs profuses, dyspepsie).

Elle est encore similaire mais collatérale dans celle de Morell Mackensie (3).

Observation IV. — *Père* et *mère* indemnes. *Tante paternelle,* **goitre exophthalmique.** Sœur, **goitre exophthalmique.** *Sarah P.* 20 ans, **maladie de Basedow** débutant à 19 ans. Diarrhée, palpitations, attaques **épileptiformes, accès maniaques.** Mort.

(1) Cantilena, *L'hérédité du Goitre exophthalmique.* (Lo Sperimentale, mars 1884, p. 269-274.)

(2) Solbrig, *loc. cit.*

(3) Morell Mackenzie, *loc. cit.*

Mais il faut bien le dire, si l'hérédité similaire, directe ou collatérale, est représentée d'une façon frappante dans les exemples précités, il n'en est pas toujours ainsi ; dans la majorité des cas, nous constatons en effet chez les ascendants et les descendants, l'existence de toutes les parentés psychopathiques, nerveuses, et neuro-arthritiques. Si Cheadle a constaté l'existence de cette affection chez plusieurs enfants d'une même famille, Russell a montré, il y a déjà longtemps, comme l'observation suivante l'indique, que l'on rencontrait fréquemment dans les antécédents héréditaires de ces malades, des névroses ou des psychoses.

N° XLII.   PÈRE sain.   MÈRE **psychopathe.**

1) **mélancolique.**   2) **nerveuse** et **diabétique.**   3) **nerveuse.**   4) **imbécile.**

goître exophthalmique.

Savage (1), qui a vu le goître exophthalmique associé à la paralysie générale, a rapporté des cas semblables dont voici les plus frappants :

Observation V. — Mlle C. S., 28 ans, artiste. **Goître exophthalmique, manie aiguë** avec périodes de rémission. *Incohérence violente, excitable, hallucinée.* Mort. Autopsie : lésions des capsules surrenales. Une *sœur* atteinte *de* **goître exophthalmique.** *Deux parents maternels* **aliénés,** excentriques.

Observation VI. — *Père* **aliéné.** — *Sœur* morte phthisique. — Mlle A.-J. B., 24 ans. **Goître exophthalmique, mélancolie** avec périodes d'excitation.

Observation VII. — *Mère* **aliénée.** — *Père* **excentrique** et *brutal* à l'extrême. — Mlle A.M., 21 ans, gouvernante. **Maladie de Graves,** 2 attaques d'**aliénation mentale** à 19 et à 21 ans, avec hallucinations et délire de persécution.

(1) Savage, *loc. cit.*

Les relations du goître exophthalmique avec les différentes formes de vésanies et de névroses, apparaissent de la façon la plus nette dans le tableau suivant, concernant la descendance de deux frères (morts l'un en 1743, l'autre en 1781) suivie pendant sept générations, jusqu'à aujourd'hui. Ce tableau inédit, qui m'a été fourni très obligeamment par un de mes anciens maîtres, aujourd'hui professeur dans une Faculté voisine, est un des plus concluants qui existent, au point de vue de l'hérédité nerveuse. On voit en effet, dans cette famille les affections nerveuses, d'ordre peu grave dans les premières générations, se concentrer peu à peu pour arriver, dans certaines branches, au degré le plus avancé de la dégénérescence physique et mentale. Voy. ci-contre le tableau N° XLIII.

Dans ce même ordre de faits, rentre l'observation suivante qui m'a été fournie par un de mes amis, qui exerce depuis de longues années dans une ville de province : Mme X., issue d'une souche neuropathique, ayant eu des troubles psychiques dans sa jeunesse, engendre un fils atteint de goître exophthalmique. On peut noter également dans cette observation, un signe de dégénérescence sur lequel plus haut j'ai déjà plusieurs fois insisté, à savoir le peu de fécondité des descendants. La famille de Mme X. paraît en voie de s'éteindre.

Observation VIII. — Mme X., appartient à une famille où il y a eu des **névropathes** surtout du côté paternel. A été elle-même en *maison de santé* pendant plus d'un an, à l'âge de 23 ou 42 ans. Elle vit encore et a près de 70 ans, elle est restée **névropathe**, *soucis exagérés, scrupules exagérés*. Elle a eu 3 enfants :

1) Une *fille* bien portante, mère de 3 enfants, dont une fille bien portante, non mariée ; une seconde fille, mariée depuis 2 ans, ayant présenté pendant sa grossesse quelques accidents **mélancoliques**; et un fils célibataire, 26 ans, bien portant.

2) Un *fils* bien portant, père de 3 enfants, dont un fils mort d'accident, un fils mort-né et une fille.

NÉVROPATHIE HÉRÉDITAIRE, suivie depuis plus d'un siècle, à travers 6 générations. On voit se succéder et alterner, les **psychoses** et les **névroses** les plus diverses. Dans une des branches, on peut voir l'état de **dégénérescence** physique et mentale, arriver à un degré de développement très marqué. (*Inédit.*)

FAMILLE X...

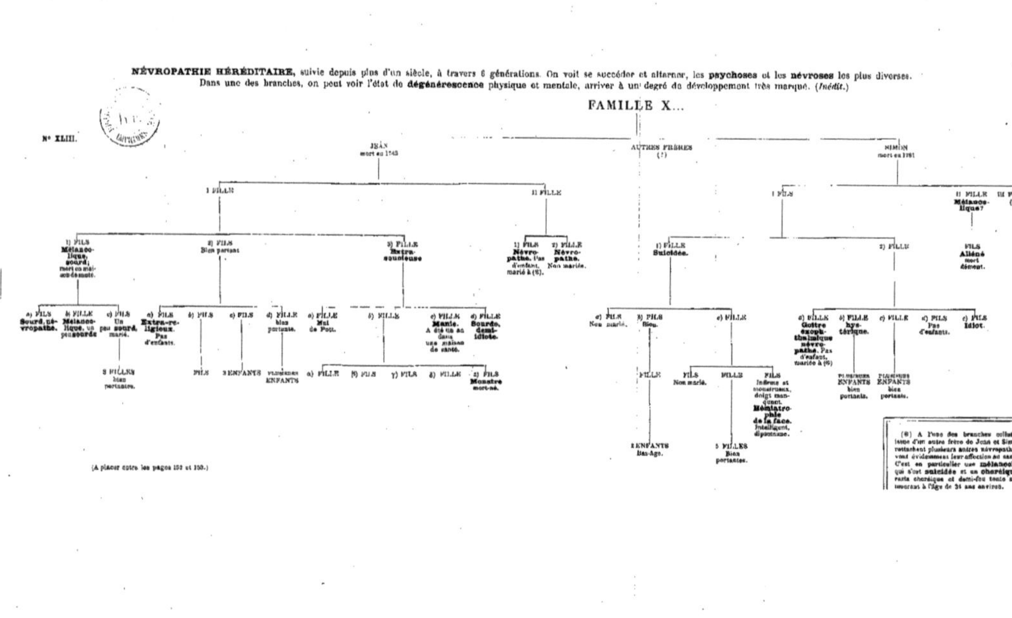

3) Un *fils*, **maladie de Basedow** affection chronique des yeux, a une fille atteinte de choroïdite.

Les mêmes névroses que nous avons vues coexister avec la maladie de Basedow, se retrouvent dans les antécédents héréditaires des malades, souvent associées entre elles ou avec les différentes formes de vésanies. Ici encore, c'est l'hystérie qui indubitablement tient le premier rang (Obs. d'Oesterreicher, Cantilena), mais nous trouvons souvent l'*épilepsie*, quelquefois la *paralysie agitante* comme par exemple dans ces deux observations empruntées à Marie (1).

OBSERVATION IX. — Père **épileptique**. Mère saine. Fille, **goître exophthalmique**.

OBSERVATION X. — Père **paralysie agitante**. Tante morte **aliénée**. Deux cousines **épileptiques**. Le malade, âgé de 21 ans, est atteint de **goître exophthalmique** avec accès d'**angine de poitrine**.

La maladie de Parkinson se retrouve également dans les antécédents de l'observation suivante que je dois à mon excellent ami L. Landouzy, Agrégé de la Faculté, résumée dans le tableau familial, p. 154. Ce tableau est extrêmement intéressant, non seulement au point de vue des antécédents névropathiques, mais surtout au point de vue de la parenté arthritique.

En voici deux nouveaux exemples dus également à L. Landouzy.

OBSERVATION XI. — *Père* robuste, dyspeptique intestinal, artério-scléreux. *Mère* congestive, **nerveuse**, *émotive*, palpitations; 5 enfants.

1) Un *fils* **irascible**.

2) Une *fille* congestive, palpitations, mariée à un homme atteint de dilatation de l'estomac; deux enfants, dont un obèse.

3) Une fille **nerveuse**, eczémateuse, asthmatique. **Maladie de Basedow** fruste. Mariée à un rhumatoïdant, chauve; 2 enfants, dont une fille **nerveuse** et l'autre bronchitique.

(1) P. MARIE, *Contribution à l'étude de la maladie de Basedow*, etc. (Th. de Paris, 1883. Obs. I et II.)

4) Un fils **nerveux. Maladie de Basedow.**

5) Une fille **nerveuse,** migraineuse, étourdissements.

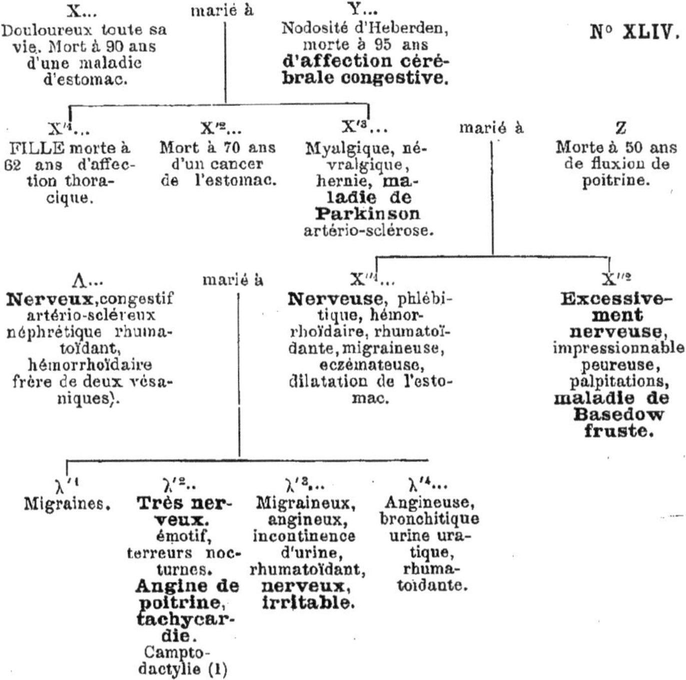

OBSERVATION XII. — *Ernest G...,* mort à 27 ans de **maladie de Basedow,** *impressionnable,* **nerveux,** *batailleur, colère, crises d'angine de poitrine, tremblement, polydipsie, polyurie,* **troubles mentaux.**

Père **nerveux, irritable,** *impressionnable,* palpitations, hémorrhoïdaire. *5 oncles paternels* **nerveux,** *impressionnables, irritables, colères,* hémorrhoïdaires.

(1) Sous le nom de *camptodactylie* L. Laudouzy désigne, une déformation des doigts, caractérisée par la rétraction permanente d'un ou plusieurs d'entre eux, des auriculaires le plus habituellement. Cette rétraction est tout autre chose que la maladie de Dupuytren : dans celle-ci, la rétraction porte sur la phalange qui s'infléchit sur le métacarpien, dans la camptodactylie au contraire, la *flexion* se fait *de la phalangine sur la phalange,* la paume de la main restant indemne. (*Arthritisme et camptodactylie :* Leçon de la Charité, 27 octob. 1885, inédite. Analysée in Journal de médecine et de chirurgie pratique, novemb. 1885, p. 485.)

Une tante paternelle **nerveuse**. *Grand-père paternel*, robuste, hémorrhoïdaire, mort à 67 ans d'un cancer de l'estomac. *Grand'mère paternelle*, morte à 65 ans, vraisemblablement d'une maladie du cœur.

Grand-père maternel, **alcoolique**, mort à 88 ans.

Grand'-mère maternelle, morte à 42 ans poitrinaire, sujette à de fortes migraines.

Mère **nerveuse** *et irritable*, morte à 66 ans d'une affection cardiaque. *4 tantes maternelles* **nerveuses**, *irritables*. Une *cousine germaine* maternelle nerveuse, **grande hystérique**, attaques de nerfs, hémianesthèsie générale et spéciale.

Il est donc de plus en plus prouvé, que la maladie de Basedow appartient par son hérédité d'une part, par la multiplicité de ses symptômes d'autre part, au grand groupe des névroses, et qu'elle affecte avec l'hystérie des rapports intimes. On pourrait encore invoquer à l'appui de cette manière de voir, le rôle que joue souvent le traumatisme, dans l'éclosion des accidents (Basedow, Russell, Pepper, Graves, Parry).

En résumé, le goître exophthalmique appartient lui aussi, à la famille neuro-pathologique ; il en fait partie d'une part, par l'hérédité, d'autre part, par les coexistences symptomatiques.

L'hérédité est rarement similaire ; lorsqu'elle présente ce caractère, elle est tantôt directe, tantôt collatérale.

L'hérédité est le plus souvent dissemblable, et l'on rencontre par ordre de fréquence chez les ascendants, l'hystérie tout d'abord, puis les vésanies et l'épilepsie, plus rarement des affections nerveuses à substratum anatomique, la paralysie générale par exemple.

On peut voir la maladie de Basedow, coexister avec les manies, les vésanies, l'hystérie, l'épilepsie, la chorée ceci n'est point spécial à cette affection, mais indique simplement les mutations nombreuses et incessantes que l'on trouve dans toutes les névroses.

NÉVROSES DIVERSES

CONVULSIONS DE L'ENFANCE, SPASME DE LA GLOTTE, TÉTANIE, TÉTANOS, ÉCLAMPSIES, HÉMIATROPHIE FACIALE, SPASMES FONCTIONNELS, TORTICOLIS, NÉVROSES VASO-MOTRICES ET TROPHIQUES.

La fréquence des **convulsions**, chez les enfants issus d'une souche névropathique, n'avait point échappé à Trousseau, qui en rapporte un remarquable exemple (1). Antérieurement à Trousseau, l'hérédité nerveuse avait déjà été observée, chez les enfants atteints de convulsions de causes diverses, par Tissot, Baumès, Andral, Duclos (2). Rilliet et Barthez, et on avait observé tantôt l'hérédité directe, tantôt l'hérédité dissemblable, Montgolfier (3) ainsi que Féré (4) en ont rapporté également plusieurs observations. On trouve dans les ascendants, des manifes tations variables de la diathèse nerveuse (hystérie, épi-lepsie), l'alcoolisme des parents est assez fréquemment in-diqué. Duclos a rapporté dans sa thèse, l'histoire d'une jeune femme qui, ayant eu des convulsions dans l'enfance, eut plus tard six attaques de chorée et devint hystérique. Bourneville et ses élèves ont montré récemment, que les convulsions de l'enfance sont souvent le prélude de l'épi-lepsie confirmée (5). Comme l'épilepsie, l'éclampsie infan-

(1) Trousseau, *Clinique médicale*, 4ᵉ édition, 1873, t. II, p. 171.

(2) Duclos, *Études cliniques, pour servir à l'histoire des Convulsions de l'enfance*. Th. de Paris, 1847, p. 76.

(3) De Montgolfier, *Contribution à l'étude des Convulsions de l'enfance*. Th. de Lyon, 1883.

(4) *Loc. cit.*, p. 33.

(5) *Recherches cliniques et thérapeutiques sur l'Épilepsie, l'Hystérie et l'Idiotie*. (Compt. rend. de Bicêtre et de la Salpêtrière, 1876, 1880, 1881, 1882, 1883.)

tile, peut être favorisée dans son développement, par la consanguinité morbide, de parents atteints de névropathies mal caractérisées, par l'ivresse au moment de la conception, par certains troubles de la gestation, et l'on s'est même demandé, si la lactation ne pourrait pas jouer un rôle dans la genèse des troubles nerveux, lorsque la nourrice naturelle ou mercenaire, était atteinte de manifestations morbides. Guersant a cité le fait d'un nourrisson qui était pris de crises convulsives, chaque fois que sa mère, qui était très impressionnable, lui donnait le sein après s'être livrée au coït; d'autre part, Vernay a rapporté un fait dans lequel des convulsions paraissent s'être développées, comme conséquence de l'alcoolisme d'une nourrice mercenaire, et disparurent après la cessation de l'allaitement (1), Baumès avait du reste autrefois signalé des faits du même ordre (2). Le tableau XLV (p. 160), résumant une observation inédite de mon ami le Dr Féré, me paraît très démonstratif, au point de vue de l'hérédité nerveuse.

L'éclampsie puerpérale, comme l'éclampsie scarlatineuse, et toutes les affections éclamptiques, en général, doit être vraisemblablement considérée, comme une manifestation de la diathèse névropathique. C'est ainsi que Féré (3) a envisagé récemment la pathogénie des accidents éclamptiques, et cet auteur a montré, que l'on devait rechercher la cause de la diversité des formes cliniques de l'urémie, dans la prédisposition névropathique. Voici en résumé les conclusions de cet important travail : « La dentition, les affections intestinales de l'enfance, la scar-

(1) Vernay, *Convulsions par Alcoolisme chez un nouveau-né.* (Lyon médical, 1872, t. XXI, p. 440.)

(2) Baumès, *Traité des Convulsions de l'enfance*, 2º éd., p. 78-81, 1805.

(3) Féré, *Éclampsie et Épilepsie.* (Arch. de Neurologie, 1885.)

N° XLV.

PÈRE
mort de paralysie à 45 ans.

MÈRE
morte à 89 ans.

FRÈRE
hyperesthésié d'un côté.

X..., 59 ans.
Vieille **hystérique**, a
encore des attaques,
hémianesthésie
sensitivo - sensorielle.
Points ovariens mam-
maires, rachidiens.
Toujours très émotive,
a encore des terreurs
nocturnes, a eu 10 en-
fants en a nourri 15.

3 FRÈRES
et
1 SŒUR
pas nerveux.

1) FILS
Mort à 31
ans d'une
blessure de
guerre.
A uriné
au lit jus-
qu'à l'âge de
17 ans.

2) FILLE
Morte à
5 ans de
**convul-
sions.**

3) FILS
Mort à
17 jours de
**convul-
sions.**

4) FILS
Mort à
12 jours de
**convul-
sions.**

5) FILS
Mort à
4 ans de
bronchite, a
eu des
**convul-
sions.**

6) FILS
Mort à
12 jours de
**convul-
sions.**

7) FILLE
Morte à
7 ans de
**convul-
sions.**

8) FILLE
Morte à
3 mois de
**convul-
sions.**

9) FILLE
Morte à
22 ans, a eu
une ving-
taine de fois
des **con-
vulsions,**
terreurs
nocturnes,
très
émotive.

10) FILS
Vivant,
18 ans,
bien
portant.

latine, la grossesse et l'accouchement, ne jouent dans la pathogénie des accidents qu'un rôle de causes déterminantes. C'est surtout l'éclampsie puerpérale qui en fournit la démonstration, car on la voit souvent se manifester chez des sujets qui ont des antécédents hystériques, et surtout éclamptiques, développés à différentes époques de la vie sous l'influence des causes précédentes. En outre, l'éclampsie puerpérale peut passer pour ainsi dire à l'état chronique, et se manifester plus tard par des symptômes d'épilepsie vulgaire ».

En résumé ici encore, c'est l'hérédité nerveuse qui est en cause, et il est fort probable qu'il en est de même dans les différentes formes cliniques de l'urémie, autres que celles qui dépendent de la grossesse ou de la scarlatine. Pour faire de l'urémie convulsive à la suite d'une lésion rénale quelconque, il faut y être prédisposé ; et c'est dans cette prédisposition, qu'il faudra désormais chercher une explication de ce fait clinique bien connu : à savoir que tous les albuminuriques, ne sont point nécessairement atteints de manifestations nerveuses, convulsives ou comateuses. Une interprétation analogue, me paraît pouvoir être admise, pour l'éclampsie des saturnins et des alcooliques.

Le **spasme de la glotte** se rencontre aussi fréquemment chez les héréditaires, Landouzy, a tout particulièrement insisté sur ce fait, et montré que c'est une affection, « dont le déterminisme vrai est dans la nervosité de l'enfant, c'est ce qu'ont montré les observations de Kopp, Caspar, Trousseau, qui citent des familles dans lesquelles, les enfants, à propos de causes occasionnelles variables, avaient tous eu des attaques de spasme glottique.

Les enfants pris de spasme de la glotte, sont des enfants nerveux, dont l'accès glottique n'est qu'une des premières

manifestations de leur nervosisme héréditaire. Pris de
spasme de la glotte à 1 an, ces mêmes enfants feront, à
propos de fluxions dentaires, des convulsions à 2 ans, des
convulsions et du délire à 5 ans, à propos de fièvres éruptives;
du délire à propos d'une fluxion de poitrine (pneumonies
cérébrales de H. Roger), ces mêmes enfants, devenus
adultes, se révéleront encore et toujours nerveux, et ne
pourront faire, ni fièvre poly-articulaire ni fièvre typhoïde,
sans présenter des accidents cérébro-spinaux. Le spasme
de la glotte a été chez ces héréditaires, le premier anneau
de la chaîne nerveuse » (1). Le tableau suivant que je
dois à Landouzy, en fournit un exemple très net.

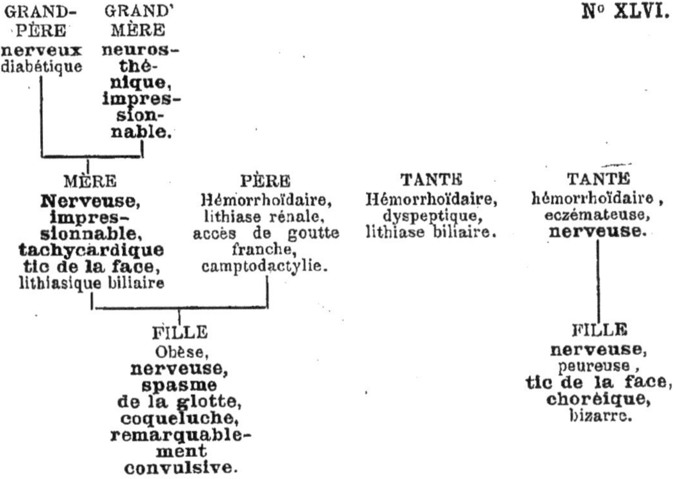

On peut en dire autant de la **tétanie,** qui s'observe surtout chez des enfants dont les parents présentent un état
névropathique, et l'on peut encore voir dans le caractère
épidémique qu'affecte parfois cette affection (épidémie de

(1) L. Landouzy, *Cours auxiliaire de la Faculté* (maladies des voies res-
piratoires. Semestre, 1883-1884.)

Gentilly, rapportée par Simon), une parente de cette affection avec certaines névroses, l'hystérie entr'autres, où les phénomènes d'imitation par suggestion sont si communs.

Dans les deux observations suivantes de Riegel (1) et de Küssmaul (2), l'hérédité névropathique est très nette. Il est plus que probable que la tétanie de la grossesse, de l'accouchement et de l'allaitement, ainsi que celle que l'on rencontre quelquefois dans la dilatation de l'estomac (Küssmaul), s'observent dans des conditions analogues.

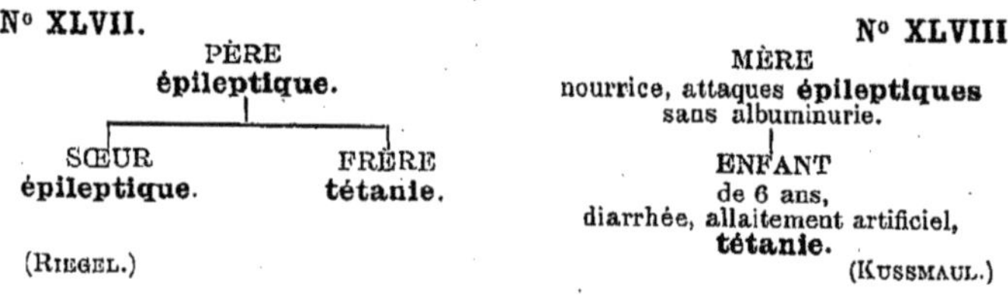

Quant au tétanos proprement dit (chirurgical et médical) de l'adulte ou des nouveau-nés, nous ne savons encore rien de précis, sur le rôle que peut jouer l'hérédité dans la pathogénie de cette affection. Hutchinson a cependant publié récemment un fait, qui présente un grand intérêt au point de vue de l'hérédité. Cet auteur cite un cas de tétanos mortel, chez un individu dont le père avait succombé à la même maladie.

Le tableau suivant, que je dois à l'obligeance de Mlle Edwards, externe des hôpitaux, en contient un exemple très démonstratif.

(1) RIEGEL, *Zur Lehre von der Tetanie.* (Deutsch. Arch. f. Klin. Medicin, 1873, t. XII, p. 399.)

(2) KUSSMAUL, *Zur Lehre von der Tetanie.* (Berl. Klin. Woch. 1871, 41-44; 1872. 37).

N° XLIX.

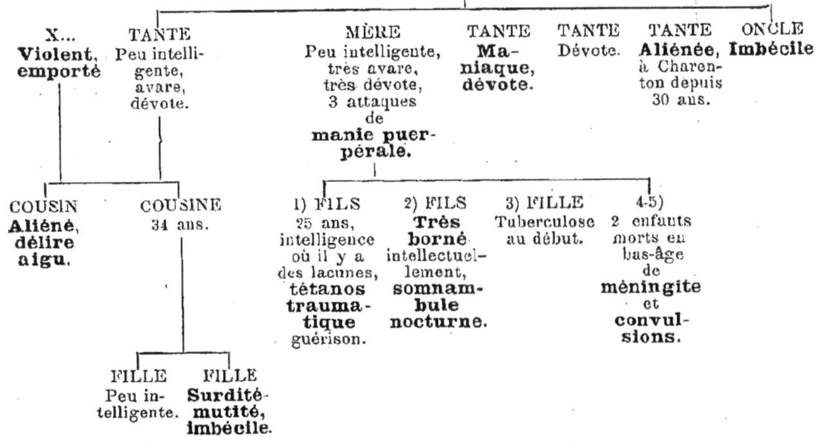

On peut à certains égards, rapprocher du tétanos et
surtout de la tétanie, une affection observée récemment
par Wernicke (1) chez trois enfants d'une même famille,
consistant en] crampes toniques, analogues à celles du
tétanos véritable, mais durant moins longtemps que dans
cette dernière affection, et ne se montrant pas à la fois
dans tous les muscles du corps comme dans le tétanos.
Les observations de Wernicke sont résumées dans le
tableau ci-contre.

Il n'est pas enfin jusqu'à la **crampe des écrivains**, qui
ne reconnaisse souvent l'hérédité nerveuse pour cause,
— que l'hérédité soit similaire ou dissemblable, — le fait
est aujourd'hui démontré. Gallard (2) a rapporté l'obser-

(1) WERNICKE, *Ueber eine noch nicht bekannte Form schwerer Neurose.*
(Berl. med. Gesellschaft. Séance du 6 décembre 1882. Berl. Klin. Wochensch, 1883, t. XX, p. 148.)

(2) GALLARD, *Crampe des écrivains.* (Progrès médical, 1877, p. 543.)

vation d'un malade atteint de crampes des écrivains, sa mère et sa sœur ayant toutes deux la même affection. Cet auteur a fait remarquer à ce propos, que le spasme fonctionnel, ne se rencontre pas seulement chez les gens qui écrivent beaucoup, qu'il faut pour cela une prédisposition spéciale, et Féré a rapporté une observation qui montre bien, que l'excitation périphérique ne peut jouer que le rôle de cause déterminante dans la pathogénie de cette affection (1). On peut également faire rentrer dans la famille neuro-pathologique, ces convulsions spéciales des muscles de la face et du cou, désignées par les Anglais et les Allemands sous le nom de **tic de Salaam**, et dont les rapports avec l'épilepsie sont bien établis aujourd'hui (2), notons enfin en terminant que certaines formes de **torticolis** paraissent relever aussi de l'hérédité névropathique (3).

Pour ce qui concerne les névroses vaso-motrices et trophiques (voy. p. 240).

Nº L.

PÈRE
Syphilitique, irido-choroïdite syphilitique
Affection cérébrale gommeuse,

1) FILS	2) FILS	3) FILS
Né en 1851.	Né en 1859.	25 ans.
Névrose convulsive tétaniforme.	**Névrose convulsive tétaniforme.**	**Névrose convulsive tétaniforme.**
Début à 8 ans.	Début à 9 ans. Mort d'une pneumonie secondaire (par déglutition).	Début à 10 ans par la contraction convulsive du triceps sural gauche. 3 ans plus tard, convulsions des deux extrémités inférieures. 10 ans plus tard opisthotonos.

(1) Féré, *loc. cit.* Obs. XXXI, p. 32.

(2) Voyez à cet égard Descroizilles, *Du vertige épileptique et du tic de Salaam chez les enfants.* (*Semaine Médicale*, 6ᵉ année nº 4, 27 janvier 1886, p. 29.)

(3) Féré, *loc cit.*, p. 31.

NEURASTHÉNIE

Le terme de *Neurasthénie* implique par son étymologie même la perte de la force nerveuse, l'épuisement nerveux, en donnant à ce terme épuisement nerveux, son sens le plus général, et en spécifiant, que cet épuisement est par lui-même durable, plus ou moins permanent. On ne qualifiera pas en effet de neurasthénie, l'épuisement produit chez une personne bien portante et robuste, après une fatigue prolongée, et pouvant être réparé par une ou plusieurs journées de repos. La neurasthénie consiste dans l'épuisement de la force nerveuse, considérée d'une façon générale, soit dans la sphère intellectuelle, soit dans la sphère physique, soit dans les deux ensemble.

La neurasthénie n'est point une affection nouvelle, le nom seul en est récent, c'est l'*irritation spinale* de F. Franck, la *névrospasmie* de Brachet, l'état *nerveux* de Sandras et Bourguignon, la *névralgie protéiforme* de Cerise, la *névralgie générale* de Valleix, le *nervosisme* de Bouchut. Plus récemment on a décrit des formes diverses, sous le nom de *névropathie cérébro-cardiaque* (Krishaber), *d'irritation spinale* (Armaingaud), *de neurasthénie* proprement dite (Braid).

Sans aucun doute ces formes existent, mais en pratique, il est bien rare de les rencontrer à l'état de type isolé, distinct. Ce ne sont en somme que des variétés d'un même état morbide, dont les symptômes peuvent se combiner de mille manières différentes, et aujourd'hui, en clinique, on a coutume de dénommer toutes ces formes diverses du nom de neurasthénie, que ce soient les symptômes cérébraux ou spinaux, l'état d'irritation ou de dépression qui prédominent.

Cet état protéiforme, comme l'hystérie, est donc assez difficile à décrire ; sans avoir la prétention de le faire d'une façon complète, j'essaierai cependant de donner un aperçu succinct de sa symptomatologie.

Ce qui domine incontestablement ici, c'est l'état d'excitation du système nerveux sensitif, s'alliant avec un défaut de résistance : il s'épuise aussi facilement qu'il s'excite. La *céphalalgie* est très fréquente, siège le plus souvent sur le vertex ou à l'occiput, et donne au malade la sensation d'un demi-casque trop étroit pour sa tête : la *rachialgie* est aussi très commune, ainsi que les douleurs névralgiques sur le trajet de différents nerfs, trijumeaux, nerfs intercostaux ou sciatiques donnant lieu parfois à des espèces de douleurs fulgurantes. En même temps, la sensibilité générale est altérée dans ses différents modes, elle est pervertie, exaltée, ou diminuée. Du côté des sens spéciaux, on a noté des bourdonnements d'oreille, ou un certain degré d'affaiblissement de l'ouïe, des battements dans les tempes, des troubles de la vue, éblouissements, brouillards, impossibilité de fixer les objets, des vertiges très fréquents, donnant la sensation d'un soulèvement ou d'une oscillation du sol, et augmentant souvent par le fait de l'altération de la sensibilité plantaire. Les réflexes cutanés varient avec l'état de la sensibilité, les tendineux sont fréquemment exagérés, le réflexe pupillaire coïncide parfois avec une dilatation inégale des pupilles. — La *motilité* n'est pas moins atteinte ; si dans certains cas le malade ne peut rester en place, et présente des secousses dans les membres, des tremblements, le plus souvent au contraire il est apathique, ses jambes lui semblent lourdes comme s'il était parésié, il est anéanti après le moindre effort, fatigué après une courte marche, ses jambes sont molles et rentrent sous lui : tout mouvement lui est douloureux, et parfois il évite de se remuer, en entendant les espèces de craquements qui accompagnent ses moindres mouvements. C'est le matin surtout, au réveil, que cet anéantissement est accentué ; en effet, la somnolence est très fréquente en cet état, et ces malades dorment parfois même le jour : d'autrefois au contraire le sommeil est irrégulier, entrecoupé de rêves. — L'*intelligence* subit aussi le contre-coup de tous ces désordres : à côté de l'excitation cérébrale assez rare, la paresse intellectuelle domine, la mémoire surtout devient infidèle, il y a des absences. Cet état, qui s'exaspère par le moindre travail, produit très souvent des tendances hypochondriaques ; et ces malades, qui n'ont même plus le courage de se soigner, en arrivent quelquefois à l'idée de suicide. Je signalerai enfin l'émotivité toute particulière, véritablement pathologique, et qui se traduit chez eux par des accès de larmes, de joie, des troubles vaso-moteurs de la face, etc.

Le *système circulatoire* en effet n'est pas épargné, et outre les troubles vaso-moteurs, on constate des palpitations, des étouffements, des syncopes, de véritables crises d'angine de poitrine, et divers troubles de nature anémique (souffles, décoloration des conjonctives...) Les fonctions digestives (1) sont généralement languissantes, la langue blanche, amère, pâteuse surtout le matin, l'appétit diminué, les crises de gastralgie sont fréquentes, les digestions pénibles, l'estomac souffre après les repas souvent suivis d'une somnolence invincible. Parfois, après un repas copieux au contraire, le malade éprouve un soulagement réel. Signalons enfin la constipation qui est presque un fait ordinaire. Les troubles des fonctions géni-

(1) Schuele, IXᵉ congrès des Aliénistes allemands, analysé *in Arch. de Neurol.* 1885, t. IX, p. 92 et suiv.

tales ne sont pas ceux qui inquiètent le moins les malades :
la puissance génésique est diminuée, l'éjaculation rapide,
la répétition du coït, impossible et toujours suivie d'un
état d'anéantissement complet, d'un sommeil iuvincible.
Notons enfin la fréquence de la spermatorrhée.

En résumé, toute la symptomatologie de la neurasthénie peut se résumer dans ces deux mots : faiblesse,
excitabilité. Les phénomènes d'excitation ou de dépression peuvent se présenter isolément, constituant alors
l'irritation cérébro-spinale et la neurasthénie proprement
dite, ou être concomitants, c'est le cas ordinaire, ou enfin,
alterner en donnant à la maladie une sorte d'*allure circulaire*.

On voit que la neurasthénie a de nombreux points communs avec les grandes névroses, et peut même simuler parfois des névropathies avec lésions anatomiques. De plus,
sur ce terrain particulièrement favorable, nous pouvons
voir se développer des maladies plus accentuées, névropathiques (1) ou même vésaniques (2). Nous verrons alors
soit des symptômes hystériformes, soit des troubles intellectuels qui rentreraient dans le groupe des folies, dites
héréditaires : il n'est pas rare, en effet, de voir les délires
émotifs, survenir chez ces neurasthéniques particulièrement impressionnables et dont l'état mental se rapproche
de celui des déséquilibrés supérieurs. Et même, quand ils
présentent des troubles intellectuels proprement dits, ils
affectent alors la même allure. En vertu de ces observations, de ces analogies, on pourrait de suite en conclure,
que nous sommes là sur un terrain identique, et que la
parenté est proche entre le neurasthénique, et le névro-

(1) ARCHER, *The Dublin med., journ. of med. sc.* 1881, p. 289.
(2) ROUSSEAU, *Lypémanie et irritation spinale, etc...* in Encéphale 1882,
t. II, p. 669.

sique. En réalité, ce sont les membres d'une même famille et dans les deux cas on retrouve l'influence de la tare héréditaire, le plus souvent névropathique : parfois l'état de dégénérescence est dû à une hérédité voisine telle que le rhumatisme (Fonssagrives).

L'hérédité de la neurasthénie ne souffre aucune espèce de discussion, elle est admise par tout le monde et d'une observation journalière, et, ce qui fait l'intérêt de l'étude de cette forme particulière d'affection du système nerveux, c'est que, différant en cela complètement de toutes les autres, *elle peut être créée de toutes pièces*, chez un individu robuste, sans tare nerveuse héréditaire, et cela dans certaines circonstances données.

Toute cause de débilitation amène l'épuisement nerveux, et peut par conséquent produire la neurasthénie. L'anémie, l'insuffisance de la nourriture, le surmenage physique, les excès sexuels (onanisme), l'abus des excitants factices (tabac, café, alcool, opium), etc., peuvent l'amener à leur suite, mais c'est surtout dans l'exagération du fonctionnement des facultés intellectuelles, que l'on doit en chercher les causes. Le travail cérébral exagéré, les chagrins, les soucis, les inquiétudes de toute espèce, la vie contraire au but que l'on se propose, telles en sont de beaucoup les causes les plus fréquentes ; et, parmi ces dernières, on doit, je le répète, incriminer avant tout les excès de travail intellectuel, le travail cérébral doublé d'inquiétude.

Aussi la neurasthénie, est-elle incomparablement plus fréquente dans les villes que dans les campagnes, chez les gens intelligents et cultivés, que dans les classes inférieures de la société, partout où la lutte pour l'existence est intense, partout où elle se fait avec tous les raffinements de la civilisation moderne, on voit la névrose naître, se développer et progresser. Ce n'est point la maladie du siècle, elle a existé de tout temps et dans tous les pays, mais on peut dire que c'est une maladie de la civilisation, qu'elle augmente d'intensité en raison des progrès de cette dernière, et qu'elle progresse à mesure que l'homme, devenant plus sédentaire, plus actif intellectuellement, se trouve réaliser les conditions de surmenage intellectuel, cause principale du développement de cette névrose.

Le fait que la neurasthénie peut se créer de toutes pièces, sans tare héréditaire aucune, dans les circonstances que je viens d'énumérer brièvement, est d'une importance considérable, au point de vue de l'étude des maladies nerveuses en général, et en particulier de leur cause originelle. Si avec Morel, on considère les maladies mentales et les grandes névroses, comme une série d'êtres résultant de parents communs, en état de se multiplier et de se propager, sur le premier échelon de cette série nous trouvons la neurasthénie. Elle est pour Legrand du Saulle, le germe des états morbides graves, qui éclosent et suivent leur marche, sous l'influence de l'hérédité, dès que ce germe est fécondé par de nouveaux éléments morbides. Cette idée a été reprise depuis et développée par Möbius, à l'aide de tableaux généalogiques, dont quelques-uns sont très démonstratifs (1). Pour Möbius, la neurasthénie est le germe originel d'où dérivent par développement ultérieur, l'hystérie, l'hypochondrie, la mélancolie, la manie, l'aliénation, etc. Pour lui, c'est le cercle central des différentes névroses, et qui les relie toutes entre elles. Entre la neurasthénie et l'imbécillité, se groupent d'après leur degré de gravité, les névroses et les psychoses, qui se combinent

(1) Möbius, *loc. cit.*

entre elles par l'hérédité. Les résultats pourront être très différents, suivant la façon dont se comportera cette dernière. Dans la majorité des cas, les formes morbides s'atténuent, l'hérédité est divergente, une partie seulement des parents étant atteinte, l'affection réapparaît bien chez les descendants, mais elle réapparaît atténuée, par mélange d'un sang normal et sous forme de *neurasthénie* simple ; ce n'est que dans les cas d'hérédité convergente pendant deux ou trois générations que l'on voit arriver les formes graves des névroses (1) et en fin de compte, la dégénérescence mentale et physique, ainsi que l'extinction de la race. Le tableau LI que j'emprunte à Möbius, montre bien la gravité croissante des névroses à travers les générations, à mesure que l'hérédité s'accumule du fait des mariages consanguins, entre névropathes héréditaires.

Envisagée au point de vue spécial de la transmission, nous venons de voir que la neurasthénie peut engendrer la neurasthénie, ou des formes de névroses beaucoup plus graves. Tout ceci est affaire d'hérédité, aussi la neurasthénie peut-elle être envisagée, comme la forme initiale d'où dérivent toutes les autres, comme la souche d'où émergent tous les rameaux de la grande famille névropathologique. En outre, c'est la seule névrose qui ne reconnaisse pas nécessairement et toujours l'hérédité pour cause, et, par le fait qu'elle peut se développer chez un individu non prédisposé, par le fait qu'elle peut s'acquérir de toutes pièces, c'est bien elle que l'on peut placer à l'origine de toutes les affections nerveuses. C'est là du reste un point de la question, sur lequel j'aurai à revenir par la suite.

(1) C'est à cela qu'est due la fréquence des affections nerveuses dans certaines races, la race juive en particulier.

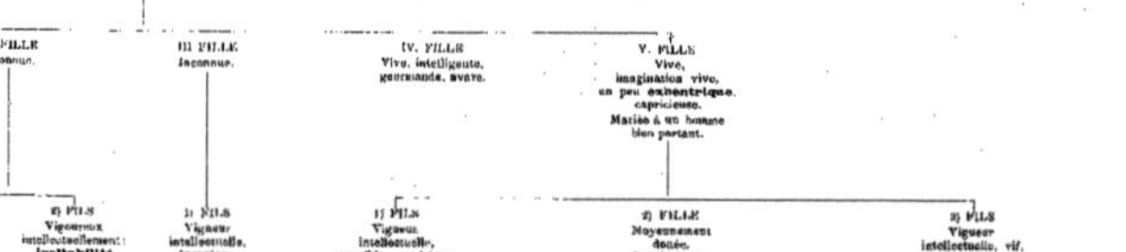

N° LI.
MÖBIUS (loco citato)

R.
Médecin considéré,
gai, actif,
marié à une femme inconnue.

I. FILS
Petit,
difforme,
pas très doué,
accès de frayeur.
Marié
à une femme
bien portante.

II. FILLE
Inconnue.

III FILLE
Inconnue.

IV. FILLE
Vive, intelligente,
gourmande, avare.

V. FILLE
Vive,
imagination vive,
un peu excentrique,
capricieuse.
Mariée à un homme
bien portant.

2) FILS
Très difforme,
faible d'esprit.
Mort non marié.

3) FILLE
Vive, intelligente
extrêmement
nerveuse,
un peu difforme.
Mariée à II**.
Pas d'enfants.

4) FILLE
Spirituelle
et gracieuse,
montra pendant
la puberté
des désirs
étranges.
Mariée à un homme
bien portant.

1) FILLE
indolente;
se plaint de
céphalalgie;
était originale.
Mariée à III**.

1) FILS
Supérieur
au point de vue
moral
et intellectuel.
Vigoureux.
Marié à 1**,
Pas d'enfants.

2) FILS
Vigoureux
intellectuellement:
irritabilité
nerveuse.
2 FILLE
Nerveuse.

1) FILS
Vigueur
intellectuelle,
énergique.
Plus tard un peu
mélancolique
et capricieux.
Marié à I***

1) FILS
Vigueur
intellectuelle,
sensible, capricieux
hypo-
chondriaque.
Marié à une femme
bien portante.

2) FILLE
Moyennement
douée.
Extrêmement
nerveuse.
Mariée à un homme
nerveux.

2) FILS
Vigueur
intellectuelle, vif,
gai, imagination
développée,
capricieux, colère
sensible.
Marié à une femme
bien portante.

α) FILS
β) FILS ?
γ) FILLE ?
2) FILLE idiotie chronique.
x) FILLE nerveuse.
3) FILLE morte de manie puerpérale.
γ) FILLE épileptique.
4) FILLE nerveuse et à mélancolie périodique
2) FILS
α) FILLE neurasthénie.

α) FILLE neurasthénie.
β) FILLE bien.
γ) FILLE bien.
δ) FILS mort jeune.

α) FILLE extrêmement nerveuse.
β) FILS faiblesse intellectuelle et morale.
γ) FILS mort jeune d'une maladie cérébrale.

α) FILLE morte jeune.
β) FILS nerveux.
γ) FILLE morte jeune.
δ) FILLS morte jeune.
ε) FILS neurasthénie

(A placer entre les pages 170 et 171.)

CHAPITRE IV

L'HÉRÉDITÉ
DANS LES AFFECTIONS DU SYSTÈME NERVEUX
AVEC LÉSIONS ANATOMIQUES

PARALYSIE GÉNÉRALE

La fréquence et l'importance de l'hérédité, comme facteur étiologique de la paralysie générale, ne sont mises en doute par personne. Et s'il y a quelques dissidences à ce sujet, c'est surtout à propos de la *nature* de l'hérédité qu'elles se sont élevées. En effet, les premiers auteurs qui ont étudié la paralysie générale, Bayle, Calmeil, Baillarger, ont admis sa parenté avec la démence, et à cet égard, Marcé s'exprime dans les termes suivants : « La folie et la paralysie générale, sont bien d'ailleurs les rameaux d'une même famille, car parmi les parents de paralytiques généraux, on rencontre indifféremment non seulement des paralytiques, mais encore des maniaques, des mélancoliques, etc. »

C'est là une opinion qui est encore soutenue par Marandon de Montyel (1), qui se demande, si la paralysie générale n'est pas la terminaison des folies congestives, au même titre que la démence est la terminaison des folies simples. Cet auteur a cherché à distinguer dans la marche de la paralysie générale chez les héréditaires, ceux qui ont

(1) MARANDON DE MONTYEL, *Marche de la paralysie générale chez les héréditaires.* (Ann. med. psych., 5e série, 1878. t. XX, p, 332.)

contracté l'affection sous la seule influence de l'hérédité vésanique de ceux, qui à cette influence, ont ajouté des excès de toute nature.

Dans ces derniers temps, un mouvement de réaction s'est produit, dû à l'étude plus approfondie de l'hérédité dans les affections mentales et des formes vésaniques dites héréditaires. Lunier, Doutrebente (1) Ball et Régis (2) dans différents mémoires, ont émis l'opinion appuyée sur de nombreuses statistiques, que si l'hérédité existe bien dans la paralysie générale, c'est surtout l'*hérédité congestive* qu'il est donné d'observer. Il y a évidemment un très grand nombre de faits, qui viennent à l'appui de cette opinion. Mais, il ne faut pas généraliser trop vite (3), car dans bien des cas, la recherche des antécédents

(1) Doutrebente, *Note sur la marche de la paralysie générale chez les héréditaires.* (Ann. med. psych., 6ᵉ série, t. I, 1879, p. 226.)

(2) Ball et Régis, *Les familles des aliénés au point de vue biologique.* (Encéphale, 1883, p. 401.)

Dans ce travail les auteurs comparant certains caractères biologiques, (longévité, natalité, vitalité), des familles de paralytiques généraux; concluent que chez les paralytiques les affections centrales tiennent la première place, et que les névroses et l'aliénation mentale, occupent le dernier rang, si bien que sur 1.565 membres de 100 familles de paralytiques généraux, Ball et Régis n'ont trouvé que 4 aliénés.

Dans les familles normales, les affections cérébrales entrent pour 8,26 0/0 dans les causes de décès, tandis que dans les familles de paralytiques, la proportion devient 38,63 0/0. Quant aux névroses et à la folie, la proportion est de 2,44 0/0 dans les familles normales, de 2,08 pour les familles de paralytiques. Plus on descend dans les familles de paralytiques, plus la fréquence des affections cérébrales est grande, elle atteint son maximum à la troisième génération, à laquelle appartiennent les malades, et à la quatrième représentée par leurs enfants, dont un grand nombre meurent d'affections cérébrales infantiles, ce qui explique la grande mortalité dans le bas-âge. L'hérédité de la paralysie générale est représentée par l'hérédité cérébrale et non par l'hérédité vésanique. L'enfant d'un paralytique général n'a donc à craindre que les affections cérébrales, surtout dans le *bas-âge* ou dans l'âge mûr. Sans donner de preuves absolues à l'appui de leur opinion, Ball et Régis pensent que les descendants mâles des paralytiques généraux, souvent fort intelligents, ont de la tendance à devenir des cérébraux, les filles des hystériques.

(3) Doutrebente, *Marche de la Paralysie générale chez les héréditaires.* (Ann. Méd. Psych., 6ᵉ série t. I, 1879, p. 226.)

des paralytiques généraux, nous place en face de l'hérédité névropathique, produisant souvent chez d'autres
membres de la même génération, des accidents nerveux
des plus manifestes. Ce fait est impossible à nier ; aussi
les partisans de l'hérédité congestive ont-ils admis, que
dans ces derniers cas, on aurait affaire à une forme particulière de paralysie générale, dite des héréditaires (1),
ayant une marche spéciale, une durée plus longue, des
rémissions fréquentes et des symptômes plus accentués,
tels que l'intensité plus grande des phénomènes délirants,
et la fréquence des accidents cérébraux.

Il est incontestable, que chez ces individus, désignés du
nom d'*héréditaires,* la paralysie générale présente quelques
caractères particuliers ; mais je ferai remarquer, que cet état
de dégénérescence sur lequel elle repose alors, n'est pas
toujours le fait exclusif d'une tare héréditaire purement
nerveuse, et qu'il peut être justiciable d'une autre forme
d'hérédité morbide (arthritisme, tuberculose...). Aussi me
paraît-il certain, qu'à côté des faits d'hérédité congestive
dans la paralysie générale, il y a des faits d'hérédité nerveuse sans modifications dans la forme de la maladie, et
que d'un autre côté ces deux sortes d'hérédité peuvent créer
un état de dégénérescence, dans lequel alors, on pourra voir
se produire les modifications signalées dans l'allure de la

(1) D'après Mendel, l'hérédité serait la suivante :
Dans la paralysie progressive, 34, 8 0/0 ; dans les psychoses primitives, 56, 5 0/0. Jung donne 31, 58 0/0 pour la mélancolie ; 32, 18 0/0 pour
la manie ; 10, 7 0/0 pour la paralysie progressive. Ulrich, 36, 4 0/0 pour les
psychoses ; 27, 1 0/0 pour la paralysie générale. Eickholt trouve la proportion de 24, 8 0/0, et donne 24 : 30 comme rapports entre l'hérédité de
la paralysie générale et celle des psychoses. D'après Eickholdt, Hagen e
Jung, l'influence du père est à celle de la mère comme 22 : 13. Ils trouvent
l'explication de ce fait dans la fréquence de l'alcoolisme chez le père.
Pour Eickholt, l'hérédité ne jouerait, dans la paralysie qu'un rôle auxiliaire (EICKHOLT, *Zur Kenntniss der Dementia paralytica.* (Allg. Zeitsch.
fur Psych. XI, 1885, p. 33.)

paralysie générale. D'un autre côté, l'opinion de M. Régis, qui pense que cette affection et la folie ne peuvent s'engendrer réciproquement, me paraît pour le moins téméraire : Dire que la périencéphalite diffuse ne prédispose en rien à la folie, me semble une affirmation très exagérée, et il me semble difficile de discuter, chez les descendants comme chez les ascendants, l'existence de l'hérédité nerveuse.

Il suffit de jeter un coup d'œil sur le tableau suivant, pour voir alterner dans une même famille, la manie, la folie suicide, l'épilepsie, la paralysie générale, la manie circulaire ; s'accompagnant de la dégénérescence physique et de la stérilité. Tout ce que l'on peut dire, c'est que l'hérédité directe et similaire dans la paralysie générale est rare, elle est le plus souvent dissemblable, et quelquefois collatérale. Dans le tableau ci-dessous, que je dois à l'affectueuse obligeance d'un de mes anciens maîtres, professeur dans une Faculté voisine, on voit une fille épileptique, engendrer une fille maniaque et un fils paralytique général.

FAMILLE X.   Nº LII.

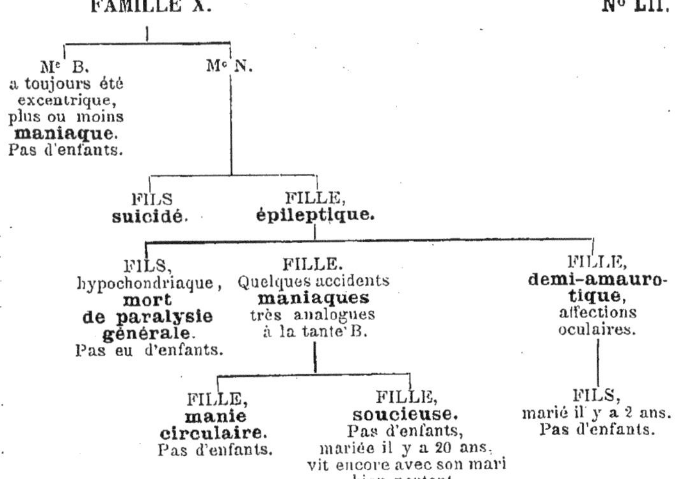

Dans un travail récent, Sauton (1) a montré, que les variétés maniaque et mélancolique de la paralysie générale, ne sont que des formes compliquées de la folie paralytique. Les conceptions délirantes des paralytiques généraux, ressemblent beaucoup à celles des autres aliénés, et Sauton pense que dans ces cas, il s'agit de vésanies entées sur la paralysie générale, et il en trouve la raison, dans l'hérédité constatée chez les ascendants des malades. Pour cet auteur, lorsqu'au début chez un paralytique général, vient se greffer un délire rappelant la vésanie pure, il existe des vésanies chez les ascendants. S'il n'y a pas de conceptions délirantes, si l'affection s'affirme d'emblée par une attaque congestive, c'est qu'il n'y a que de l'hérédité congestive, c'est-à-dire, que la paralysie générale existe seule chez les parents sans vésanie.

On tend à admettre aujourd'hui, au point de vue de l'étiologie, trois espèces de paralysie générale, l'une spontanée ou prétendue telle, — car ici comme pour bien d'autres affections nerveuses, ce que l'on appelle spontané pourrait bien être héréditaire,—une forme vésanique, et une forme congestive.

Il n'est point rare de rencontrer chez les descendants de paralytiques généraux, différents troubles du côté du système nerveux, et si la paralysie générale paraît avoir des rapports de parenté avec les différentes formes de la folie, elle affecte également des rapports avec d'autres névroses, entre autres avec l'hystérie et l'épilepsie [Magnan, Camuset (2), Rey (3)].

(1) Sauton, *De l'Hérédité morbide et de ses manifestations vésaniques dans la paralysie générale*. Th. de Paris, 1883.

(2) Camuset, *Crises d'Hystérie chez un homme atteint de paralysie générale*. (Ann. Méd. Psych. 1884, XI, p. 229.)

(3) Rey (Congrès d'Anvers 1885), sur 30 paralytiques généraux, a observé sept fois des symptômes très nets d'hystérie. L'examen des cas lui a

Enfin il est une affection de la moelle épinière, avec laquelle la paralysie générale affecte des rapports assez intimes, je veux parler de l'ataxie locomotrice (1).

Ces faits d'observation fréquente, sont gros de conséquences médico-légales, et donner hardiment, comme le conseille Régis, *son approbation médicale,* à l'union d'un descendant de paralytique général, en rejetant absolument la possibilité d'une vésanie, ne me semble point une chose aussi simple que veut bien le dire cet auteur, car les conséquences sont loin d'en être indiscutables (2).

Du reste, pour ce qui concerne l'étiologie de la paralysie générale, bien d'autres causes que l'hérédité ont été invoquées, les excès vénériens, les excès de travail cérébral, les excès de boisson. On peut se demander, encore une fois ici, si dans bien des cas, on n'a pas pris l'excès pour la cause, et si les gens qui font des excès de travail psychique ou des excès de coït, ne sont point déjà des prédisposés héréditaires. La chose est presque certaine pour les excès vénériens, elle est probable pour les excès de boisson, on sait qu'on trouve quelquefois des dipsomanes chez les sujets nés de parents alcooliques. Quant à l'excitation produite par le travail cérébral, elle me paraît être insuffisante par elle seule, pour amener la paralysie générale, il faut encore pour cela la prédisposition, et ici encore nous retrouvons l'hérédité névropathique. Pour ce qui concerne les rapports existant entre la syphilis et la paralysie générale, je ne puis que renvoyer à ce que je dirai plus loin à propos du tabès.

montré que la marche de la paralysie générale n'est pas influencée par l'hystérie. Deux fois Rey a noté un délire érotique. Quant à l'hystérie, ses manifestations s'atténuent, à mesure que la paralysie générale se développe et s'aggrave.

(1) Voy. *Tabès.*
(2) Régis (Congrès de Blois 1884, p. 478).

La syphilis n'est point très rare dans les antécédents des paralytiques généraux, et n'imprime dans ces cas aucune marche particulière à l'affection. C'est une coexistence et rien de plus (1). Que la syphilis puisse actionner le cerveau d'un héréditaire, et y déterminer les lésions de la periencéphalite diffuse, je crois la chose possible, mais ici encore la syphilis n'agit que comme cause adjuvante. Par elle seule, la syphilis ne peut rien, il faut la prédisposition héréditaire, il n'existe pas une paralysie générale syphilitique, mais bien une paralysie générale chez des syphilitiques, et l'on peut invoquer en faveur de cette dernière opinion, les mêmes arguments que pour le tabès. L'ataxie locomotrice et la paralysie générale sont assez fréquemment associées ensemble, ce qui montre bien qu'elles ont une origine commune, qu'elles dérivent d'une même souche nerveuse. La syphilis dans l'un et l'autre cas peut éveiller une prédisposition morbide, qui sans cela serait peut-être restée latente pendant toute la vie de l'individu, et tout ce qu'il est permis de dire à cet égard, c'est qu'un névropathe syphilitique, est plus exposé qu'un autre à devenir tabétique ou paralytique général.

(1) Ici comme pour le tabès, les statistiques sont très variables suivant les auteurs.

PARALYSIE GÉNÉRALE ET SYPHILIS

Mendel	75 %
Snel.	11 %
Oebecke.	25°/
Obersteiner.	24,6 %
Eickholt.	12 %
Graefe	{ 27,5 % syph. certaine.
	{ 12,3 % syph. douteuse.

L'HÉRÉDITÉ DANS LES MALADIES
DE LA MOELLE ÉPINIÈRE

Si l'hérédité morbide, peut être considérée comme un produit de dégénérescence des éléments anatomiques, il est assez logique de chercher la cause de la prédisposition héréditaire, dans un arrêt de développement de tel ou tel tissu. Schultze (1) Pick (2) inclinent à croire, que c'est dans un arrêt de développement des faisceaux de la moelle épinière que l'on doit chercher la cause, l'origine des scléroses systématiques, et ils ont invoqué un certain nombre de faits anatomiques à l'appui de cette manière de voir. Cet arrêt ou cette insuffisance de développement, rendrait compte dans beaucoup de cas, d'après ces auteurs, de certaines lésions de la moelle épinière. La chose est aujourd'hui considérée comme certaine pour la *siryngomélie,* qui peut être classée parmi les stigmates de la dégénérescence et, elle est probable, bien que non encore absolument démontrée pour les scléroses fasciculaires ; toutefois, avant de se prononcer absolument à cet égard, il faut encore attendre un plus grand nombre d'observations. Quoi qu'il en soit, je rechercherai successivement le rôle de l'hérédité, dans chaque maladie de la moelle épinière, dans les myelites systématiques, ainsi que dans les myetites diffuses.

(1) SCHULTZE, *loco citato.*
(2) PICK, *loco citato.*

ATAXIE LOCOMOTRICE PROGRESSIVE
SCLÉROSE DES CORDONS POSTÉRIEURS
(MALADIE DE DUCHENNE)

L'Hérédité joue un rôle incontestable dans l'étiologie du tabès. Friedreich et d'autres auteurs ont décrit, comme nous le verrons plus loin, une *ataxie héréditaire*. Mais on tend de plus en plus aujourd'hui, à faire de la maladie décrite par Friedreich, une entité morbide distincte du tabès classique, à ne plus la considérer, comme le voulait Friedreich, comme une *forme* de l'ataxie locomotrice. M. Charcot (1) a montré en effet il y a déjà longtemps, que dans quelques cas tout au moins, on devait la rattacher à la sclérose en plaques, Kahler et Pick (2) ont récemment trouvé à l'autopsie d'un malade atteint « d'ataxie héréditaire » une sclérose combinée de la moelle. Par ses lésions anatomiques complexes, comme par sa symptomatologie, sa marche et son évolution, qui sont loin d'être celles du tabès classique, la *maladie de Friedreich* doit donc occuper une place à part, dans la nosographie névropathique. Aussi ne m'occuperai-je dans ce chapitre, que de la sclérose des cordons postérieurs, du tabès classique, de la *maladie de Duchenne*.

Ici on ne rencontre guère l'*hérédité similaire*, et depuis que l'attention a été attirée sur l'influence de l'hérédité dans la genèse de l'ataxie locomotrice, il n'a guère été publié de cas absolument démonstratif, de transmission *directe* de cette affection des parents aux enfants. Ce n'est pas qu'on ne trouve dans différents auteurs, des cas

(1) Cité par Bourneville, *Nouvelle étude sur quelques points de la sclérose en plaques*, 1869, p. 212.

(2) Kahler et Pick. *Ueber combinirte Systemerkrankungen des Rückenmarks*. Archiv. f. Psych. und Nervenk. VIII, p. 251, 1878.

d'ataxie locomotrice avec hérédité *directe*. Mais la plupart
de ces cas rentrent dans la maladie de Freidreich, et n'appartiennent
point au tabès véritable dont l'hérédité *similaire*
est, je le répète, absolument exceptionnelle.

Si donc on n'hérite pas du tabès, on hérite au moins
d'une prédisposition, et c'est dans ce sens qu'actuellement
la question de l'étiologie du tabès doit être posée,
car de toutes les causes incriminées dans la pathogénie
de la sclérose des cordons postérieurs, aucune d'entre
elles, pas même la syphilis, ne peut créer de toutes pièces
cette affection.

La question des rapports de la syphilis et du tabès, qui
a été l'objet d'un nombre si considérable de travaux parus
dans le cours de ces dernières années, est trop importante,
pour ne pas être brièvement exposée. Duchenne, on le sait.
avait déjà remarqué la fréquence de la syphilis chez les
tabétiques, M. Fournier, mon savant maître, M. Vulpian,
Erb, ont depuis insisté sur l'importance de ce facteur
étiologique, mais M. Vulpian prit soin de faire remarquer,
qu'il fallait incriminer autre chose que la syphilis dans
l'étiologie du tabès, car, dit-il, « il faut bien reconnaître
l'existence d'une prédisposition spéciale, d'une idiosyncrasie
particulière, chez les malades atteints d'ataxie,
même à la suite des causes les moins contestables, à la
suite par exemple de la syphilis. Autrement on ne s'expliquerait
pas comment, l'ataxie est en somme une conséquence
relativement rare de ces causes, de la syphilis
entr'autres. Ce qui montre qu'il y a en réalité une prédisposition,
au moins chez certains sujets, c'est que, comme
l'a dit Trousseau, certains malades ont eu avant le début
de l'ataxie d'autres accidents névrosiques » (1). Comme on

____

(1) A. VULPIAN, *Maladies du Système nerveux*, t. I, p. 244.

le voit, M. Vulpian n'accordait déjà à la syphilis qu'une influence relative dans la pathogénie du tabès, et invoquait la prédisposition ; dans un autre passage il insiste sur les rapports qui peuvent exister entre le tabès et l'*hystérie*.

La question des relations qui existent entre le tabès et la syphilis, a été interprétée d'une façon différente par les auteurs, et leurs statistiques (1) sont loin de concorder entre elles. Entre l'opinion de Fournier et d'Erb, pour lesquels la syphilis existe toujours dans les antécédents des malades, et celles de Eulenburg, Rosenthal, Westphal, Leyden, qui ne voient aucune espèce de relation à établir entre ces deux affections, il me semble que l'on peut prendre un moyen terme, car, on aura beau accumuler statistique sur statistique pour ou contre la vérole, il n'en sera pas moins démontré, que, à Paris du moins, la syphilis est la règle dans les antécédents des malades, son absence la grande exception. C'est là un fait sur lequel il me semble difficile de ne pas être d'accord,

(1) Fournier 91,26 %, Erb 88 %, Siredey 80 %, Vulpian 75 %. Gowers 53 %, Féréol 45,4 %, Bernhardt 45 %, Fr. Muller 40,9 %, Remak 21 0/0, Westphal 22 %, Gesenius 21 %, Lehmann 5 %, Rosenthal 1 %, Eulenburg 0,67 %, Rehlen, 23 %.
Pour ma part, sur 37 tabétiques (hommes) que j'ai observés depuis 1879, je n'en ai rencontré *qu'un seul* qui ne fût point syphilitique (97,03 %. Chez la femme, où le tabès on le sait est beaucoup moins fréquent que chez l'homme, la recherche de la syphilis est beaucoup plus difficile, et les statistiques prises à cet égard au point de vue du tabès, ont certainement moins de valeur que chez l'homme. Cependant, dans un travail récent sur le tabès chez la femme, Möbius s'appuie sur la statistique, pour admettre l'origine syphilitique du tabès chez cette dernière. (Centralb. für Nervenkrank, 1884). L'opinion de Möbius a été combattue par Westphal, à propos d'un travail d'Oppenheim sur l'étiologie du tabès. Sur 100 tabétiques, ce dernier auteur n'a rencontré que 7 fois la syphilis dans les antécédents. (Soc. Psych. de Berlin, 12 mai 1884). Voy. du reste pour tout ce qui concerne les rapports de la syphilis et du tabès (au point de vue statistique) le travail de J. L. Prévost (de Genève), *Sur le rôle de la syphilis comme cause de l'ataxie locomotrice progressive*. (Revue méd. de la Suisse romande, janvier-février, 1882.)

et qu'on ne retrouve, dans *aucune* des autres affections du système nerveux, qu'elles soient ou non systématiques.

La syphilis toutefois n'est point la cause directe du tabès, sans cela ce serait une maladie autrement fréquente; il y a déjà longtemps que M. Charcot professe, que l'étiologie du tabès est avant tout une question d'hérédité, que plus le tabès se développe jeune, plus l'hérédité des ascendants est certaine, et que les autres causes invoquées, la syphilis entre autres, doivent être rangées parmi les causes adjuvantes mais non primordiales.

Laissons de côté un moment la syphilis, et voyons un peu quels sont les antécédents héréditaires des malades. Il est alors assez facile — ainsi que Landouzy et Ballet l'ont montré dans un récent travail (1) — de constater dans les antécédents de beaucoup de ces malades, des manifestations nerveuses de différents ordres, démontrant l'existence d'une tare nerveuse héréditaire de nature variable. C'est là une remarque qu'avait déjà faite Trousseau ; heureusement guidé par cette idée fausse que le tabès était une névrose, il avait constaté que cette maladie se trouve quelquefois dans une même famille, associée à d'autres névroses (monomanie, hypochondrie, épilepsie, aliénation mentale, pertes séminales). Landouzy et Ballet ont confirmé cette opinion par une statistique importante, qui a porté sur 101 cas de tabès, et dans laquelle ils ont constaté que le facteur hérédité nerveuse l'em-

---

(1) L. LANDOUZY et G. BALLET, *Mémoire sur les Causes de l'Ataxie locomotrice progressive*, déposé à l'Acad. de médecine. Juin 1882. (Prix Civrieux). Mémoire inédit communiqué pp. 77 et suiv. — Voy. aussi des mêmes auteurs : *Du rôle de l'hérédité nerveuse dans la genèse de l'ataxie locomotrice progressive*, communic. à la Soc. Méd. Psych 11 décembre 1883. Annal. Méd. Psych., t. XI, 1884, p. 26.

portait comme fréquence sur le facteur de la syphilis (1).

Il se dégage de la lecture de ce travail dans lequel *tous* les antécédents des malades ont été étudiés avec soin, un fait important, à savoir, la fréquence de l'hérédité nerveuse *sous toutes ses formes* dans les ascendants. Il est plus que probable que, à mesure que l'attention aura été davantage attirée de ce côté, les exemples en deviendront plus nombreux.

Féré (2) en a rapporté plusieurs; Möbius (3) d'analogues, et Pick (4), vient de publier récemment l'histoire

(1) Ces 101 cas (69 hommes et 32 femmes) se décomposent comme suit :

Hérédité nerveuse, nervosisme. . . . . { positive . . . . 17 cas
{ probable. . . . . 7 cas

Plus un cas de syphilis et d'hérédité probables.

Syphilis. . . . . { positive . . . . 14 cas
{ probable ou possible. . . . 11 cas

Plus un cas de syphilis certaine et d'hérédité probable.
Arthritisme (rhumatisme). (Sans autre élément étiologique.). . . . . 6 cas
Maladies infectieuses. (Sans autre élément étiologique.). . . . . 5 cas
Pas de cause positive. . . . . 39 cas

Dans 39 cas, ces auteurs n'ont pu trouver au tabès aucune cause *certaine* (hérédité, rhumatisme, syphilis), qui ressort nettement de leur travail, c'est l'importance de l'hérédité nerveuse; c'est la première fois que l'importance de ce facteur dans la genèse du tabès, a été étudiée dans un travail d'ensemble, et que la présence chez les ascendants des tabétiques de manifestations nerveuses diverses (névroses, psychoses), a été constatée sur un grand nombre de malades. (*Loco citato.* Mémoire inédit communiqué pp. 84-89.)

Les conclusions de ce travail ont été attaquées par Belugou (de Lamalou), non pas au point de vue de l'hérédité nerveuse, car cet auteur l'a rencontrée 13 fois sur 32 cas, mais bien en partant de cette idée que l'hérédité n'est presque jamais seule, mais bien associée à d'autres facteurs importants (rhumatisme, syphilis, excès vénériens. *Progrès médical* 1885, nᵒˢ 35 et 36). Or, Landouzy et Ballet étaient arrivés dans leur travail à des conclusions analogues, et tout en faisant la part plus grande à l'hérédité nerveuse, que ne le croit Belugou, ils accordent cependant à la syphilis, au rhumatisme, à l'action du froid, un rôle pathogénique dans la production de la sclérose des cordons postérieurs (*Etiologie de l'ataxie locomotrice progressive*, par Landouzy et Ballet. *Progrès médical* 1885, nᵒ 38).

(2) Féré, *loc. cit.*, p. 35.

(3) *Loc. cit.*

(4) Pick, *Notiz zur Lehre von der Heredität* (In Prag. medic. Wochenschrift.), 1884, nᵒ 50.

d'une famille de dégénérés (rapportée dans le tableau ci-dessous), dans laquelle l'ataxie chez deux frères, est proche parente de l'aliénation mentale, l'idiotie, l'épilepsie, la chorée, et des malformations physiques.

N° LIII.

PÈRE
débauché
d'une façon impulsive, paraît-il.

MÈRE
aliénée.

1) FILLE
idiote
célibataire.

2) FILS
débauché
tabes dorsalis
avec atrophie des nerfs optiques, marié à une femme bien portante.

    a) FILLE
    affection cutanée chronique, (Syphilis?)

    b) FILLE
    normale.

3) FILLE
épileptique
plus tard hémiplégique et **aliénée**, mariée à un homme bien portant.

    3 FILS
    dont 2 **attaques épileptiques** probables.

    2 FILLES
    dont une bien portante jusqu'à présent et dont la seconde est **choréique** et anormale au point de vue **psychique**.

4) FILLE
débauchée, aliénation périodique, mari bien portant.

    1 FILLE
    normale, **malformation de l'oreille.**

    1 FILLE
    idiote, plusieurs autres enfants ne présentant jusqu'à présent rien de particulier.

5) FILS
débauché, tabes dorsalis, avec atrophie des nerfs optiques, marié à sa cousine (la fille d'un frère de son père).

    1 FILLE
    choréique, aliénation périodique.

6) FILLE
soi-disant normale.

    1 petit enfant
    attaque **épileptique**.

D'autres preuves encore peuvent être invoquées, pour montrer que le tabès appartient à la grande famille neuropathologique ; en particulier, la fréquence relative des troubles psychiques d'ordre divers chez les tabétiques. Le tabès a des connexions nombreuses avec la *paralysie générale* (Baillarger, Westphal, Foville, Magnan); si dans quelques cas on a commis l'erreur de prendre pour tabétiques, des symptômes relevant des localisations médullaires de la paralysie générale, il en est d'autres où l'on a vu les deux affections évoluer simultanément chez le même individu, Westphal en a rapporté deux exemples encore récemment (1).

Il n'est point rare également, de voir des troubles mentaux, indépendants de la paralysie générale, coïncider avec l'ataxie locomotrice; le fait a été indiqué par Horn, Romberg, Turck, Leyden, Topinard; et Tigges, a bien montré que l'état de mélancolie pouvait se rencontrer dans le tabès (2). Ces troubles psychiques des tabétiques ont été étudiés par Rey (3), qui a constaté aussi, que le trouble le plus souvent observé était la mélancolie, pouvant aller jusqu'à la mélancolie anxieuse, avec accès de délire de persécutions et hallucinations, phénomènes bien différents de ceux que l'on observe dans le tabès compliqué de paralysie générale, où l'on rencontre surtout les conceptions ambitieuses. Dans un travail sur ce sujet, Rougier (4) admet que les troubles psychiques du tabès sont en rapport avec les lésions anatomiques: pour cet auteur, ces troubles sont caractérisés par un délire de persécution uni à un état lypémaniaque à forme rémittente, apparaissant en général avec les troubles céphaliques du tabès, disparaissant avec

(1) WESTPHAL, *Erkrankung der Hinterstränge bei paralytischen Geisteskranken.* Arch. f. Psych. u. Nervenkr. 1882, Bd XII, p. 772.

(2) TIGGES, *Ueber mit Tabes dorsalis complicirte Psychose* (Allg. Zeitsch. f. Psych.) B XXVIII 3 H. 1871.

(3) REY, *Considérations cliniques sur quelques cas d'ataxie locomotrice dans l'aliénation mentale* (Ann. méd. psych. 1875, t. XIV, p. 161).

(4) ROUGIER, *Essai sur la lypémanie et le délire de persécution chez les tabétiques* (Th. de Lyon, 1882).

eux, et caractérisés par des hallucinations, de la vue, de l'ouïe, du goût, de l'odorat et du toucher. Il n'est point probable, comme le fait remarquer Féré (1) qu'il s'agisse dans ces faits, de lypémanie tabétique véritable. Bien que la vésanie ait été rencontrée par Rey, dans les antécédents de quelques-uns de ses malades, il s'agit plus vraisemblablement de la combinaison de deux états, ce sont des ataxiques qui deviennent lypémaniaques. Moeli a cherché à évaluer la fréquence des troubles psychiques ; sur 89 ataxiques il les a rencontrés 17 fois (19 p. 100) (2).

Lorsque l'on dépouille un grand nombre d'observations de tabétiques, on trouve dans beaucoup de cas, nous venons de le voir, l'existence d'une tare nerveuse héréditaire. On peut rencontrer chez les ascendants toutes les modalités possibles en fait d'affections nerveuses, les vésanies, l'épilepsie, l'hystérie (Vulpian), la paralysie générale. Une mère épileptique engendre 3 enfants : l'un devient ataxique, l'autre paralytique général ; le troisième, dégénéré supérieur, ainsi qu'on peut le voir dans l'observation suivante qui m'a été remise par M. Siredey, médecin des hôpitaux :

(1) FÉRÉ, *loc. cit.*, p. 34.
(2) MOELI, *Ueber die Häufigkeit der Geisterstörung bei Tabekern.* Alleg. Zeitsch. f. Psych. Bd. 37, 1881.
Les troubles psychiques des 17 malades se décomposent de la façon suivante :

Paralysie générale progressive, troubles de la parole et démence simple avec états d'excitation légère.	10 fois.
Idées de persécutions et hallucinations	4 —
Hypochondrie.	3 —

L'intensité de la lésion spinale n'est nullement en rapport avec les troubles psychiques que Moeli cherche à rapprocher des troubles céphaliques du tabès. Sur les 89 ataxiques, l'atrophie des nerfs optiques a été observée dans une proportion de 13 0/0, chiffre qui se rapproche de celui d'Erb (12,3 0/0) et de Gowers (15 0/0). L'atrophie des nerfs optiques existe chez 8,3 0/0 des ataxiques non atteints de troubles psychiques et chez 35 0/0 des tabétiques avec troubles psychiques.

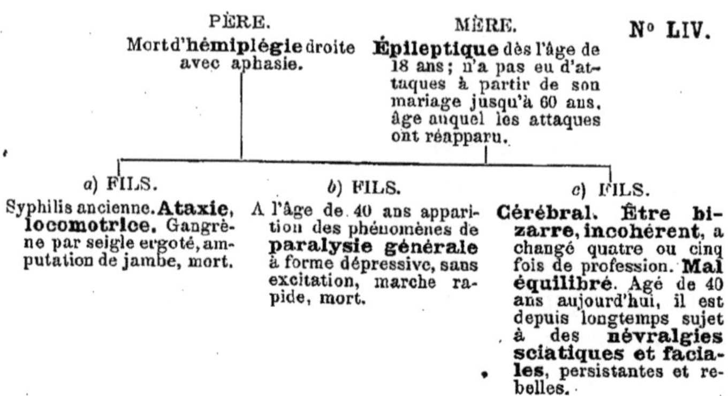

D'autres fois, un père paralytique général engendre un tabétique et une choréique (Observation due à Babinski, chef de clinique de la Faculté).

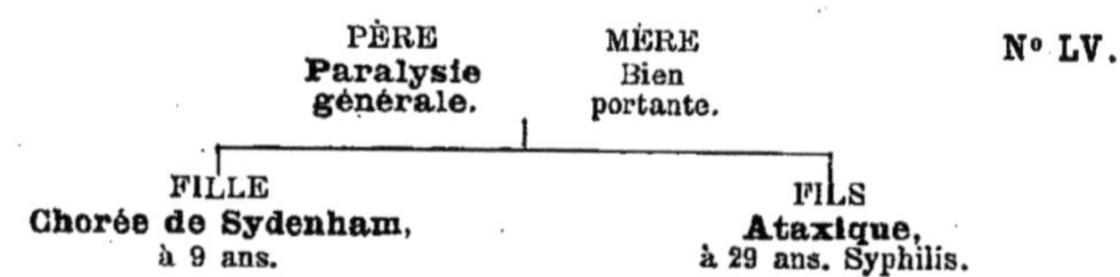

D'autres fois encore, l'hérédité est *collatérale*, les parents sont plus ou moins indemnes, mais on retrouve des affections nerveuses dans leurs collatéraux, comme dans l'observation suivante qui m'a été remise par M. Charcot :

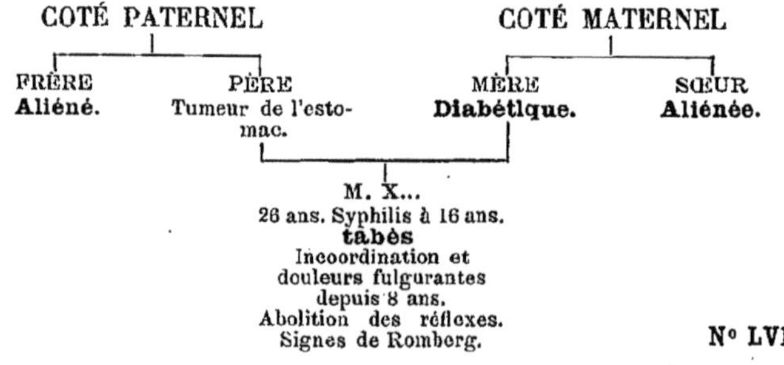

Trousseau (1) rapporte l'observation d'une **ataxique** dont un *oncle* et une *tante* étaient **aliénés**, un *frère* **ataxique**, un autre *frère* **hémiplégique**. Le *père* d'un autre **ataxique** s'était **suicidé**, ses *deux fils* avaient eu des **accidents nerveux bizarres**.

Trousseau a encore rapporté l'observation suivante :

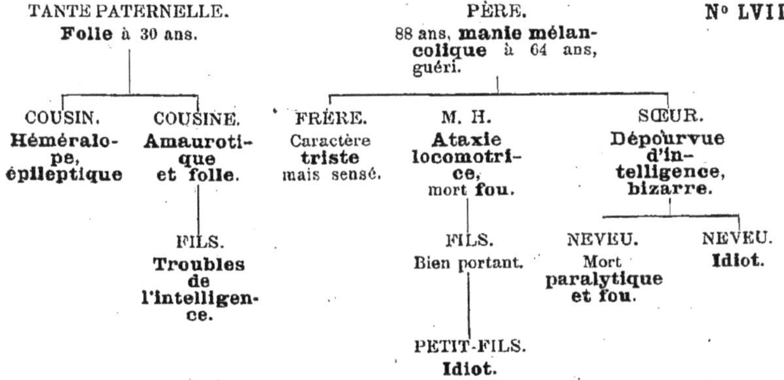

Je tiens de Babinski l'observation suivante :

OBSERVATION XIII. — *Grand-père* paternel **alcoolique, crises de nerfs.** — *Père* mort subitement, pas de troubles nerveux. — *Mère* caractère **violent.** — *Frère* **intelligence faible,** a été à l'école de 5 à 13 ans, mais n'a jamais pu apprendre à lire. — *H. J.* **Alcoolique** et **ataxique** à l'âge de 26 ans ; pas de syphilis.

L. Landouzy a observé à la Charité l'exemple suivant :

OBSERVATION XIV. — Mme X. **tabès,** pas de syphilis, pas d'autres maladies infectieuses qu'une rougeole ; rhumatisante. — *Frère* et *père* bien portants. — *Mère* **alcoolique.** — Un *oncle* et une *tante* **aliénés.**

Möbius (2) rapporte l'observation que voici :

OBSERVATION XV. — M. X., commerçant, **aliéné,** a trois fils. Le pre-

(1) TROUSSEAU, *Clinique médicale*, 3º édit. 1877, t. II, p. 610 et 136.
(2) MÖBIUS, *loco citato*.

mier bien portant, meurt à un âge avancé d'un cancer, il a 3 enfants :
un fils bien portant, une fille vive, intelligente, a des *périodes d'exci-*
tation avec tendance au suicide ; un fils menant une vie irrégulière,
syphilique, mort à 27 ans de *paralysie générale progressive* et lais-
sant 2 enfants conçus pendant la maladie : une fille de 7 ans bien
portante et un fils de 6 ans, ayant des tendances *au délire des*
grandeurs. Le deuxième fils, *épileptique,* est mort jeune. Son fils
épileptique dans l'adolescence, est syphilitique probable et **ataxique.**
Le 3° fils bien portant, original, est mort célibataire.

Il résulte de ces exemples que je pourrais multiplier, que
le tabès est l'apanage des familles à maladies nerveuses
graves, (vésanies, épilepsie, paralysie générale) et qu'on
ne le rencontre guère, lorsque les ascendants ne sont atteints que de neurasthénie, ou de formes nerveuses légères.

Ce qui paraît acquis aujourd'hui dans l'étiologie du
tabès, étudiée au point de vue de l'hérédité nerveuse,
c'est que l'on rencontre cette dernière dans un très grand
nombre de cas ; il est probable qu'on la rencontrerait encore davantage, si l'on ne se bornait point à la recherche
de l'hérédité similaire, et si l'hérédité par transformation
directe ou collatérale, était plus souvent recherchée avec
soin. C'est là ce qui devra être fait à l'avenir, mais en at-
tendant je crois que l'on peut actuellement, comme l'ont
fait Charcot, Landouzy et Ballet, Féré, conclure que le
tabès appartient à la famille neuro-pathologique ; j'ajou-
terai même qu'il occupe dans cette famille un rang assez
élevé dans l'échelle morbide, et qu'un certain degré d'hérédité nerveuse convergente est nécessaire à sa production.
On ne s'expliquerait guère autrement il me semble, ce fait
que, dans les ascendants directs ou collatéraux des tabétiques, on ne rencontre guère que des affections nerveuses
graves, relevant elles-mêmes, cela est plus que vraisemblable, de la convergence héréditaire.

Étant admis que chez la plupart des tabétiques, il existe une tare nerveuse héréditaire, sans laquelle l'affection médullaire ne se serait point développée, il me reste à rechercher maintenant, si cette tare héréditaire est suffisante par elle-même, pour créer de toute pièces la sclérose des cordons postérieurs. Ici je crois pouvoir répondre par la négative. La prédisposition héréditaire me paraît insuffisante par elle-même, il faut autre chose pour devenir ataxique. Petit (1), Ferry (2) ont signalé le traumatisme comme cause occasionnelle. A une certaine époque, on a beaucoup incriminé les excès génitaux, le coït debout, etc. On a en général pris l'effet pour la cause ; *ne fait pas des excès de coït qui veut,* il faut pour cela une prédisposition, une excitabilité particulières du centre génito-spinal, qui n'est point l'apanage de tout le monde, et qui se rencontrent surtout chez les gens issus de souche névropathique, et névropathes eux-mêmes. Quelquefois même cette hyperexcitabilité du sens génital, n'est qu'un premier symptôme du tabès, et souvent aussi on la rencontre chez des gens qui ne sont point et ne deviendront point ataxiques, sauf dans certaines circonstances spéciales.

La prédisposition héréditaire constitue toujours un « *locus minoris resistentiæ* », vis-à-vis des différentes maladies qui peuvent affecter l'organisme, c'est là un fait bien connu en pathologie générale, sur lequel je n'ai pas à insister. Le système nerveux est soumis à cette loi comme les autres, et certaines maladies qui, chez des individus sains, n'auraient aucune tendance à l'actionner d'une manière spéciale, se comportent différemment chez les sujets

____

(1) Petit, *De l'Ataxie dans ses rapports avec le traumatisme.* Arch. gén. de Méd. 1877, p. 489.

(2) Ferry, *Recherches statistiques sur l'Étiologie de l'ataxie locomotrice progressive.* Th. de Paris, 1879.

prédisposés. J'aurai à revenir dans un chapitre spécial
sur cette proposition, en étudiant la manière dont réagit
le système nerveux des héréditaires, dans les maladies infectieuses et les intoxications, actuellement je ne ferai qu'en
dire quelques mots au sujet de l'ataxie, et des relations
de cette dernière avec les maladies générales. Deux d'entre elles ont été incriminées dans la pathogénie de cette
affection, le rhumatisme et la syphilis. Pour ce qui est du
rhumatisme et de ses rapport avec le tabès, la question
est douteuse. Cette relation a été défendue par Rosenthal,
par Leyden (1), qui considèrent le refroidissement, comme
la cause la plus directe et la plus fréquente du tabès.
Rehlen (2) sur 35 cas, a noté 26 fois (73, 4 0/0) le refroidissement ; Belugou (3) sur 32 malades trouve 17 fois
53 0/0) le rhumatisme. Or, si l'on envisage la question au
point de vue de l'arthritisme en général, et de l'artério-
sclérose en particulier, on ne trouve point dans les lésions
viscérales des tabétiques, une confirmation de cette vue
théorique. Les tabétiques ne sont point des poly-scléreux,
ils ne le deviennent qu'avec les progrès de l'âge, mais ne
le sont point d'emblée et dès le début de leur affection.
Reste la syphilis, on sait combien est fréquente cette dernière chez les malades atteints de tabès. Le procès de la syphilis, — pour et contre, — a été fait tant de fois ces dernières années, que je crois inutile d'insister de nouveau
sur ce sujet.

(1) Leyden, Art. *Tabes dorsalis* in Real Encyclopädie der Gesammt.
Heilkunde, 1882, p. 397.

(2) Rehlen, *Statistiche Mittheilungen uber 35 Fälle von Tabes dorsualis.*
Aerztl. Intelli. Bl. München, 1882, 7 mars, p. 101.

Rehlen sur ces 35 cas a trouvé comme autre cause étiologique 5 fois
(14, 3 0/0) la disposition héréditaire et 4 fois (11, 4 0/0) pas de cause
avérée.

(3) Belugou, *Recherches sur les causes de l'Ataxie locomotrice progressive.*
Progrès médical, 1885, p. 171.

Il est un fait certain, c'est que presque tous les tabétiques sont d'anciens syphilitiques. Erb (1), pour prouver que la coexistence du tabès et de la syphilis, n'était point due au hasard, a examiné au point de vue de la syphilis 400 malades atteints d'affection du système nerveux, en dehors de l'ataxie locomotrice. Il a obtenu les résultats suivants : Tandis que la syphilis s'observe chez 88 0/0 des tabétiques, elle ne s'observe que chez 23 0/0 des 400 malades nerveux non ataxiques.

Pour Fournier (2), les connexions de la syphilis et du tabès sont si étroites, qu'il décrit un tabès syphilitique. On a opposé à cette manière de voir le fait que le tabès est une affection systématique, objection qui a sa valeur, car la syphilis dans ses manifestations anatomiques, se traduit en général par des lésions d'ordre différent. On est en outre vraiment étonné de voir le petit nombre de tabétiques, comparé au nombre considérable de syphilitiques. Toutes ces particularités ont déjà été relevées maintes et maintes fois.

Tout ce que l'on peut dire, c'est que la syphilis est une cause puissante de tabès, chez les sujets ayant une tare nerveuse héréditaire; un névropathe syphilitique court de grandes chances d'être un jour ou l'autre tabétique, surtout s'il existe dans ses ascendants ou ses collatéraux des névroses graves, mais on peut dire aussi, et cela avec une quasi certitude, que la syphilis, par elle seule, est impuissante à produire de toutes pièces le tabès chez un sujet non prédisposé.

La maladie infectieuse, ne peut rien si le terrain n'est

____

(1) Erb, *Tabes und Syphilis*. Centralbl. f. d. med. Wissenschaft, 1881. n° 11 et 12, p. 195 et 213.

(2) A. Fournier, *De l'Ataxie locomotrice d'origine syphilitique* (Tabès spécifique) 1 vol., Paris, 1882.

pas favorable; dans le tabès, ainsi que l'enseigne M. Charcot, c'est l'hérédité qui domine, la syphilis n'est qu'une cause adjuvante, elle ne peut agir que sur un terrain préparé longtemps à l'avance, et ce n'est que dans ces conditions que le syphilitique peut devenir tabétique.

Le tabès s'observe-t-il chez l'enfant? Depuis que l'on sépare nettement de la sclérose des cordons postérieurs — du tabès classique de Duchenne, — la maladie de Friedreich, — affection de l'enfance, de la puberté et de l'adolescence, — ces cas de tabès chez l'enfant, deviennent de jour en jour plus rares. Il en existe toutefois qui paraissent indubitables. Eulenburg parle d'un enfant de 9 ans tabétique (1), Jacubowitsch (2) rapporte l'observation d'un garçon de 10 ans, tabétique, sans antécédents héréditaires (3). Tout récemment B. Remak (4) a relaté trois nouveaux faits que je résume ici :

N° LVIII.

PÈRE — Syphilis à 25 ans. **Tabès au début.** Douleurs fréquentes. Troubles vésicaux abolition du reflex patellaire, signe de Romberg. Incoordination motrice légère analgésie en plaques.

MÈRE — Morte d'une affection cardiaque. 4 grossesses, 2 fausses couches.

ERNEST — 6 ans, **Tabès fruste.** Enfant débile, incontinence nocturne d'urine, douleurs fulgurantes, signe de Romberg, hyperesthésie des disques vertébraux, troubles de la sensibilité, abolition des reflexes patellaires, atrophie papillaire.

(1) Eulenburg, *Lehrbuch der Nervenkrank.* 1878, Bd. I, p. 459.

(2) Jacubowitsch, *Tabes dorsalis im Kindesalter* (Arch. f. Kinderheilk. vol. V, 1884, p. 187.

(3) Hollis, *Locomotor Ataxy in a boy.* (British. med. Journ., 1880, I july 31 p. 167) et Leubuscher (Berl. Klin. Wochenschr., 1882, n° 39) ont décrit deux cas de tabès l'un, chez un enfant de 13 ans, l'autre chez un enfant de 3 1/2 ans, mais ces cas me paraissent sujets à caution.

(4) B. Remak, *Drei Fälle von Tabes im Kindesalter.* (Berl. Klin. Wochenschr, 1885, n° 7, p. 105.)

D.   13

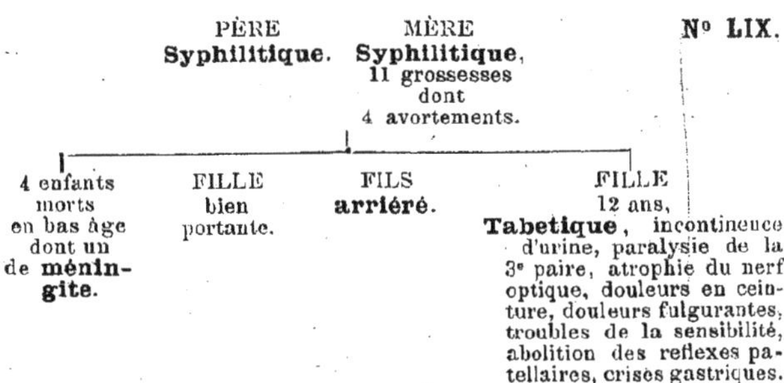

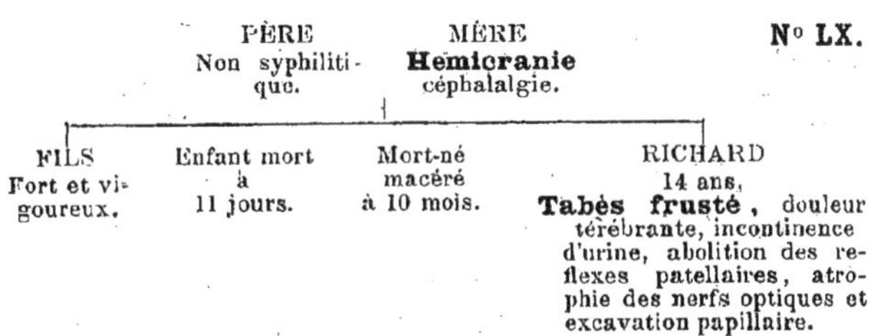

De ces observations examinées au point de vue des antécédents héréditaires, il résulte que la syphilis paraît être
en jeu ici. Dans la première observation, un père syphilitique et tabétique engendre un enfant tabétique, c'est
là un des *rares* exemples *d'hérédité directe* similaire
du tabès. Dans la seconde observation les deux générateurs syphilitiques engendrent 7 enfants, dont 4 sont morts
en bas âge, dont un fils est arriéré, une fille bien portante
et une fille de 12 ans tabétique. Enfin, dans la troisième
observation, il ne semble y avoir ni syphilis ni hérédité
nerveuse, bien avérée, la mère n'ayant présenté que de
l'hémicranie et des névralgies.

Faut-il de là conclure que le tabès, lorsqu'il survient
chez un enfant issu de parents syphilitiques, n'est qu'une
manifestation tardive de la syphilis héréditaire, ainsi que
le pense Fournier pour certains cas de l'adulte? La chose

me paraît douteuse, car l'hérédité nerveuse n'a peut-être pas été recherchée chez les collatéraux. Du reste les faits de *tabès à début infantile,* manquent encore de la sanction anatomo-pathologique, et il faut attendre, avant de se prononcer à cet égard.

ATAXIE HÉRÉDITAIRE (MALADIE DE FRIEDREICH).

Brousse (1) et Féré (2), ont proposé d'attacher le nom de Friedreich, à une affection encore mal caractérisée anatomiquement, affection de la jeunesse et de la puberté dont l'anatomie pathologique est loin d'être faite, affection *héréditaire*, mais surtout *familiale* (Féré) au premier chef, et que Friedreich a décrite sous le nom d'*ataxie héréditaire*. Ainsi que le fait remarquer Féré, l'expression d'ataxie héréditaire est doublement regrettable, car non seulement nous n'avons pas toujours affaire ici à une *forme* (3) de l'ataxie musculaire progressive, mais l'épithète d'*héréditaire* ne peut lui être appliquée à l'exclusion de la maladie de Duchenne, dans laquelle l'*hérédité directe similaire*, quoique extrêmement rare, peut s'observer quelquefois(?) l'hérédité *névropathique* souvent, sinon presque toujours. C'est là un point de l'étiologie du tabès, sur lequel nous avons vu M. Charcot insister précédemment.

(1) Brousse, *De l'Ataxie héréditaire (maladie de Friedreich).* Thèse de Montpellier, 1883.

(2) Féré, *Ataxie héréditaire, maladie de Friedreich, sclérose diffuse de la moelle et du bulbe.* (Progrès médical, 1882, p. 890.)

(3) Dans quelques cas elle se rattache d'après MM. Charcot et Bourneville à la sclérose en plaques (Bourneville, *Nouvelle étude sur quelques points de la sclérose en plaques,* 1869, p. 212.)

L'hérédité *similaire directe*, plus souvent *collatérale* de la maladie de Friedreich, est donc bien connue, admise par tous les auteurs, elle fait partie pour ainsi dire de son cortège symptomatique. Aussi n'y ai-je pas insisté davantage. Mais il me reste à rechercher si l'hérédité, directe ou collatérale est toujours *similaire*, si nous ne trouvons point ici des états névro-psychopathiques divers. Friedreich (1) a signalé dans les antécédents de ses malades *l'hémiplégie brusque* (Obs. I), *l'alcoolisme aigu* et *chronique* (Obs. I et II), Seeligmüller (2) des *états névropathiques* divers, Carpenter (3) la *paralysie générale* chez un oncle, *l'hystérie?* chez un cousin du père ; Quincke (4), et Rutimeyer (5), *l'alcoolisme* chez le grand père maternel et le *nervosisme* chez la mère ; Gowers (6), la *chorée* chez la mère, l'*aliénation mentale* chez un oncle paternel et deux cousins. Musso (7), la *mélancolie* et l'*aliénation mentale* chez la grand-mère, l'*ataxie* chez un grand'oncle, des dispositions *nevro-psychopathiques* chez les parents, — et 7 *mort-nés* dans 2 branches d'une même famille. Tout récemment Vizioli (8) a rapporté l'observation de 2 familles, fort intéressantes au point de vue des relations de la maladie de Friedreich, avec la *syphilis*, *l'arthritisme*, et le *nervosisme*.

(1) FRIEDREICH, *Ueber Ataxie mit besonderer Berücksichtigung die hereditären Formen.* Virchow's Arch. Bd 48, p. 145 et Bd 70, p. 140.

(2) SEELIGMÜLLER, *Hereditäre Ataxie mit Nystagmus.* Archiv. f. psych und Nervenkr. Bd X, 1880, p. 222.

(3) CARPENTER, Medical Society of London, 1871.

(4) QUINCKE. Virchow's Arch. Bd 68, p. 165.

(5) RÜTIMEYER, *Ueber hereditare Ataxie.* Virchow's Archiv. 1883. Bd 91, p. 106.

(6) GOWERS, Transact. of clin. Soc. London, vol. XIV, 1880.

(7) MUSSO, *Sulla malattia del Friedreich (Atassia locomotrice ereditaria)*, *La Rivista clinica*, 1884, octobre. Voyez aussi l'analyse parue in *Mendel's Neurol. Centralb.*, 1885, p. 11.

(8) VIZIOLI, *La Malattia di Friedreich (Atassia hereditaria)* Giornale di Neuropatologia, 1885.

N° LXI.

MALADIE DE FRIEDREICH.

PÈRE
ANIELLO VITIELLI
Mort à 75 ans, d'apoplexie cérébrale. Goutteux. Bonne santé. Puissant jusqu'à la veille de sa mort. Passablement alcoolique. Caractère **irascible**. Esprit éveillé.

MÈRE
LUIGIA LUISI
Morte à 72 ans de gangrène sèche. Plusieurs attaques de convulsions dans l'enfance. **Migraineuse** toute sa vie. **Caractère bizarre.**

VIZIOLI (*loco citato.*)

1) MARIANNA
Morte à 46 ans, avec **hémiatrophie faciale congénitale droite.** Oreille droite réduite au lobule. Intelligence développée.

2) GIUSEPPE
Sain; mort à 3 ans. Rien à noter.

3) ROSA
Morte à 26 ans d'une maladie intercurrente. **Paralysie des 4 membres, troubles de la parole.** Drôle, bien conformée; n'a jamais marché.

4) RAFFAELE
Sain; mort à 10 mois, sans rien présenter qui se rapportât à la maladie de Friedreich.

5) GIUSEPPE
Mort à 44 ans d'**hémorrhagie cérébrale; ataxie des 4 membres** et de presque tous les muscles du cou et du tronc. Cypho-scoliose. Intelligence remarquable. Pouvoir sexuel très développé.

6) ANTONIO
Sain; mort à 40 ans, d'un anévrysme. Caractère sombre, **hypochondriaque.** Intelligence remarquable.

7) VINCENZO
Paralysie complète des membres inférieurs. **Ataxie** et paralysie des membres supérieurs; troubles de la parole. Nystagmus. Conservation du pouvoir sexuel.

8) RAFFAELE
Sain; 47 ans. Caractère un peu **irascible.** Faculté sexuelle bien développée.

9) ANIELLO
Sain; 40 ans. Intelligence ouverte; un peu **ivrogne.** Activité sexuelle développée.

10) LUCIA
Saine; mariée; pas d'enfants; bonne constitution; caractère **irritable.**

11) FILOMENA
Ataxie des 4 membres, avec atrophie et paralysie, plus marquées aux membres inférieurs. Mariée. Pas d'enfants.

12) MARGHERITA.
Ataxie des 4 membres, plus prononcée aux membres inférieurs. Pas d'atrophie. Troubles de la parole. Mariée, 2 enfants sains, n'a pas allaité.

13) ANDREA.
Ataxie des 4 membres, paralysie et atrophie prédominant aux membres inférieurs. Squelette et système musculaire peu développés. Marié, 2 fils bien portants.

14) MARIA.
Ataxie des 4 membres. Paralysie et atrophie prédominant aux membres inférieurs. A eu jusqu'à 10 ans la démarche caractéristique.

15) LUIGI
Sain. 30 ans. Ne présente rien d'anormal. Intelligence vive.

16) FRANCISCO
mort à 6 ans d'une maladie intercurrente **ataxique,** spécialement aux membres inférieurs, n'a jamais marché.

a) ANIELLO
Sain. Mort à 6 ans, de scarlatine.

b) ANTONINO
6 ans. Début de l'ataxie à 3 ans.

c) LUIGI
3 ans. A 2 ans démarche **ataxique** caractéristique.

d) ANIELLO
20 mois, marche bien mais a de l'insomnie.

e) LUISA
Un mois. Ne présente aucun trouble sauf de l'insomnie.

(A placer entre les pages 196 et 197.)

OBSERVATION XVI.—La famille Luongo comprend six enfants dont *deux* atteints de la **maladie de Friedreich** et dont quatre sont morts sans présenter rien de remarquable à l'âge de 9, 15 mois, de 9 et 11 ans. Un enfant ataxique a eu des **convulsions** à l'âge de 2 ans. — Le père est un paysan de santé robuste, ne présentant rien à noter dans ses antécédants, et collatéraux. La mère est **nerveuse**, *très excitable*, elle a été atteinte à 15 ans de *panophobie*. Le grand-père maternel qui était *syphilitique* est mort **d'apoplexie cérébrale**. La grand'mère maternelle est frappée **d'apoplexie** depuis 3 ans.

L'observation de la famille Vitielli (tableau LXI) est aussi extrêmement intéressante; elle montre mieux que n'importe quelle observation publiée jusqu'à ce jour, les connexions intimes de la maladie de Friedreich avec le névro-arthritisme. Père goutteux, irascible, mort d'apoplexie cérébrale, mère bizarre, migraineuse, ayant eu des convulsions dans l'enfance, 8 enfants et 2 petits-enfants atteints de la **maladie de Friedreich**; une fille atteinte **d'hémiatrophie faciale**, un fils **hypocondriaque**, deux enfants **irritables** et **irascibles**, un **ivrogne**, et sur 16 enfants, trois seuls qui paraissent bien portants.

Les états névropathiques n'auraient pu s'accumuler davantage, et il ne me semble pas nécessaire d'insister.

MALADIE DE THOMSEN (1)

Comme la maladie de Friedreich, l'affection tour à tour décrite sous le nom de *crampes toniques des muscles volontaires* (Thomsen (2), *paralysie spinale hypertrophique spasmodique* (Seeligmuller (3), *mystonie congénitale* (Erb (4),

---

(1) Je place ici la maladie de Thomsen, bien que l'on puisse se demander, en l'absence d'autopsie, s'il s'agit vraiment dans l'espèce d'une affection avec lésions anatomiques.

(2) THOMSEN, *Tonische Krämpfe in willkürlich beweglichen Muskeln in Folge von ererbter psychischen Disposition.* Arch. f. Psych. v. Nervenk. 1876, Bd VI, p. 702.

(3) SEELIGMULLER, *Tonische Krampfe in willkurlich beweglichen Muskeln (Muskelhypertrophie).* Deutsch med. Wochenschr., 1876, pp. 389-401.

(4) ERB.

spasme musculaire au début des mouvements volontaires
(Ballet et Marie (1), et communément décrite sous le
nom de *maladie de Thomsen*, fait partie des affections dans
lesquelles l'hérédité directe, similaire, appartient, pour
ainsi dire, au complexus symptomatique, et a été observée
par presque tous les auteurs.

Thomsen, dans sa propre famille, l'avait poursuivie
dans cinq générations. Seeligmuller l'a suivie dans deux
générations, Leyden, Strümpell (2), l'ont rencontrée chez
les collatéraux, etc. Affection généralement héréditaire et
datant de la deuxième enfance (Thomsen toutefois l'a
rencontrée chez un de ses enfants au berceau), elle est
caractérisée par une raideur spasmodique passagère
quelquefois douloureuse, de certains muscles, survenant
au moment et pendant l'exécution d'un mouvement.

Héréditaire directe et collatérale au premier chef, il
me faut examiner ici, quelles sont ses relations avec les
autres affections nerveuses, tant chez les malades atteints
de l'affection de Thomsen que chez leurs ascendants et
collatéraux. Thomsen insiste sur les troubles psychiques
qui, d'après lui, feraient partie du complexus symptomatique, son arrière-grand'mère est morte de *manie* puerpérale, deux arrières-grandes-tantes ont présenté des
troubles *psychiques*, son grand-père a été *aliéné*, ses
oncles et plusieurs cousins germains ont été atteints de
troubles psychiques; dans sa propre famille, il a eu une
sœur mélancolique et d'autres sœurs et frères enclins à la
mélancolie. D'après les observations de Thomsen, les relations psychopathiques sont donc bien établies; que trouve-

(1) Ballet et Marie, *Spasme musculaire au début des mouvements
volontaires* (Étude d'un trouble fonctionnel jusqu'à ce jour non décrit en
France). Arch. de Neurol., 1883, janvier, vol. V, n° 13, p. 1.

(2) Bernhardt, *Muskelsteifigkeit und. Muskelhypertrophie (Ein selbst-
ständiges Symptomen complex)*. Virchow's Arch., t. I, XXV, 1879, p. 516.

t-on dans les observations publiées depuis le travail de cet auteur? Bernhardt (1) cite *l'épilepsie* chez un oncle, Eulenburg et Melchert la *surdi-mutité* chez des cousins germains, des *convulsions* et des *céphalagies* chez tous les frères et sœurs, la migraine chez une sœur, des *paroxysmes nocturnes de terreur et de palpitations*, chez une autre, sœur de quatre enfants, atteinte de maladie de Thomsen; dans cette famille, il ne semble pas y avoir eu d'antécédents nerveux chez les parents. Vigouroux, chez un malade issu d'un père arthritique et d'une mère nerveuse, signale la coexistence de la maladie de Thomsen et de la *paralysie pseudo-hypertrophique* (2).

Il s'agit dans ce cas, de la paralysie pseudo-hypertrophique véritable, et non point de l'hypertrophie musculaire, de ces formes athlétiques, que Thomsen avait remarquées chez son fils aîné surtout, et que Bernhardt, Seeligmuller, Leyden, Pétroné, Marie et Ballet, ont retrouvées chez leurs malades.

Dans quelques observations, les antécédents névropathiques n'ont pas été signalés, soit qu'ils n'aient pas existé, soit qu'ils n'aient été recherchés que dans le sens de l'hérédité directe similaire. On ne doit nonobstant pas hésiter à placer la maladie de Thomsen, au premier rang parmi les névropathies a hérédité similaire, et à faire rentrer cette affection dans la grande famille neuro-pathologique.

(1) EULENBURG UND MELCHERT, *Thomsen'sche Krankheit bei vier Geschwistern.* Berl. Klin. Wochenschr., 1885, pp. 605-608.

(2) VIGOUROUX, *Maladie de Thomsen et Paralysie pseudo-hypertrophique.* Arch. de Neurol., 1884, vol. VII, n° 24, p. 273.

MALADIE DE CHARCOT

SCLÉROSE LATÉRALE AMYOTROPHIQUE

Dans cette affection, dont le symptomatologie est trop connue depuis les travaux de M. Charcot, pour que je croie nécessaire d'y insister, l'hérédité jusqu'ici n'est point démontrée : dans un seul fait dû à Féré l'hérédité nerveuse a été rencontrée (1), et dans l'immense majorité des cas, M. Charcot (communication orale) n'a pas rencontré, chez les ascendants ou chez les descendants des malades, de transmission héréditaire soit similaire soit dissemblable. C'est là du reste un sujet sur lequel l'avenir nous renseignera, à mesure que l'on recherchera l'hérédité dans les affections du système nerveux, car les travaux récents de Schultze et de Pick, que j'ai indiqués plus haut, tendent à montrer, qu'il peut exister dans la maladie de Charcot, un arrêt de développement ou une anomalie, dans la distribution des faisceaux blancs de la moelle, pouvant jusqu'à un certain point, nous rendre compte du développement de cette affection.

SCLÉROSES COMBINÉES

On désigne sous ce nom, la sclérose de plusieurs faisceaux blancs de la moelle [Westphal] (2), pouvant se rencontrer dans des circonstances assez différentes, car aujourd'hui l'accord est loin d'être fait sur ce point spécial de neuropathologie. Le nombre de cas que nous possédons n'est pas suffisant, pour permettre d'en tirer des conclusions au point de vue de l'influence héréditaire. Il s'agit là, je le

(1) Loco citato, p. 43.
(2) WESTPHAL, *Ueber combinirte (primaere) Erkrankungen der Rückenmarksstränge.* (Arch. f. Psych. u. Nervenk. Bd VIII, 1878.)

répète, d'une question encore à l'étude, et il est probable que l'on a groupé sous le nom de scléroses combinées, un certain nombre d'affections de causes différentes. Chez la plupart de ces malades, les symptômes sont ceux de l'ataxie accompagnée d'une paraplégie plus ou moins intense, avec ou sans contracture. Dans un travail publié sur ce sujet (1), j'ai montré que dans plusieurs de ces cas, il ne s'agissait que d'une propagation de la sclérose postérieure aux faisceaux latéraux correspondants, par l'intermédiaire d'une leptoméningite chronique, interprétation qui a été combattue tout récemment par Westphal (2). En outre, on rencontre chez ces malades des névrites cutanées, en tous points analogues à celles que l'on observe chez les tabétiques purs, ce sont là autant de raisons que l'on peut invoquer, en faveur de l'existence d'une parenté assez étroite entre certaines formes de sclérose combinée, et le tabès, et par conséquent en faveur de l'hérédité nevropathique. Mais, je le répète, les faits ne sont pas encore assez nombreux aujourd'hui, pour permettre d'apporter une solution à cette question.

Le **tabès dorsal spasmodique** (Erb, Charcot) a été rencontré dans la famille névropathique ; Bloch (3) rapporte l'observation d'une famille de 7 enfants, dont trois étaient atteints de paralysie spasmodique des membres inférieurs, et un quatrième d'ataxie locomotrice avec épilepsie. Féré à vu également le tabès dorsal spasmodique se développer chez deux frères (4).

(1) J. Dejerine, *Du Rôle joué par la Méningite spinale postérieure des tabétiques dans la pathogénie des scléroses combinées,* avec 1 pl. (Arch. de Phys. norm. et pathol., décembre 1884).

(2) Westphal, *Bemerkungen zu dem Aufsatze des Herrn Dejerine, etc.,* (in Arch. f. Psych. u. Nervenk. Bd XVI, 1885, p. 577.)

(3) Bloch, *Neuropatische Diathese und Kniephänomen.* (Arch. f. Psych. und Nervenkr., XII, 1884, p. 471).

(4) Loco citato, p. 49.

MYÉLITES DE L'AXE GRIS ANTÉRIEUR
PARALYSIE INFANTILE
PARALYSIE SPINALE AIGUE DE L'ADOLESCENCE
ET DE L'AGE ADULTE
ATROPHIE MUSCULAIRE PROGRESSIVE

Ce n'est que depuis quelques années seulement, et cela est dû à l'enseignement de M. Charcot, que l'on s'est mis à rechercher si derrière ces téphro-myélites, il n'existait pas un terrain nerveux héréditaire. Duchenne ne parait pas s'être préoccupé de la question, il cite cependant le cas d'un malade dont le père fut atteint plus tard d'ataxie locomotrice (1).

Il n'est cependant point rare, comme l'indique M. Charcot, de rencontrer la téphro-myélite antérieure aiguë, chez des nerveux héréditaires, et cet auteur a eu l'occasion d'en observer un certain nombre d'exemples. Voici quelques-unes de ses observations, qu'il a bien voulu me communiquer.

N° LXII.

GRAND-PÈRE PATERNEL
mort
de **paralysie générale progressive.**

PÈRE
bien.

MÈRE
bien.

FILLE
8 ans.
A dix-huit mois, fièvre et convulsions, puis paraplégie.
Aujourd'hui, lésions indélébiles de la **paralysie infantile** dans le membre inférieur gauche.

FILLE
4 ans.
A 3 ans 1/2, fièvre, convulsions et paraplégie.
Aujourd'hui, les deux membres inférieurs présentent des signe indélébiles de la **paralysie infantile.**

(1) DUCHENNE (de Boulogne), *De l'Électrisation localisée* (3e édition, p. 416.)

L'intérêt de cette observation est encore augmenté par le fait que les deux enfants sont atteints de la même affection.

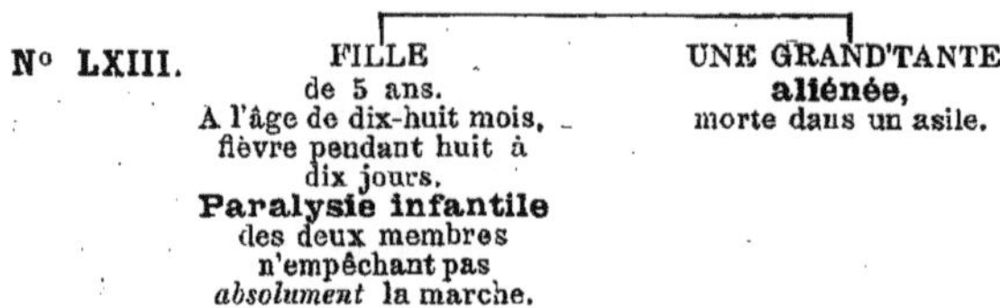

Dans l'observation suivante, due également à M. Charcot, l'hérédité névropathique existe sous diverses formes, chez plusieurs des ascendants.

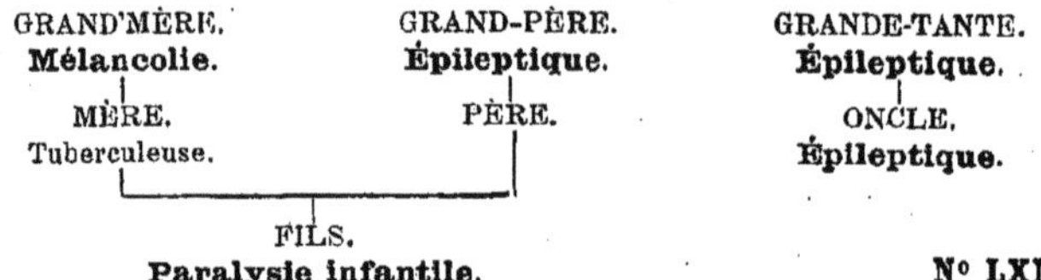

Dans le tableau suivant, qui m'a été obligeamment fourni par un de mes anciens maîtres, on voit un paralytique général, engendrer des enfants, dont l'un est atteint de paralysie infantile.

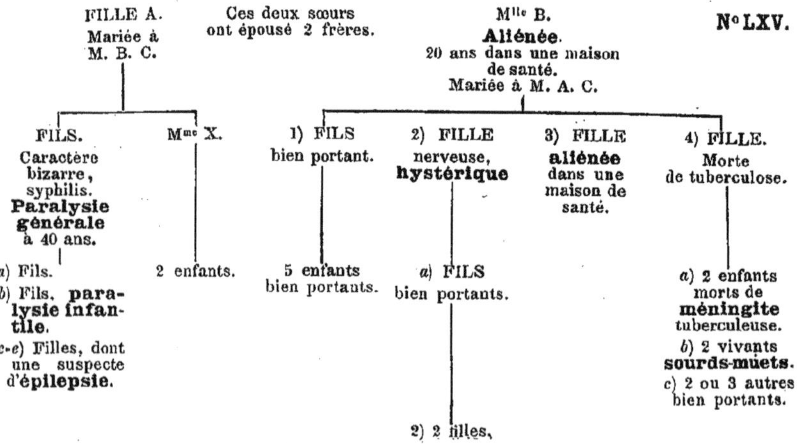

Le cas précédent est à rapprocher de celui de Seeligmuller, qui vit un enfant atteint de paralysie infantile, dont le père était mort de paralysie générale. La possibilité de rencontrer la paralysie infantile chez 2 enfants d'une même famille, en dehors de toute hérédité signalée, tend encore à prouver qu'il s'agit d'une maladie familiale. Hammond a vu l'affection se développer chez 2 frères, Meyer l'a observée chez 2 jumeaux. Seeligmuller, chez 2 sœurs, chez 2 frères, chez un frère et une sœur (race juive dans ce dernier cas).

Ainsi qu'on peut le voir d'après l'exposé précédent, les cas de paralysie infantile avec antécédents nerveux dans les ascendants, ne sont point si rares qu'on le croirait de prime-abord. Comme l'indique M. Charcot, il suffit d'avoir l'attention attirée de ce côté pour en rencontrer. On peut en dire autant des téphro-myelites aiguës de l'adolescence et de l'âge adulte, moins communes il est vrai, mais dans lesquelles l'hérédité nerveuse existe aussi parfois. Le fait que l'on puisse voir survenir la chorée chez un malade atteint de téphro-myélite antérieure, prouve encore les liens qui unissent cette dernière affection à la famille neuro-pathologique. L'observation suivante, due à M. Charcot, en constitue un exemple très démonstratif.

PARALYSIE SPINALE ET CHORÉE

OBSERVATION XVII. — Mlle X, 17 ans. **Paralysie subite** des 2 membres supérieurs, le gauche surtout. Réaction de dégénérescence dans un certain nombre de muscles de ce côté. L'an dernier cette jeune fille a été atteinte de **chorée** pendant un temps assez long, postérieurement à une attaque légère de rhumatisme articulaire, qui, s'étant localisé quelque temps sur la hanche, a fait craindre une coxalgie.

On peut voir aussi des téphro-myélites à marche plus lente, (paralysie générale spinale antérieure subaiguë de Duchenne), se développer chez plusieurs enfants d'une même famille, l'observation suivante de Schultze (1) est à cet égard, on ne peut plus démonstrative, et on peut en rapprocher quelques-uns des faits rapportés récemment par MM. Charcot et Marie (2).

PARENTS ET GRANDS-PARENTS N° LXVI.

Pas d'affections nerveuses ni de maladie semblable à celle des enfants.

1. ENFANT 13 ans. Bien portant.	2. FILLE 9 ans. **Paralysie atrophique.**	3) FILS 6 ans. **Paralysie atrophique.**	4) FILLE 3 ans. **Paralysie atrophique.**	5) ENFANTS Morts à 13 mois sans anomalies.
	Ayant débuté à l'âge de 2 ans par les muscles animés par le sciatique poplité externe, s'étendant au sciatique poplité interne au crural, et à l'âge de 6 ans aux éminences thenar et hypo-thenar, aux interosseux, aux extenseurs des doigts et aux cubitaux. Abolition du reflexe patellaire. Pas de contractions fibrillaires. Légère diminution de la sensibilité dans la sphère du cubital.	Ayant débuté vers l'âge de 2 ans par une paralysie et atrophie des peroniers. Paralysie complète et atrophie prononcée du domaine du nerf sciatique poplité interne. Circonférence du mollet, 13 centimètres. Légère atrophie de l'éminence thenar. Pas de contractions fibrillaires. Conservation du reflexe patellaire.	Ayant débuté vers l'âge de 2 ans par une paralysie des muscles animés par la sciatique poplité externe. Réaction de dégénérescence. Intégrité des gastrocnémiens ainsi que du soléaire. Circonférence du mollet, 17 centimètres. Pas de contractions fibrillaires. Conservation du reflexe patellaire.	

(1) Schultze, *Ueber eine eigenthümliche progressive atrophische Paralysie bei mehreren Kindern derselben Familie.* Berl. Klin. Wochensch. 1884, XXI, pp. 649-651.

(2) J. M. Charcot et P. Marie, *Sur une forme particulière d'atrophie musculaire progressive, souvent familiale, débutant par les pieds et les jambes atteignant plus tard les mains.* Revue de Médecine, n° 2, février 1886.

Le Dr Darier, Répétiteur d'histologie au Collège de France, m'a communiqué une observation analogue, encore inédite, concernant 2 frères, atrophiques tous deux, et que j'ai eu l'occasion d'examiner avec lui, à l'Hôtel-Dieu en 1884, au point de vue de l'état de la contractilité électrique. Cette observation, très importante, est résumée dans le tableau ci-dessous.

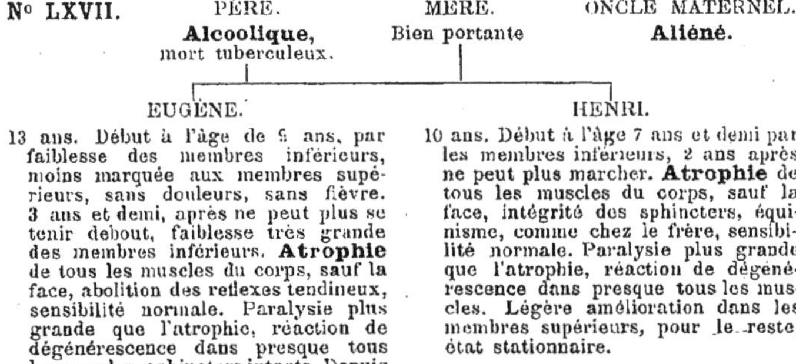

Ces deux malades sont depuis 3 ans à l'Hôpital Sainte-Eugénie, dans le service de M. Cadet de Gassicourt. Ici nous retrouvons l'hérédité collatérale dissemblable (oncle aliéné), et l'importance de cette observation au point de vue de l'hérédité n'a pas besoin d'être relevée.

Si maintenant nous recherchons l'hérédité, dans des formes de téphro-myélite antérieure à marche encore plus lente, **atrophie musculaire progressive**, (type Aran-Duchenne de Charcot, type scapulo-huméral de Vulpian), nous ne la trouvons pas, du moins dans les faits publiés jusqu'ici, et il en est de même pour la **paralysie labio-glosso-laryngée**. Pour ce qui concerne l'atrophie musculaire progressive, la téphro-myélite chronique qui la constitue, ne diffère probablement point, des formes à évolution plus rapide, que j'ai énumérées plus haut. C'est aux futurs observateurs qu'il appartient de combler cette lacune.

En résumé, on peut dire aujourd'hui, que l'hérédité nerveuse dissemblable, est assez commune dans la téphro-myélite aiguë, qu'il en est de même pour les formes plus lentes, et peut-être aussi pour les formes chroniques, où l'hérédité, je le répète, n'est point encore absolument démontrée, et ne peut être que dissemblable et non similaire.

Chez les malades atteints d'atrophie musculaire, indépendante de lésions du système nerveux, l'hérédité est au contraire la règle, son absence l'exception comme on le sait ; dans l'atrophie musculaire progressive de l'enfance de Duchenne (de Boulogne), dont Landouzy et moi avons montré la nature myopathique (**myopathie atrophique progressive**), l'hérédité est très commune (1). Il en est de même pour d'autres formes, la **pseudo-hypertrophie,** le **type Leyden-Möbius**, la **forme juvénile** de Erb. Dans toutes ces formes d'atrophies myopathiques, que M. Charcot regarde comme des variantes d'une même espèce (2), l'hérédité directe ou collatérale est à peu près constante. On peut cependant les rencontrer dans des familles, dont un ou plusieurs membres sont atteints de névroses diverses. Le D\u02b3 Ladame (de Genève) a bien voulu me remettre à cet égard, une observation inédite, résumée ci-après.

Il est possible que le fait suivant ne soit pas isolé, mais quoi qu'il en soit, il n'implique pas nécessairement une relation de cause à effet, entre les névroses et l'atro-

---

(1) L. LANDOUZY et J. DEJERINE, *De la Myopathie atrophique progressive* (Compt. rend. de l'Ac. des sc., janvier 1884) et Revue de médecine (février et avril 1885.)

(2) J. M. CHARCOT, *Revision nosographique des atrophies musculaires.* (Progrès médical, février 1885.)

phie musculaire myopathique. Il ne s'agit très vraisemblablement ici que d'une coïncidence, car on peut être
tout à la fois névropathe et myopathique, sans que ces
deux états soient dépendants l'un de l'autre. Ils n'ont très
vraisemblablement qu'un seul point de contact entre eux,
à savoir l'état de dégénérescence.

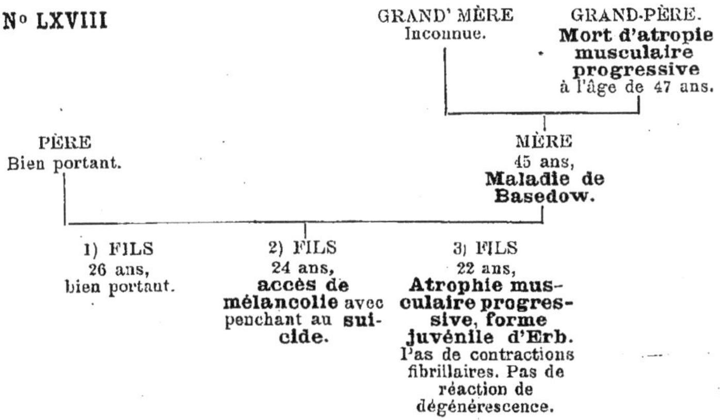

MYÉLITES NON SYSTÉMATIQUES

(AIGUES ET CHRONIQUES)

1° **Myélite aiguë diffuse.** Il s'agit là d'une affection,
somme toute, assez peu commune, et sur laquelle nous
manquons complètement de renseignements au point
de vue de l'hérédité. Je noterai cependant, que Féré
l'a vue survenir chez un individu appartenant à une
famille, dans laquelle plusieurs membres présentaient
des accidents nerveux (1). Ce que je viens de dire pour
la myélite aiguë diffuse peut s'appliquer à la **myélite**

____

(1) *Loco citato*, p. 49.

transverse, quelles que soient ses causes, ainsi qu'à la **paralysie ascendante aiguë**. La tendance actuelle est, comme on le sait, de considérer les affections précédentes, comme la localisation sur le névraxe d'une maladie infectieuse. Quant à savoir si cette localisation est due à une prédisposition héréditaire, nous manquons encore des éléments nécessaires pour la solution de cette question.

MYÉLITES CHRONIQUES.

Les unes, tantôt diffuses et tantôt systématiques, relèvent très nettement de l'influence héréditaire, ce sont celles qui accompagnent si fréquemment la paralysie générale (Westphal). Dans les autres, (myélites diffuses), l'influence de l'hérédité dissemblable (épilepsie, aliénation, etc.) serait fréquente d'après Grasset (1). Du dépouillement d'un assez grand nombre d'observations de myélites chroniques diffuses, il ne m'apparaît point que l'hérédité nerveuse soit aussi commune que le prétend cet auteur. Il ne faut pas oublier qu'il s'agit ici de scléroses primitives, non systématiques, d'origine vasculaire ou autre, souvent développées sous l'influence de maladies générales ou infectieuses (syphilis), et qui peuvent très bien prendre naissance sans prédisposition héréditaire.

C'est du reste un sujet qui nécessite encore de nouvelles recherches, car, dans beaucoup d'observations, l'hérédité n'a pas été recherchée avec tout le soin désirable. Quant à la **sclérose en plaques**, elle pourrait, selon Chwosstek (2), être héréditaire, en outre elle peut accompagner

(1) GRASSET, *Maladies du système nerveux*, p. 470.
(2) CHWOSTEK, *Weitere Beiträge zur herdweisen Sclerose der Centralnervensystems*. (Allg. Wiener medecinische Zeitung, 1883, p. 370.)

d'autres affections nerveuses ainsi que l'a indiqué Féré (1),
et l'on peut même d'après cet auteur rencontrer, chez les
malades atteints de cette affection, des troubles psychiques de différents ordres. Ici encore, on peut se demander
si l'hérédité nerveuse est bien nécessaire à la production
de ces différents symptômes, les lésions anatomiques
de la sclérose en plaques ont, en effet, quelque chose de
si spécial, elles paraissent se rattacher si nettement à
un processus d'inflammation vasculaire, que l'on peut
se demander si le rôle de l'hérédité dans la pathogénie
de la sclérose en plaques, n'est pas en réalité peu considérable.

NÉVROSES VASO-MOTRICES ET TROPHIQUES.

Les troubles vaso-moteurs sont communs, ainsi qu'on
le sait, dans les différentes maladies du système nerveux;
ils peuvent cependant assister aussi l'état isolé, et constituer ainsi une sorte de névrose vaso-motrice indépendante.
Il en est ainsi dans **l'asphysie locale des extrémités,**
avec ou sans gangrène (M. Raynaud), affection que l'on
voit associée assez souvent à l'hystérie, quelquefois même
à l'aliénation [Ritti (2)]. Rien ne prouve jusqu'ici l'hérédité
de cette névrose vaso-motrice ; nous savons cependant, depuis les travaux de Darvin (3), que les phénomènes vaso-
moteurs, caractéristiques de l'émotivité, étaient transmissibles par hérédité.

Parmi les affections cutanées, il en est quelques-unes
dont les parentés avec la famille neuro-pathologique pa-

(1) FÉRÉ, *loco citato*, pp. 40 à 43.
(2) RITTI, Ann. Médic. Psych., t. VIII, 1882, p. 36.
(3) DARWIN, *L'expression des sentiments chez l'homme et les animaux*,
(2ᵉ édition, 1877, p. 338).

raissent très grandes, la **sclérodermie** [Féré (1)], la **morphea alba,** qui n'est qu'une forme de cette dernière affection [Pautry (2)], peuvent en être citées comme exemples. Enfin, il n'est pas jusqu'à **l'hémiatrophie faciale** qui ne puisse rentrer aussi dans la même famille. On l'a vue accompagner la maladie de Friedreich (3), la chorée, l'épilepsie, et sur les 55 cas observés jusqu'ici, l'hérédité similaire a été notée une fois (Seeigmuller). Jessop et Browne, l'ont observée chez une jeune fille dont la mère était aliénée (4). Le tableau XLIII de la page 154, concernant une généalogie de névropathes, remontant à plus de 100 ans, démontre très nettement les relations qui existent entre l'hémiatrophie de la face et les différentes névroses et psychoses (5).

(1) Féré, *loco citato.* p. 34.
(2) Pautry, *Essai sur la morphea alba.* Th. Paris, 1883.
(3) Voy. p. 196 le tableau de Vizioli.
(4) Jessop et Browne, *Two Cases of hemiatrophia facialis* (St. Bartholomew's Hospital Reports 1882, vol. XVIII.)
(5) Le paragraphe des névroses vaso-motrices et trophiques fait partie de celui consacré aux névroses diverses (chap. III, p. 156 et suiv.) dont il a été distrait par erreur, lors de la mise en pages.

CHAPITRE V

L'HÉRÉDITÉ NERVEUSE AU COURS DES MALADIES INFECTIEUSES ET DES INTOXICATIONS

Au cours des maladies infectieuses à marche rapide (fébriles), le système nerveux participe comme les autres, à l'adultération générale des tissus qu'entraîne forcément à sa suite toute maladie infectieuse aigüe. Dans l'immense majorité des cas, les symptômes par lesquels s'affirme cette participation sont passagers, et disparaissent en même temps que la cause qui leur a donné naissance; mais il n'en est pas toujours ainsi, et une maladie infectieuse peut laisser sur le système nerveux des traces indélébiles de son passage, soit sous forme de psychoses, soit sous forme de lésions matérielles plus grossières et plus accessibles à nos moyens d'investigation.

J'aurai donc à rechercher le rôle pathogénétique de l'hérédité, dans certains délires dits **délires fébriles**, dans les psychoses consécutives aux fièvres, et dans certaines lésions du cerveau et de la moelle, qui s'observent quelquefois au cours ou à la suite d'une maladie infectieuse.

RÔLE DE L'HÉRÉDITÉ DANS LA PRODUCTION
DES DÉLIRES FÉBRILES

A côté des troubles délirants, caractéristiques des affections mentales, des délires vésaniques, il existe d'autres
délires qui ne sont que des symptômes plus ou moins accentués, plus ou moins durables d'une maladie aiguë ou
chronique. Parmi eux, les délires qui accompagnent les
maladies générales à réactions fébriles, occupant une place
importante, je dois en dire quelques mots et chercher le
rôle que peut jouer l'hérédité dans leur production. Ces
délires, ne constituant pas une affection essentielle, varient par cela même dans leurs manifestations, leur intensité, leur durée. Ils font simplement partie du cortège
symptomatique de la maladie. Ils surviennent d'ailleurs
à propos des mêmes causes, dans des conditions à peu
près semblables. Aussi, une description particulière du
délire de chaque maladie fébrile est-elle pour ainsi dire
impossible, car ils n'ont pas une forme caractéristique
propre à chaque cas, pouvant permettre à elle seule d'établir un diagnostic certain. Je considérerai donc les délires
fébriles en général, et ne dirai que quelques mots de leurs
manifestations dans certaines maladies où leur fréquence
est la plus grande.

A tous les stades d'une maladie fébrile, les troubles délirants peuvent apparaître plus ou moins accentués. Ils
peuvent faire partie du cortège des prodromes, ou bien
n'apparaître que lorsque la maladie est dans tout son ac-
cuité, à la période d'état : ce sont alors les **délires** ou
psychoses fébriles proprement dits. Souvent enfin, ils ne
se montrent qu'après la maladie, à la période de convalescence. Ce sont ces derniers que certains auteurs, G.

Kræpelin en particulier, ont désigné du nom de **psychoses asthéniques** (1).

Les accidents délirants, qui peuvent se montrer dans la période prodromique des maladies générale fébriles, sont le plus souvent peu accentués. En général ils se réduisent à de l'insomnie, ou bien le sommeil est agité, traversé par des rêves, des cauchemars, des hallucinations le plus souvent visuelles ou de la sensibilité générale ; à l'état de veille le malade est irritable, facilement excitable, ou bien il reste apathique et somnolent. Tel est en résumé le tableau assez simple du délire. Mais alors deux issues sont possibles : ou bien tout s'arrête là, les accidents cérébraux ne sont que passagers et la maladie s'établit sans autres manifestations psychopathiques, ou bien, au contraire (et c'est le cas le plus fréquent), les symptômes délirants suivent la même marche que cette dernière, et se présentent à leur summum lorsqu'elle atteint la période d'accès fébriles. C'est en s'appuyant sur ce dernier fait que certains observateurs, tout en notant le début brusque possible du délire fébrile au moment de l'accès, ont signalé aussi la possibilité de symptômes précurseurs.

Quoi qu'il en soit du mode de début, voyons sous quelle forme peut se présenter le délire fébrile, une fois constitué. Il est d'une intensité très variable : aussi a-t-on pu en distinguer 3 degrés [Foville (2).] A un premier degré ce sont de simples *rêvasseries;* le malade est toujours plus ou moins prostré, dans une demi-somnolence, entrecoupée de cauchemars plus ou moins pénibles, provoquant par instant de l'anxiété, un peu d'agitation. A un second degré nous rencontrons cet

(1) Kræpelin, *Ueber den Einfluss acüter Krankheiten auf die Entstehung von Nervenkrankheiten.* (Arch. fur Psych. und Nervenkr.) 1881.
(2) Foville, Dict. Jaccoud., art. *Délire.*

état particulier et si fréquent, que l'on a désigné du nom
de *subdelirium*, c'est en somme une exagération de
l'état précédent. Le plus souvent c'est un délire tran-
quille, monotone, s'exaspérant la nuit : le malade est
somnolent; il marmotte des paroles incohérentes, il di-
vague plutôt qu'il ne délire : si on lui parle, on peut
arriver à obtenir quelques réponses sensées, mais la parole est toujours lente, embarrassée, pâteuse ; dans d'autres cas le malade est presque en stupeur, il ne donne
que des réponses incohérentes, il y a une véritable am-
nésie. Quelquefois même, ses perceptions ou ses conceptions fausses suscitent des réactions violentes, et à la
stupeur succède de l'excitation. Cette forme est incontestablement celle que l'on a l'occasion d'observer le plus fréquemment dans les fièvres graves. Mais il est des cas où
la scène est plus sombre, où les accidents cérébraux en arrivent au 3e degré, au *délire furieux*. Tout alors devient
désordonné, et souvent l'on a devant les yeux le tableau
d'une véritable manie aiguë. La face est rouge, injectée,
les yeux brillants et hagards, le malade crie, vocifère, se
débat : la langue est sèche et rouge. L'incohérence est
extrême; en proie à des hallucinations continuelles, il
devient insensible, étranger à ce qui l'entoure, et se laisse
aller à des impulsions irrésistibles, qui le rendent véritablement dangereux pour lui et pour ceux qui l'entou-
rent, d'autant plus qu'il ne reconnaît personne. Dans ce
cas, les symptômes cérébraux dominent parfois tellement
la fièvre, qu'ils rendent le malade semblable à un véritable aliéné, et qu'ils nécessitent un diagnostic approfondi.

Tel est le tableau succinct des différents aspects que
peut revêtir le délire fébrile. Mais parce que je les ai
décrits séparément, il ne faudrait point croire que l'on
ait là trois modalités cliniques bien distinctes. En effet,

si parfois le délire se présente sous l'une ou l'autre des formes que je viens de signaler, il est de nombreux malades chez lesquels il peut passer successivement par ces trois états, — surtout lorsqu'il débute en même temps que les prodromes de la maladie — et aller ainsi de la simple rêvasserie jusqu'au délire furieux, quand la fièvre est à son acmé.

Quoi qu'il en soit, et quelque forme qu'il affecte, le délire peut offrir quelques variations dans sa marche. Ainsi il peut être continu et offrir des rémittences surtout le matin : d'autres fois il est absolument intermittent, surtout dans les fièvres d'accès (rhumatisme, impaludisme), il peut aussi être passager, comme chez les enfants atteints de rougeole, de scarlatine... ou durable. En général, il se dissipe graduellement avec la maladie, et si le délire a été violent, le malade reste sans aucun souvenir de ce qui s'est passé.

Mais il est, comme nous l'avons fait prévoir, d'autres cas dans lesquels la maladie évolue sans délire, et ce n'est que dans la période de convalescence qu'apparaissent les désordres mentaux. La qualification de *psychoses asthéniques* (Kræpelin) qu'on leur a données, fait prévoir d'avance quel est leur caractère. Il est vrai que l'on peut rencontrer alors toutes les variétés d'affections mentales, et dans tous les traités spéciaux on voit toujours les affections aiguës graves, figurer parmi les causes occasionnelles des vésanies. Cependant, dans la grande majorité des cas, les désordres de l'esprit affectent surtout alors le type mélancolique. On peut rencontrer toutes les formes possibles de la mélancolie, depuis la simple dépression jusqu'à la stupeur. Les idées sont des plus variables, mais généralement d'un caractère triste : le seul symptôme particulier à signaler dans ces cas, est

une sorte de démence apparente, d'affaiblissement de la
mémoire, de paresse des facultés intellectuelles, d'incohérence même. Quelquefois, mais plus rarement, dans ces
conditions, on a rencontré des idées de grandeur qui, revê-
tant le même caractère, ont pu faire songer à un début de
paralysie générale. Dans ces cas, les antécédents seuls,
la notion d'une maladie antérieure, donnent le vrai caractère de ce délire qui, plus grave que le précédent, disparaît dans certains cas au bout d'un temps plus ou moins
long, ou, au contraire, évolue lentement et passe à
l'état chronique avec tous les caractères d'une véritable
vésanie.

Je ne puis passer en revue, toutes les affections fébriles dans lesquelles peuvent se rencontrer les troubles
délirants que je viens de décrire (1). Voyons cependant
dans quelles occasions il est le plus fréquent de les observer, sous quelle forme ils se montrent, et quelle peut
en être la pathogénie (2).

La fièvre typhoïde est peut-être la maladie aiguë par
excellence, où se montrent les désordres psychiques. Ils
peuvent apparaître à toutes les périodes, et l'on pourrait
presque dire qu'ils ne manquent jamais. En effet, on rencontre souvent, parmi les prodromes de la fièvre typhoïde,
les troubles intellectuels légers que j'ai signalés : les
rêvasseries, le subdélirium sont excessivement communs (3) A. la fin du 1er septénaire, et souvent même
dans les formes dites ataxiques, on voit survenir, avec
d'autres phénomènes névropathiques, le délire furieux
que j'ai signalé. Enfin, dans la convalescence, il n'est
pas rare de voir apparaître ces troubles délirants. Trou-

(1) Thore, *Ann. Méd. Psych.*, 1850, 1re série.
(2) Christian, *Arch. gén. de Méd.*, septembre et octobre 1873.
(3) Jaccoud, *Traité de Pathologie interne.*

vons-nous dans tout cela un signe caractéristique de ces divers états psychopathiques? Nullement; ils n'ont aucun caractère qui leur soit particulier, et, dans le cours d'une fièvre typhoïde, nous pouvons trouver des manifestations délirantes absolumeut diverses, sans caractère pathognomonique spécial. Hallucinations simples, états maniaques ou mélancoliques d'intensité variable, avec idées mobiles, non systématisés, parfois incohérents, et simulant quelquefois la démarche du paralytique général. On peut dire cependant que ce qu'il est donné le plus fréquemment d'observer, c'est le subdélirium de la première période, ou le délire furieux dans la forme ataxique, ou divers états mélancoliques pendant la convalescence. Aussi dans certains cas le diagnostic est-il pour le moins délicat. Et, pour ne citer qu'un exemple, je rappellerai la similitude très grande, qui existe entre le délire furieux des typhiques à forme ataxique et cette affection désignée sous le nom de *délire aigu,* qui n'est que la plus haute expression symptomatique de la manie, et qui parfois même se rencontre au début de la paralysie générale. La folie de la convalescence, avec sa dépression, cette pseudo-démence qui l'accompagne, est souvent aussi d'un diagnostic difficile.

De même, dans le rhumatisme articulaire, le délire n'affecte pas de couleurs spéciales, ainsi qu'on peut le voir dans la description que Kræpelin (1) a donnée de ces faits étudiés récemment par lui d'une façon très complète. Le plus fréquemment, c'est de l'agitation maniaque, atteignant quelquefois un degré suraigu, suivie de collapsus, emportant souvent le malade; plus rarement il y a de la mélancolie anxieuse avec hallucinations, même de la stu-

(1) Kraepelin, *loc. cit.*

pidité, de la démence, alternant avec du délire nocturne.
Dans la convalescence, on rencontre aussi ces troubles
qui constituent la folie rhumatismale proprement dite
[Leuret (1), Mesnet (2), Burrows, Griesinger (3), Ball (4),
Faure (5), Vaillard (6), Maréchal (7)]. Tantôt on a affaire à
une forme maniaque, le plus souvent à une forme mélancolique avec anxiété ou dépression, ou même stupeur.
Il y a aussi un certain affaiblissement intellectuel. En
somme, aucun caractère particulier du délire, et même
on pourrait aller plus loin et dire qu'il y a une forme
spéciale pour chaque malade (Ball).

Dans la fièvre intermittente, le délire peut se présenter
dans trois conditions. C'est ainsi que, dans la fièvre per-
nicieuse, nous avons les trois types comateux, convulsif,
délirant. De même, dans les formes larvées, on peut voir
apparaître des accès délirants, surtout de manie, affectant
les allures d'une véritable manie intermittente. Cette
forme est niée par certains auteurs (Jolly) (8). Enfin,
dans la cachexie paludéenne, on rencontre surtout les
délires avec états mélancoliques variables, presque jamais
maniaques (9). Mais à quoi bon multiplier les exemples,
quand j'aurai dit que les fièvres ne revêtent pas une
forme spéciale caractéristique de chaque maladie? D'un

(1) LEURET, *Des indications à suivre dans le traitement moral de la Folie*.
Mém. lu à l'Acad. méd., 2 déc. 1845. Paris, 1846, p. 10.

(2) MESNET, *Arch. génér. de méd.,* 1856.

(3) GRIESINGER, *Arch. der Heilk.,* 1860.

(4) BALL, Th. de concours, Paris, 1866, et *Leçons sur les maladies mentales.*

(5) FAURE, *Arch. gén. méd.,* 1871, t. XVIII. — Voir aussi Jacoud, *Traité
de path. int.*

(6) VAILLARD : *Gaz. hebd.,* 1876.

(7) MARÉCHAL, Th. Paris, 1876.

(8) JOLLY, *Congrès des aliénistes de l'Allemagne du Sud-Ouest*. Session
de Carlsruhe, 21 et 22 octobre 1882.

(9) C'est encore un état mental analogue que l'on observe dans la pel-
lagre.

autre côté, si, dans certains cas, le délire fébrile se distingue aisément du délire vésanique par la généralisation, la variété et l'incohérence excessive des idées, dans d'autres la confusion est possible. Et cela est encore plus vrai pour les psychoses des convalescences, si l'on n'a pas de données sur la maladie primitive.

Par cela même qu'on les distingue assez facilement du délire fébrile, de par le développement plus parfait des idées, la confusion avec les délires vésaniques est plus à craindre.

Ces considérations, puériles en apparence, ont une grande importance au point de vue doctrinal, quand il s'agit de rechercher la pathogénie de ces délires. Il n'est pas de raisons que l'on n'ait invoquées, de théories que l'on n'ait échafaudées ; passons-en une revue rapide.

C'est surtout sur la genèse des psychoses fébriles que l'accord est loin d'être fait; toutes les causes invoquées peuvent se ramener à deux, l'hyperthermie et l'infection. Ce sont celles-là que l'on trouve invoquées dans la généralité des maladies aiguës. En effet, elles résument toutes les autres : l'hyperthermie par l'excitation bientôt suivie de dépression qu'elle détermine, l'accélération cardiaque de la fièvre, amenant des troubles dans l'irrigation cérébrale et des phénomènes congestifs, les modifications dyscrasiques du sang, puis les stases sanguines, résultat d'un défaut de l'énergie cardiaque, sous l'influence d'une haute température. On peut voir aussi intervenir l'anémie, l'œdème du cerveau, des modifications dans la quantité d'eau d'interposition et de composition du tissu cérébral, étudiées par Buhl dans les accidents encéphaliques de la fièvre typhoïde. Citons enfin l'hypercombustion du tissu nerveux, et l'adynamie qui en résulte fatalement (Wundt).

Quant à l'infection, elle pourrait agir de différentes

manières. D'abord en produisant une dyscrasie hémato-chimique : c'est ainsi que, dans des cas d'encéphalopathie rhumatismale, Lebert a trouvé dans le sang un excès d'urée, c'est ainsi que l'on a incriminé aussi l'action du carbonate d'ammoniaque ou des sels de potasse en excès dans le sang, — dans le délire urémique des néphrites de la scarlatine. D'autres fois l'agent infectieux, exercerait une influence irritative sur les cellules nerveuses, ou bien il pourrait se localiser dans la substance nerveuse elle-même ou dans ses enveloppes, donnant lieu alors aux altérations diverses que l'on rencontre parfois dans ces cas. Ainsi la méningite au cours des oreillons (Niemeyer), l'encé-phalite superficielle de la fièvre typhoïde (Popoff), la mé-ningite et les hémorrhagies méningées, punctiformes, l'hydrocéphalie, dans le rhumatisme cérébral. D'autres théories ont été aussi invoquées : telles par exemple que celle de la *métastase,* qui jouait autrefois un grand rôle, surtout dans le rhumatisme. Mais cette théorie est bien tombée en discrédit aujourd'hui, car si la douleur disparaît au cours de l'encéphalopathie, c'est parce que le malade ne perçoit plus ses sensations : la maladie n'en a point pour cela quitté les organes primitivement affectés comme l'autopsie en fait foi. A côté des métastases, il faut placer la propagation de l'inflammation, comme dans l'érysipèle de la face, où le processus inflammatoire peut atteindre parfois les tissus de la dure-mère.

On a même invoqué une simple action réflexe : c'est ainsi que Jaccoud regarde les accidents cérébraux de l'érysipèle de la face, comme produits par une anémie cérébrale compensatrice, suite de la fluxion de la peau, et par une excitation réflexe transmise à l'encéphale par les rameaux de la 5e paire. Enfin, on a mis en avant les dé-sordres de la circulation cérébrale, consécutifs aux complications cardiaques possibles (péri ou endocardites rhumatismales, myocardites typhiques ou varioleuses). Mais on comprend facilement que ce n'est là, tout au plus, qu'une cause adjuvante, puisque ces lésions ne sont pas de règle dans tous les cas de délire fébrile.

Toute obscure qu'elle soit, la pathogénie des psychoses asthéniques est moins discutée, et l'on s'accorde à les regarder généralement comme le résultat de la dénutrition qui accompagne toujours les maladies fébriles, de l'épuisement du tissu nerveux lui-même, de la nutrition défectueuse par un sang appauvri : ce sont des *délires d'inanition*.

La multiplicité de ces théories, prouve justement qu'on ne sait guère à quoi s'en tenir sur la pathogénie des délires au cours des fièvres, car en somme, l'hyperthermie et les troubles circulatoires ne sont pas constamment en rapport direct, avec la fréquence et l'intensité des accidents cérébraux : et l'action spéciale de l'agent infectieux dans certains cas sur le système nerveux, doit avoir sa raison d'être dans un état antérieur, particulier de ce système.

On a cherché alors des causes prédisposantes : tout le monde en a trouvé ; aussi n'est-ce pas leur existence possible, mais leur fréquence qui est discutée. On les a cherchées dans l'état antérieur du sujet, et alors, chez l'adulte, l'alcoolisme surtout a été très incriminé et l'on a même regardé comme lui appartenant les manifestations délirantes au cours des fièvres. Citons aussi les fatigues intellectuelles ou physiques excessives, l'anémie, les émotions violentes, etc. Puis on a recherché l'hérédité ; c'est là le point le plus contesté et qui nous intéresse particulièrement. Tous les auteurs admettent parfaitement l'influence prépondérante de ce facteur ; malheureusement on n'a pu le constater dans tous les cas. Kræpelin, entre autres, se refuse à l'admettre dans beaucoup de circonstances, et la statistique qu'il a dressée ne donne que 30 p. 100 d'héréditaires dans les délires fébriles et 36 p. 100 dans les délires de convalescence (1). D'autres auteurs donnent des résultats différents. Kirn (2) rapporte 6 observations de délirants fébriles, dont 5 avaient des tares héréditaires : Glénereau (3) rapporte plusieurs observations d'oreillons avec accidents cérébraux, dans la plupart desquelles on trouve des accidents névropathiques antérieurs. Foville (4) attribue à l'hérédité, à l'état névropathique, l'influence la plus grande ; Jaccoud (5) dit que, dans toutes les maladies aiguës, les sujets débilités, anémiques, à tempérament nerveux, les femmes hystériques présentent un délire plus prompt et plus bruyant que des sujets dans des conditions opposées ; Ball (6) attribue un rôle considérable à l'alcoolisme et à l'hérédité, et fait même remarquer le lien qui unit, dans leurs manifestations, les diathèses rhumatismale et névropathique. Féré (7) croit aussi que les encéphalopathies rhumatismales, se manifestent surtout, peut-être même exclusivement ; chez des sujets affectés de névropathies, ou au moins d'une prédisposition héréditaire. Quant à moi, considérant, en somme, que les délires n'ont pas une forme en rapport avec chaque maladie, que d'un autre côté ceux de la convalescence, se confondent souvent avec les délires vésaniques proprement dits — dont ils sont parfois l'origine, si bien qu'on a pu dire alors que les malades étaient des héréditaires

(1) *Loco citato.*
(2) Kirn, *Congrès des Aliénistes de l'Allemagne du Sud-Ouest.* Carlsruhe, 21 et 22 oct. 1882.
(3) Glénereau, *Bull. de thérap.*, mai 1884.
(4) Foville, *loc. cit.*
(5) Jaccoud, *loc. cit.*
(6) Ball, *Leçons sur les maladies mentales*, p. 566.
(7) Ch. Féré, *la Famille névropathique*, 1884.

acquis; je crois qu'il n'y aurait pas une bien grande har-
diesse à admettre, chez ces malades comme chez les vésaniques, l'influence prépondérante d'une tare héréditaire.
La recherche des antécédents est souvent bien difficile;
car si nous savons que les fièvres éruptives, surtout la
variole, l'érysipèle, — celui de la face principalement (1),
la pneumonie, l'ictère grave, les néphrites et même le
choléra, la diphthérie (Lombroso), la coqueluche (Ferber),
la pleurésie (Kræpelin), la bronchite aiguë (Kirn), la
péritonite (Krafft-Ebing), la dysenterie (Moussaud), l'angine phlegmoneuse (Thore, Weber, Chéron), la métrite
aiguë (Becquet), les oreillons (Hamilton, Astley, Cooper,
Gillet, Glénereau, Lannois et Lemoine) (2), peuvent s'accompagner de délire, nous ne sommes pas plus avancés,
puisque nous retrouvons toujours là une grande variété
de formes délirantes, et dans les mêmes conditions que
celles que nous venons d'examiner.

Aussi, si l'on vient à considérer le délire en lui-même,
voit-on qu'il y a des cas où parents et malades paraissent l'ignorer, lors même qu'on ne peut suspecter chez eux
soit une discrétion exagérée, soit le désir de céler la vérité.
Peut-être est-ce là la cause qui fait que certains malades
paraissent dépourvus d'antécédents. Rappelons aussi ce
fait que, dans certains cas, les accidents dont on cherche
la trace chez les parents, n'apparaissent chez ces derniers
que lorsque les manifestations morbides se sont révélées
déjà chez les enfants — par cela même qu'ils sont d'une
génération antérieure, et moins bas dans l'échelle biologique. L'hérédité existait là cependant, bien qu'on n'ait
pu la constater lors de l'apparition de la maladie chez

(1) LANDERER en a rapporté récemment un exemple (*Allg. Zeitsch f.
Psych*. XLI, 1885, p. 554).

(2) LANNOIS et LEMOINE, *Arch. de Neurologie,* janvier 1886.

l'enfant : mais elle ne s'était pas encore manifestée exté-
rieurement, elle existait bien, mais à l'état latent (1).
Mais les faits qu'on invoque aujourd'hui et qui paraissent
certains, ces faits, en désaccord avec une hypothèse ration-
nelle d'une prédisposition héréditaire, tomberont peut-être
demain. Quand Dupuytren a décrit le *délire nerveux*, on
n'attachait guère d'importance à l'état du sujet, et cependant il est bien établi aujourd'hui que ces malades ont tous
des antécédents alcooliques. Aussi, n'est-ce pas la maladie, mais le malade qu'il faut considérer, et il ne faut point
accorder trop de poids, à des statistiques reposant sur des
observations prises par toutes sortes d'observateurs, à
des points de vue tout à fait différents les uns des autres.
Que d'observations souvent détaillées au sujet d'un symptôme particulier, sont muettes ou incomplètes sur les
antécédents, soit parce que leur recherche a été difficile,
soit parce que leur étude ne paraissait pas à l'auteur
très importante, au point de vue particulier où il s'était
placé ! Il faut, pour avoir une idée bien nette sur l'influence
de l'hérédité dans la genèse des délires fébriles, se bien
pénétrer de l'idée que, dans l'évolution d'une famille, ce
n'est pas seulement et uniquement l'hérédité névropathique, qui engendre des terrains spéciaux où germent
facilement les accidents cérébraux. La question est plus
vaste ; toutes les affections transmissibles et qui attaquent
profondément la nutrition arrivent au même résultat :
la phthisie, la scrofule, l'arthritisme, sont des facteurs
de dégénérescence, au même degré que les états névropathiques avec lesquels ils peuvent alterner ou coïncider. Les autres causes, hyperthermie, infection... peuvent amener les désordres que je viens de signaler,

(1) Ch. FÉRÉ, *la Famille névropathique*, p. 12. — J. SÉGLAS, *Note sur un
cas d'épilepsie tardive. (Revue de médecine*, juin 1885, p. 487.)

en agissant alors comme causes occasionnelles, sur un système organique qui ne serait qu'un *locus minoris resistentiæ*.

L'HÉRÉDITÉ DANS LA PATHOGÉNIE
DES LÉSIONS PERMANENTES
DE L'ENCÉPHALE ET DE LA MOELLE ÉPINIÈRE
AU COURS DES MALADIES INFECTIEUSES

Si, dans la grande majorité des cas, les accidents cessent en même temps que disparaît la maladie infectieuse, il n'en est cependant pas toujours ainsi, et il peut rester, à la suite de cette dernière, des troubles, qui, par leur durée et leur permanence, indiquent qu'il s'est produit, dans la substance nerveuse, des modifications persistantes et indélébiles. Les faits de folie simple, consécutive aux fièvres, ne sont pas très rares : Thore (1), Christian (2), et plus récemment Kræpelin (3), en ont rapporté des exemples, et à côté des vésanies, que l'on a vues se développer à la suite d'une maladie infectieuse, il faut encore citer, lorsqu'il s'agit de jeunes sujets, les cas de dégradation intellectuelle que l'on observe parfois, comme conséquence d'une fièvre éruptive ou d'une fièvre typhoïde. Mais, ici, il faut faire une distinction. Tantôt, en effet, on peut observer, chez ces malades, une altération bornée uniquement au domaine des facultés intellectuelles, tantôt au contraire, en même temps que cette dernière, on voit se produire des troubles de la motilité, qui indiquent une adultération grave et profonde de la

(1) THORE, *Ann. Méd. Psych.* 1850, 1re série, 7e année.

(2) CHRISTIAN, *De la folie consécutive aux maladies aiguës (Ann. gén. de méd.* septembre et octobre 1883.)

(3) KRÆPELIN, *Ueber der Einfluss acuter Krankheiten auf die Entstehung, von Nervenkrankheiten. (Arch. f. Psych. und. Nervenkr,* 1881, Bd. XI u. XII

substance nerveuse soit du cerveau, soit de la moelle épinière. Les vésanies, l'affaissement de l'intelligence, sont observés quelquefois, je viens de le rappeler dans la suite d'une fièvre éruptive ou d'une fièvre typhoïde ; ici encore c'est l'hérédité qui domine, car on n'observe guère ces faits en dehors de la famille névropathique. En est-il de même pour les lésions plus grossières, plus accessibles à nos sens. L'hérédité est-elle nécessaire, à la production des encéphalites ou des myélites, qui traduisent quelquefois, aux yeux du clinicien, la localisation intensive d'une maladie infectieuse sur le système nerveux.

On tend aujourd'hui à admettre l'origine infectieuse d'un certain nombre d'encéphalites infantiles, se traduisant par un complexus symptomatique **hémiatrophie cérébrale** bien connu depuis les travaux de Cotard. Strümpell (1), Jendrassik et Marie (2), Richardière (3), Marie (4), ont publié des observations, dans lesquelles l'origine infectieuse de l'hémiatrophie cérébrale est au-dessus de toute contestation, et parmi ces maladies infectieuses, il faut certainement noter aussi, la syphilis héréditaire. Mais l'atrophie cérébrale ne relève pas forcément et toujours, d'une inflammation de la substance du cerveau ; les arrêts de développement en sont aussi quelquefois la cause incontestable. Or, si l'on parcourt les observations d'hémiplégie cérébrale infantile publiées jusqu'ici, on ne trouve l'hérédité notée qu'un petit

(1) Stürmpell, *Ueber die acute Encephalitis der Kindern (Polioencephalitis acuta. Cerebrale Kinderlähmung). Deutsch. med. Wochensch.* 1884., n° 44, p. 714.

(2) Jendrassik et Marie *Contribution à l'étude de l'Hémiatrophie cérébrale par sclérose lobaire. (Arch. de Phys.,* 1885.)

(3) Richardière, *Étude sur les scléroses encéphaliques primitives de l'enfance.* Th. inaug., Paris, 1885.

(4) Marie : *Progrès médical,* 1885, n° 36, p. 167.

nombre de fois. Dans la thèse de Gaudard (1), qui, outre ses observations personnelles, résume les 80 observations d'hémiplégie infantile publiées jusqu'à lui, l'hérédité nerveuse n'est signalée que 3 fois dans les ascendants ou les collatéraux; Richardière, dans sa thèse, n'en rapporte qu'un petit nombre d'exemples. Dans les cas où l'affection paraît relever nettement d'une maladie infectieuse, où l'idée d'un arrêt de développement doit être écartée, le rôle de l'hérédité ne me paraît point être absolument nécessaire. Il ne me paraît point l'être davantage dans la pathogénie des accidents cérébraux au cours d'autres maladies, infectieuses aussi, mais à marche plus lente que les précédentes, à savoir la tuberculose et la syphilis. Ce sont là des lésions accidentelles en quelque sorte, résultant d'embolies microbiennes, qui vont se fixer dans tel ou tel organe de l'économie, en suivant les distributions vasculaires. Le cerveau n'appelle pas à proprement parler la syphilis cérébrale, pas plus que la méningite tuberculeuse. Si cette dernière s'observe souvent chez des enfants à intelligence vive, elle se rencontre aussi dans des conditions opposées, et il en est de même pour la syphilis cérébrale ; le surmenage intellectuel peut être quelquefois dans ce dernier cas une cause adjuvante, mais nullement nécessaire, et la syphilis cérébrale est loin d'être l'apanage des cérébraux, sous quelque forme qu'elle se présente. Du reste, les documents que nous possédons actuellement, ne sont ni assez nombreux ni assez précis, pour permettre de trancher la question d'une façon absolue, bien que toutes les probabilités paraissent plutôt peu favorables à l'influence de l'hérédité dans ces cas.

(1) GAUDARD, *Contribution à l'étude de l'Hémiplégie cérébrale infantile.* Th. de Genève, 1885.

En ce qui concerne les adultérations de la moelle épinière au cours des maladies infectieuses, nous savons encore fort peu de chose, quant au rôle que peut jouer l'hérédité. Les troubles de la motilité et de la sensibilité, si fréquents dans ces affections et si bien étudiés par Landouzy (1), ont comme caractère général d'être le plus souvent bénins et passagers, de ne passer que très rarement à l'état chronique. Dans ces différents cas, je le répète, le rôle de l'hérédité est encore à peu près inconnu, bien qu'il puisse être soupçonné, et nous rendre compte de ce fait : à savoir par exemple, que les paralysies généralisées de la diphthérie, sont loin de s'observer chez tous les diphthéritiques. C'est là, un sujet de recherches sur lequel actuellement les documents précis font encore complètement défaut. Aujourd'hui encore, nous ne savons rien de précis quant à l'influence que peut exercer l'hérédité, sur le développement des myélopathies ou des névrites périphériques au cours d'un état infectieux.

Du reste, point n'est besoin encore ici de l'influence héréditaire, dans la pathogénie de beaucoup d'affections de la moelle épinière. Dans la sclérose en plaques, comme je l'ai déjà indiqué, l'hérédité est exceptionnelle et ne me paraît pas jouer de rôle manifeste dans la pathogénie de cette affection. Certains auteurs admettent avec Kahler et Pick (2), que la sclérose multiloculaire des centres nerveux, n'est qu'une localisation vasculaire d'une infection antérieure (f. éruptives, f. typhoïde, syphilis, etc.). Marie a développé cette opinion dans un travail récent (3). La

(1) L. Landouzy, *Des Paralysies dans les maladies aiguës.* Th. d'Agrégation, Paris, 1880.

(2) Kahler et Pick, *Beitrag zur Pathologie et pathologischen Anatomie des Centralnervensystems.* Leipzig, 1879, p. 50.

(3) Marie, *Sclérose en plaques et maladies infectieuses. Progrès médical,* 1884, p. 287.

chose est possible, mais non encore prouvée, car il me
paraît bien difficile d'admettre que vingt ans après une
fièvre typhoïde, il se produise une sclérose disséminée
des centres nerveux, lorsque tout symptôme de la maladie infectieuse a disparu depuis un si grand nombre d'années. L'artérite des maladies infectieuses n'est pas à si
longue échéance : je ne vois guère parmi ces dernières
que la syphilis, affection qui dure autant que celui qui
en est porteur, qui soit susceptible de produire, à toutes
les périodes de son évolution, les lésions de la sclérose
en plaques ; pour les maladies infectieuses à marche
rapide, la chose me paraît pour le moins fort douteuse, d'autant plus qu'ici encore la statistique ne vient
point donner une confirmation éclatante de cette manière
de voir.

Le seul exemple que l'on puisse invoquer actuellement,
au point de vue de l'influence que l'hérédité peut exercer
sur les localisations médullaires des maladies infectieuses,
est celui de la paralysie infantile, mais à la condition, toutefois, de voir toujours dans cette dernière l'expression
anatomique d'une maladie infectieuse. Comme je l'ai précédemment indiqué, la paralysie infantile me paraît appar-
tenir à la grande famille neuro-pathologique. Mais rien
ne prouve encore aujourd'hui, que la téphro-myélite de
l'enfance soit une myélite de nature infectieuse : si
on l'a rencontrée quelquefois au cours ou à la suite d'une
fièvre éruptive, on peut dire que ce sont là des cas exceptionnels, comparés à ceux dans lesquels elle se développe
au cours de la santé la plus parfaite. Admettre, que
dans ce dernier ordre de faits, il s'agisse d'une maladie
infectieuse, se traduisant purement et uniquement par
une myélite aiguë, c'est faire une hypothèse, vraisemblable sans doute, mais ne reposant pas sur des bases cer-

taines, car elle manque encore de preuves anatomiques.

On peut donc résumer le rôle joué par l'hérédité dans la pathogénie des manifestations nerveuses au cours des maladies infectieuses, de la façon suivante : L'hérédité est à la base des manifestations délirantes et vésaniques transitoires, ainsi que des troubles intellectuels permanents qui s'observent dans ces conditions. Son rôle est plus douteux dans la pathogénie des lésions grossières et matérielles qu'une maladie infectieuse, de quelque nature qu'elle soit, laisse quelquefois à sa suite.

L'HÉRÉDITÉ NERVEUSE DANS LES INTOXICATIONS

Il est des manifestations morbides du système nerveux apparaissant dans des circonstances particulières, et qui, au premier abord, paraissent absolument indépendantes de la constitution de l'individu qu'elles frappent. Je veux parler de ces névroses diverses, conséquences d'intoxications, souvent créées par des besoins factices, et que l'on rencontre si fréquemment aujourd'hui.

Je jetterai donc maintenant un coup d'œil rapide sur les délires toxiques, et rechercherai si, par hasard, l'hérédité ne joue point un rôle dans leur pathogénie.

Il ne m'appartient point de décrire séparément, le troubles délirants qui se manifestent sous l'influence de l'usage de poisons divers : alcool(1), absinthe, haschich (2), opium et morphine (3), belladone (4), datura (5), tabac,

---

(1) Magnan, *De l'alcoolisme, etc.*, Paris, 1874. — Lasègue, *Études méd.*
(2) Moreau (de Tours), *Du haschich.*
(3) Levinstein, *Die Morphiumsucht.* — Elvet, Th. Paris, 1876. — Zambaco, *De la Morphéomanie*, Encéphale, 1882. — Landowski, *Revue thérap.*, p. 883. — B. Ball, *la Morphinomanie*, Paris, 1885. — Jouet, Th. Paris, 1883.
(4) Meuriot, Th. Paris, 1868.
(5) *Mission Flatters*, Histor. et Rapp. Alger, 1882. — Schuele, *Congrès*

chloroforme, chloral (1), éther (2). Je renverrai pour cela aux traités spéciaux, en me bornant à faire remarquer le fait qui ressort de cette lecture, — tant au point de vue clinique qu'au point de vue expérimental, — que tous les poisons divers de l'intelligence agissent d'une façon analogue, et produisent des délires à peu près identiques. A un premier degré, l'intoxication rapide amène les phénomènes bien connus de l'**ivresse**. Ce mot s'applique couramment à l'alcool, mais le fait se produit de même avec l'emploi des autres substances, et l'on a décrit l'ivresse du chloral, de l'éther, du haschich, de la morphine, etc... De fait, à part certaines particularités de détails à peu près insignifiants, les phénomènes caractéristiques sont toujours les mêmes. Toujours on retrouve les deux périodes de l'ivresse : c'est d'abord une excitation intellectuelle, une *hyperidéation* avec un affaiblissement notable de la volonté, et surtout avec des troubles *sensitivo-sensoriels*, présentant toutes espèces de degrés et toutes espèces de caractères; puis une seconde période commence, période de dépression variable, allant du sommeil comateux de l'ivrogne alcoolique jusqu'au coma de l'intoxication chloroformique, si redouté des chirurgiens.

Si la dose du poison est plus forte, nous voyons apparaître les délires toxiques aigus, avec leurs formes diverses, maniaque, mélancolique, stupide. Telles Magnan les a décrites pour l'alcoolisme, telles nous les retrouvons dans le morphinisme, l'intoxication par la belladone, le datura, le haschich, et même le coca et la cocaïne [Mantegazza,

des aliénistes de l'Allemagne du Sud-Ouest à Carlsruhe, 21 et 22 octobre 1882.

(1) KIRN, *Sur les Psychoses chloraliques.* Congrès de Fribourg, 19 septembre 1883.

(2) BÉLOUZE, *De l'Éthéromanie.* Th. Paris, 1885.

Gazeau (1), Anrep (2)]. Les hallucinations pénibles, mobiles, multiples, éclosent aussi bien sous l'influence de la belladone, du datura, de la morphine, même du haschich, que sous celle de l'alcool ; d'autres fois, il est vrai, elles peuvent prendre la forme agréable, mais en somme elles existent toujours et dans tous les cas. Elles donnent lieu à un délire en rapport avec leurs caractères, et dont la couleur varie à l'infini, étant donnés l'excitation de la mémoire, de l'imagination, l'affaiblissement de la volonté : et les réactions consécutives varient avec le délire.

A l'état chronique, nous retrouverons les mêmes analogies et — (pour ne citer qu'un exemple) — l'on connaît les ressemblances frappantes entre le morphinisme et l'alcoolisme chronique. Les uns comme les autres, tous les poisons de l'intelligence finissent par user cette dernière ; la déchéance se produit, la démence arrive. Et la chose se produit d'autant plus fatalement que le malade, une fois habitué à son poison, souffre quand il en est privé, et que pour s'éviter des souffrances il en renouvelle incessamment la dose. C'est encore là un point de contact de plus, entre l'alcoolique et les morphiniques, les haschichés, etc...

Ainsi donc, dans toutes les intoxications, l'intelligence réagit toujours à peu près de la même manière ; le délire, toujours presque identique à lui-même, est avant tout un *délire sensoriel* ou *hallucinatoire*, la marche de l'intoxication est la même, aboutit au même but, et la cessation du poison, quel qu'il soit, produit toujours les mêmes effets.

D'un autre côté, tous ces délires toxiques, à forme de *rêve* (3), peuvent aussi se rapprocher des formes vésani-

1) Gazeau, Th. Paris, 1870.
(2) Anrep, *Arch. Pflüger*, t. XXI, p. 38.
(3) Lasègue, *Études médicales*.

ques diverses. Moreau de Tours (1) avait déjà fait remarqué l'identité de la folie et du délire du haschich. N'y a-t-il pas aussi une ressemblance frappante. entre les délires épileptiques, hystériques et les délires toxiques? Nous retrouvons ici le même délire sensoriel : et qui donc n'a point été frappé de l'analogie du délire des hystériques, avec les visions qu'obtenaient, au moyen âge, les sorciers, à la suite de l'absorption de la jusquiame, de la mandragore, de la belladone, etc.?... N'est-ce point pour cela qu'on a décrit le délire démoniaque de l'hystérie?

S'il y a analogie de manifestations, il est assez rationnel de conclure qu'il y a analogie de terrain, et que nos intoxiqués le sont surtout grâce à leur tempérament personnel, délicat, excitable (2). L'hérédité, en somme, est encore là. Moreau de Tours a bien mis le fait en lumière lorsqu'il a prouvé que le haschich n'agissait que sur des sujets *éminemment prédisposés*. — Le poison vient jouer le même rôle de cause occasionnelle qu'un choc moral, et souvent même produit les mêmes effets. Le plaisir, le succès inattendu, ne provoquent-ils pas souvent, comme l'alcool, l'ivresse chez des gens d'une émotivité vraiment morbide?

Le fait même de recourir aux agents toxiques, pourrait peut-être être considéré déjà par lui-même comme dénotant une tare chez le sujet. C'est ainsi que les personnes qui se fatiguent facilement, dont les facultés se surmènent vite, ont recours aux excitants tels que le tabac, la morphine, l'alcool, le café (3). Le remède est pire que le

(1) Moreau (de Tours), *loc. cit.*

(2) Ch. Richet, *l'Homme et l'intelligence,* p. 98. Ch. Féré, *Sensation et mouvement,* in *Rev. Philos.,* 1885. Ball, *la Morphinomanie.*

(3) Silvio Venturini, *Dell' uso del tabacco di naso nei sani, nei pazzi, nei delinquenti.*

mal, l'habitude entraîne l'abus, avec toutes ses conséquences, chez le sujet et chez les descendants. Silvio
Venturini, dans un récent travail, va presque jusqu'à
considérer l'usage du tabac comme une preuve de dégénérescence. Esquirol a fait remarquer que l'ivrognerie
est quelquefois le résultat d'un entraînement maladif:
les auteurs anglais de même, confondent presque l'ivrognerie avec la dipsomanie, affection héréditaire s'il en
fut. « N'est pas alcoolique qui veut, » a dit Lasègue, et
ce mot peut s'appliquer aussi bien à ce penchant, à l'habitude de boire, qu'aux manifestations du poison sur un terrain prédisposé. La coexistence fréquente des délires
toxiques avec les délires vésaniques, chez le même individu, pourrait être invoquée aussi à l'appui de cette opinion.

On pourrait presque généraliser et dire que tout excès,
quel qu'il soit, toutes les habitudes plus ou moins anormales, regardées parfois comme l'occasion de psychoses,
ne sont déjà qu'une manifestation précoce, due à un vice
héréditaire. Cette prédisposition aussi nous expliquerait
bien, pourquoi certains individus réagissent différemment
sous l'action d'un poison, pourquoi tel alcoolique présente
des troubles de l'appareil digestif et de ses annexes, pendant que tel autre devient aliéné. Question de prédisposition héréditaire aussi, que le fait de ces saturnins qui
dès leur premier accès, offrent des symptômes prédominants du côté du système nerveux : des coliques minimes et de la *pseudo-paralysie générale saturnine* avec ou
sans accès éclamptiques (1). Ce sont des malades qui
n'ont pas de tête, comme on dit vulgairement. Ce sont eux
aussi que Féré a eus en vue dans son travail sur les alcooli-

(1) Voy., sur l'influence de l'intoxication saturnine sur le développement
de la pseudo-paralysie générale, les indications à la page suivante, α, β, γ, δ.

sables, dont la prédisposition héréditaire est manifeste (1).
Quoi qu'il en soit, les délires toxiques, une fois cons-
titués, sont des causes puissantes de dégénérescence
chez les descendants (2) : c'est un fait qui n'est plus contesté. On peut dire aujourd'hui et sans exagération, que
l'abus de ces stimulants factices, en amenant une déchéance rapide de la race, constitue un péril social, auquel il importe de remédier par des moyens appropriés.

L'influence héréditaire est-elle nécessaire à la production des paralysies, que l'on observe au cours des intoxications par le plomb et par l'alcool? Tous les saturnins,
tous les alcooliques ne sont point, il est vrai, atteints de
paralysies, mais rien ne prouve que ces dernières soient
soumises à cette influence. Certes, l'hérédité joue un
grand rôle en fait d'alcoolisme ; mais son influence s'exerce-
t-elle dans la pathogénie de la névrite alcoolique elle-
même? Rien jusqu'ici ne le démontre d'une façon absolue,
bien que l'on puisse invoquer quelques faits à l'appui de
cette manière de voir, entre autres l'observation suivante
de Rey (3) :

OBSERVATION XVIII. — G..., fille âgée de 41 ans, **alcoolique, délire,**
affaiblissement des facultés intellectuelles, surtout de la mémoire.

(1) FÉRÉ, *Note sur les alcoolisables.* (*Bull. soc. médicale des hôpitaux*,
1885.)

(2) Voy. TANGUET, *De l'hérédité dans l'alcoolisme.* (*Ann. méd. psych.*,
1877, juillet, p. 5.)

(3) REY, *Paraplégie alcoolique suivie de guérison.* (*Ann. méd. psych.*,
1885, p. 68.)

(α) FALRET, *Recherches sur la folie paralytique et les diverses paralysies
générales*, Paris, 1853.

(β) DEVOUGES, *De la paralysie générale d'origine saturnine.* (*Ann. méd.
psych.*, série III, t. III, p. 524.)

(γ) SNELL, *Un cas de paralysie générale chez un saturnin avec autopsie*
(28e congrès des aliénistes de la basse Saxe et de Westphalie, 1er mai 1884).

(δ) Au point de vue de la dégénérescence de la race, voyez ROQUE, *Des
Dégénérescences héréditaires produites par l'intoxication saturnine lente*
(C. rendus de la Soc. de Biologie, 1872, t. IV, pp. 243 à 245).

Douleurs dans les jambes, paralysie **alcoolique**. Une mère **tabétique**; une tante **aliénée**.

En résumé, si les troubles intellectuels de toute espèce
que l'on peut observer au cours de diverses intoxications,
relèvent au premier chef de la prédisposition héréditaire,
il ne me paraît pas en être de même, jusqu'ici du moins,
pour les paralysies qui surgissent parfois dans ces conditions. Dans ce dernier ordre de faits, le rôle de l'hérédité
est possible, mais il n'est point encore démontré.

CHAPITRE VI

DES RELATIONS QUI EXISTENT AU POINT DE VUE
DE L'HÉRÉDITÉ
ENTRE LES AFFECTIONS DU SYSTÈME NERVEUX
ET CERTAINES MALADIES GÉNÉRALES
GOUTTE, ARTHRITISME, RHUMATISME

Des travaux de Weismann que j'ai précédemment, exposés, il résulte que l'hérédité est le résultat de la persistance indéfinie à travers les générations, de ce qu'il appelle le plasma germinatif, provenant de chacun des éléments reproducteurs (ovule et spermatozoïde). Si, avec M. Bouchard on considère l'hérédité pathologique comme un trouble de la nutrition transmis des parents aux enfants par les éléments mêmes de la génération, il est facile de comprendre le mécanisme suivant lequel s'effectue cette hérédité pathologique. L'ovule et le spermatozoïde participent au mouvement nutritif de chacun des générateurs; en d'autres termes, leur activité vitale est exactement la même que celle de chacun de ces derniers. Par conséquent, l'hérédité des parents aux enfants, n'étant qu'une hérédité cellulaire, ne peut être que la transmission, — dans les cellules qui se forment successivement chez l'embryon, — de l'intensité du mouvement nutritif de chacun des générateurs ; de telle sorte que, dit **M.** Bouchard, l'enfant représente le type vital de ses générateurs, parce qu'il tient d'eux la reproduction d'un type vital déterminé (1).

Cette hérédité peut être bonne ou mauvaise, la bonne hérédité se définit d'elle-même ; en quoi consiste l'hérédité mauvaise? En une déviation du type nutritif normal dans toutes les cellules de l'organisme, et très vraisemblablement, dans des déviations en plus ou en moins de ce mouvement nutritif (Bouchard).

Lorsque nous nous trouvons en présence d'un individu, qui est doué par hérédité d'une mauvaise vitalité, nous sommes obligés de rechercher si nous avons affaire à une variation en plus ou à une variation en moins, dans l'intensité des échanges de nutrition.

L'augmentation de l'intensité du mouvement nutritif est peu compatible avec la durée de l'existence, car elle amène trop rapidement la consomption par excès des oxydations ; et si l'on se trouve en présence d'un individu à durée de vie moyenne, par le fait même que la vie s'est maintenue chez ce dernier, il faut que nous soyons en présence soit d'un type nutritif normal, soit d'un type nutritif amoindri.

Ainsi que l'indique M. Bouchard, les vies anormales héréditaires ou les santés originellement défectueuses, les constitutions chétives ouvrant leurs portes à la maladie, les dispositions morbides héréditaires et permanentes, les diathèses, ne peuvent être comprises autrement que comme une continuation directe, de par l'hérédité, des cellules

(1) Cours de la Faculté (1882) inédit.

des générateurs douées d'une activité nutritive alanguie, jusqu'à celles de l'enfant.

Ces déviations du type normal de l'activité nutritive ne se montrent pas nécessairement avec le même degré, dans tous les systèmes et dans tous les appareils, bien qu'elles existent dans tous (Bouchard). Les conséquences de la permanence de cet état anormal de la nutrition pourront se traduire par des états dynamiques et des troubles fonctionnels. L'élaboration insuffisante de la matière à l'intérieur de la cellule pourra laisser s'accumuler, dans les tissus ou les humeurs, des substances qui normalement doivent être métamorphosées, ou bien les cellules ayant une nutrition imparfaite, pourront être par cela même conduites à fonctionner d'une manière anormale.

Au premier groupe appartiennent l'obésité, le diabète, la goutte ; dans le deuxième, on peut ranger la migraine, l'asthme, les névroses ; et dans ces dernières, on est forcé d'admettre une modification dans le fonctionnement de l'élément nerveux (Bouchard).

Si la théorie semble indiquer qu'il existe une sorte de déviation héréditaire commune dans ces cas où, du fait de l'état défectueux de la santé des générateurs, l'individu aura toute sa vie une existence défectueuse, l'observation démontre que cette visée n'est pas aussi théorique qu'elle pourrait le paraître au premier abord. Il existe en effet (Bouchard) un grand groupe de maladies de la nutrition, dont le fonds commun consiste certainement dans un ralentissement de cette dernière. Ces maladies, qui sont presque toujours héréditaires, constituent le groupe des maladies arthritiques, que l'on peut prendre comme type. Cliniquement et anatomiquement, ces maladies sont multiples, mais elles sont de même famille et peuvent s'as-

D.   16

socier, se succéder, ou alterner les unes avec les autres (Bouchard).

Or il n'est point rare d'observer, que les sujets présentant d'une manière bien nette le trouble nutritif qui se traduit par ces maladies, engendrent des individus névropathes, hystériques, choréiques, migraineux, asthmatiques, névralgiques, atteints de céphalée pendant leur adolescence, etc. L'hypochondrie, l'épilepsie, l'aliénation mentale, peuvent aussi se rencontrer dans ces conditions (Bouchard).

Dans un mémoire, auquel j'ai déjà fait allusion plusieurs fois dans le cours de ce travail, Landouzy et Ballet ont exprimé une manière de voir analogue, dans les termes suivants : « Ce dynamisme anormal de la cellule, qui met l'organisme en opportunité morbide nerveuse, ce dynamisme anormal — résultante vraisemblable de la prédominance chaque jour plus grande, dans nos civilisations intensives, du fonctionnement du système nerveux — peut, on le conçoit, par hérédité directe ou par atavisme, se transmettre à tout ou partie d'une descendance. De cette manière, nous pouvons, de nos générateurs, recevoir des cellules nerveuses qui, douées, à un taux bas ou élevé, d'activité fonctionnelle, nous préparent un tempérament nerveux; « le tempérament n'étant que la caractéristique « dynamique de l'organisme, le tempérament étant tout « ce qui concerne les variations individuelles des activi- « tés nutritives (1) ». On conçoit qu'un fils puisse recevoir de ses générateurs une *manière d'activité nutritive* de son appareil nerveux telle, que celui-ci soit congénitalement vulnérable, que chez ce fils, d'ores et déjà, l'appareil nerveux constitue un *locus minoris resistentiæ*.

(1) BOUCHARD, Cours de pathologie générale.

« On conçoit que, dans de pareilles conditions d'organisation, l'économie doive presque fatalement, un jour ou l'autre, verser dans le sens de la suprématie fonctionnelle et de la déviation nutritive. On conçoit que, dans de semblables conditions organo-dynamiques, un fils doué des aptitudes dynamiques et fonctionnelles, aussi bien que des aptitudes réactionnelles de son père, on conçoit que ce fils naisse candidat aux perversions nutritives de l'appareil nerveux, et par suite aux perversions fonctionnelles du même appareil ; on conçoit dès lors que, survienne ou manque une cause adjuvante un jour ou l'autre, ce fils, de né qu'il était pour les perversions nerveuses, devienne un *nerveux* dans toute la force du terme : un tabétique classique, si ce trouble nutritif s'affirme et se fixe sur la moelle ; un paralytique général, enfin, si le milieu dans lequel vit le névraxe, a été vicié et par suite enflammé, d'une façon chronique et diffuse (*scléroses péri-neurocellulaires*) (1) ».

Les relations qu'affectent entre elles les maladies humorales, déjà établies dans beaucoup de faits par Bazin, sont aujourd'hui bien connues, et, MM. Charcot et Bouchard ont montré, par de nombreuses statistiques, la fréquence de certaines coïncidences morbides, telles que le rhumatisme, la goutte, le diabète, l'obésité, etc.

Dans les deux tableaux suivants, concernant des malades dont M. Bouchard a bien voulu me remettre les observations, les relations entre les névroses, l'arthritisme, le diabète, sont on ne peut plus nettes au point de vue généalogique.

____

(1) L. Landouzy et G. Ballet, *Mémoire sur les causes de l'ataxie,* juin 1882. Prix Civrieux. (Mémoire inédit communiqué, pp. 212-214.)

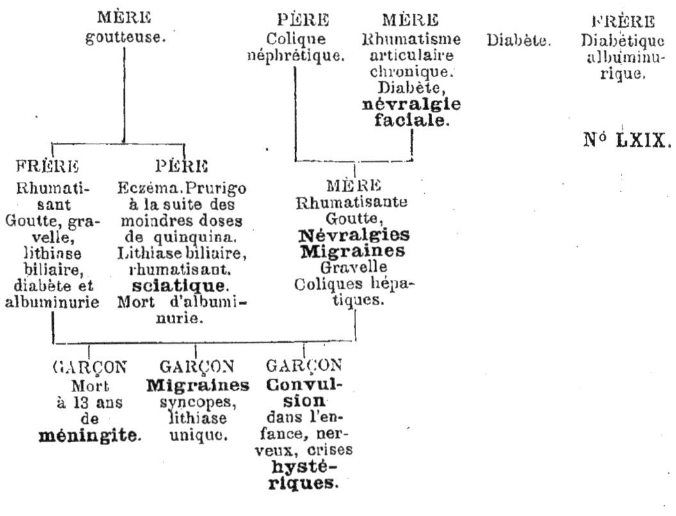

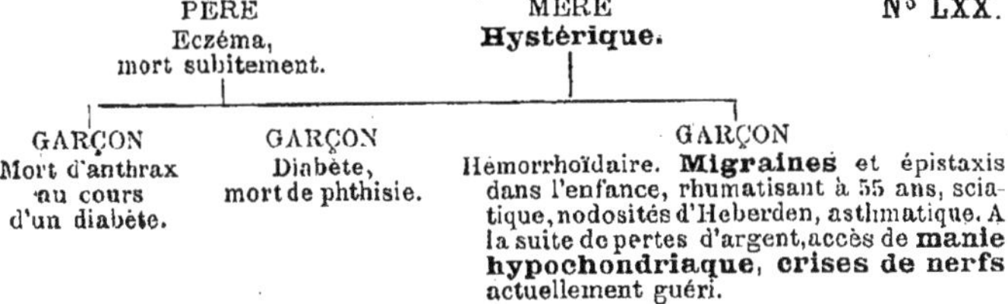

Les relations entre les névroses et l'arthritisme sont on
ne peut mieux établies aujourd'hui, et, pour ce qui concerne spécialement les psychoses, les rapports qu'elles
affectent avec d'autres maladies, relevant aussi d'un état
de dégénérescence, telles que la scrofule, la tuberculose
et le rachitisme, sont établis depuis déjà assez longtemps.
« Aliénés, idiots, scrofuleux, rachitiques, en vertu de
leur commune origine, de certains caractères physiques
et moraux, doivent être considérés comme les enfants
d'une même famille, les rameaux divers d'un même
tronc » (Moreau de Tours). Le fait avait déjà frappé Portal,

qui avait noté la coïncidence fréquente, dans une même généalogie, de la manie, de l'épilepsie et de la phthisie pulmonaire (1), et récemment Grasset a appelé l'attention, avec un peu d'exagération toutefois, sur la fréquence de la scrofule et de la tuberculose chez les hystériques (2).

Dans la goutte, les troubles nerveux de toute espèce sont très fréquents, tiennent une grande place dans la symptomatologie de cette affection et peuvent affecter l'intelligence, la motilité, la sensibilité générale et spéciale. M. Charcot a fait remarquer que l'on peut rencontrer, dans la goutte, des formes analogues à celles du rhumatisme cérébral, le délire aigu, la folie et la céphalée (3) L'aliénation mentale a été observée dans la goutte par Whytt, qui en a rapporté plusieurs exemples; on a observé également des cas de folie, survenant à la suite de la cessation brusque d'un accès : Lorry, Garrod en ont rapporté plusieurs cas, et Dagonet a mentionné des faits d'accès d'aliénation mentale (4), alternant avec des accès de goutte, mais c'est surtout l'hypochondrie, pouvant aller jusqu'à l'impulsion suicide, que l'on rencontre le plus souvent chez les goutteux, en tant que manifestation mentale. Féré en a rapporté récemment un exemple (5). Quant à la mélancolie, qui n'est pas très rare dans la goutte, le retour des accès la fait en général disparaître. Notons,

(1) « Je connais une petite ville du département du Tarn, dont les individus de quelques familles sont atteints successivement, de génération en génération, de manie, d'épilepsie ou de phthisie pulmonaire; quelquefois, cependant, cette maladie est plus heureusement remplacée par d'autres moins fâcheuses. » PORTAL, *Considérations sur la nature et le traitement des Maladies de famille et des maladies héréditaires.* 3ᵉ édition, Paris, 1814, p. 36.

(2) GRASSET, *The Relations of Hysteria with scrofulous and the tubercular Diathesis.* (Brain, 1884, january, t. VI, p. 133 et suiv.)

(3) GARROD, édition française, par Charcot et Ollivier, Paris, 1867, p. 582.

(4) DAGONET, *Traité élémentaire et pratique des Maladies mentales*, 1862 p. 210.

(5) *Loco citato*, p. 57.

enfin, que la paralysie générale elle-même peut s'observer au cours de la goutte : M. Charcot en a observé un exemple (1). L'hémorrhagie et le ramollissement du cerveau sont fréquemment observés chez les goutteux et les arthritiques. L'hémorrhagie cérébrale, en particulier, est souvent une maladie de famille : Piorry en a cité un exemple, et Dieulafoy a montré que l'hérédité dans cette affection était chose assez fréquente (2). Mais, ici, il ne s'agit pas d'une affection héréditaire du système nerveux ; ce qui se transmet des parents aux enfants, en vertu de la goutte ou de l'arthritisme, ce n'est point l'hémorrhagie cérébrale, mais bien la prédisposition à l'artérite, amenant à sa suite l'anévrysme miliaire (Charcot et Bouchard), et partant l'hémorrhagie. Ce qui s'hérite dans ce cas, c'est la lésion vasculaire, et non l'hémorrhagie cérébrale. Enfin ce qui montre encore bien qu'il ne s'agit pas dans l'espèce d'une maladie nerveuse héréditaire, c'est que les descendants de ces malades, ne paraissent point plus exposés que d'autres aux affections du système nerveux (névroses ou psychoses) : ils héritent ou non des anévrysmes miliaires de leurs générateurs, mais là se borne toute l'influence de la transmission héréditaire, qui porte sur le système vasculaire et non point sur le système nerveux.

A côté de ces apoplexies à lésions matérielles, on peut observer, chez les goutteux, des phénomènes congestifs ou apoplectiformes, alternant parfois avec les manifestations articulaires, ce qui tend à prouver que quelquefois ces métastases de la goutte vers le cerveau sont purement dynamiques, semblables, en cela, aux attaques d'aphasie ou

(1) Cité par Féré. Obs. LXXVIII, p. 58.

(2) DIEULAFOY, *Du rôle de l'Hérédité dans la production de l'hémorrhagie cérébrale*. Acad. de méd., 1876. (*Gaz. hebdom.*, 1876, p. 594). — Voy. aussi la thèse de CELLIER, inspirée par DIEULAFOY, *De l'influence de l'Hérédité dans la production de l'hémorrhagie cérébrale*. Th. Paris, 1877.

d'aphémie transitoires, que l'on peut observer aussi dans les mêmes circonstances (Gairdner, Charcot). Notons enfin que, chez les goutteux, on rencontre fréquemment, parmi les troubles du début, le vertige, pouvant simuler la symptomatologie du vertige labyrinthique (Bouchard).

Parmi ces troubles prémonitoires, on peut noter encore les gastralgies, la migraine (1), si commune chez eux, l'asthme qui peut précéder les accès ou alterner avec eux, et qui, parfois même, peut alterner avec des accès de manie goutteuse, comme Norman en a rapporté tout récemment des exemples, dont un entre autres avec hérédité nerveuse très nette (2).

L'épilepsie n'est point rare chez les goutteux, Féré en a rapporté plusieurs exemples dans sa famille névropathique (3); il en est de même des accidents hystériformes qui, comme l'a montré M. Charcot, se voient quelquefois chez les femmes au cours de la diathèse urique. Mossé en a rapporté récemment un exemple chez un enfant de dix ans et demi. Les tics ont été aussi observés chez les goutteux, et Lhirondel et Féré ont noté la coexistence de la goutte et de la maladie de Parkinson. Notons enfin, chez ces malades, la fréquence des névralgies de divers ordres, de la sciatique entre autres, et des douleurs lancinantes des membres. Les relations entre la goutte et le diabète ont été indiquées plus haut, je n'ai pas à y revenir; je signalerai seulement, en terminant, que la névrose, **angine de poitrine**, s'observe assez communément dans la goutte, et

(1) NORMAN, *On Insanity alternating with spasmodic asthma*. (*Journal of Mental Science,* 1885, april.)

(2) *Loco citato*, p. 52. Obs. 73, 74, 75, 76.

(3) Je rappellerai ici que, dans la statistique portant sur 350 épileptiques, que je rapporte dans le tableau de la page 117, la migraine se rencontre chez les ascendants dans la proportion de 24,5 p. 100, proportion plus forte que celle de l'épilepsie, qui n'est que de 21,2 p. 100.

que dans ces cas son pronostic est en général tout autre que
lorsqu'on la rencontre associée à d'autres états morbides.
L'*angor pectoris* est un syndrome et non point une maladie. Associée fréquemment aux lésions cardio-aortiques,
où son pronostic est extrêmement grave, elle peut se rencontrer dans d'autres états morbides, tels que le tabes (Landouzy, Vulpian), l'hystérie, la maladie de Basedow (Marie),
la dyspepsie (Potain), aussi doit-on : ainsi que l'a montré
Landouzy, diviser cette névrose en deux grandes classes.
« Dans la première, l'accès angineux est produit par des
causes occasionnelles agissant sur un substratum organi-
quement lésé ; dans la deuxième, les malades doivent leurs
accès à des causes occasionnelles survenant sur un substratum fonctionnellement lésé, » et plus loin Landouzy (1),
étudiant la pathogénie de ces fausses angines de poitrine,
l'établit de la façon suivante :

« Une interprétation plus complète des faits montre
qu'il est toute une catégorie de malades qui souffrent
d'angine de poitrine, comme ils ont souffert d'asthme,
d'accès de palpitations, de névralgies, d'anesthésies, de
contractures ou de mille autres perversions nerveuses,
qui pour apparaître n'ont besoin que d'être conditionnées
par des perversions fonctionnelles, fuyantes ou tenaces,
légères ou graves, circonscrites ou diffuses, frustes ou
éclatantes, ressortissant à des vices de nutrition transitoires
ou durables, que ceux-ci soient acquis ou qu'ils soient
héréditaires. C'est envisagée de la sorte, que la question
de l'angine de poitrine deviendra une des questions doc-
trinales et pratiques les plus intéressantes, et qu'on se
convaincra que, par l'analyse de ses conditions étiologi-
ques et pathogéniques, on ne saurait pas plus la distraire

(1) L. Landouzy, *De l'Angine de poitrine envisagée comme symptôme
dans ses rapports avec le nervosisme arthritique. (Prog. médical,)* 1883.

de l'étude de l'arthritisme que de l'étude de l'un de ses aboutissants les plus accapareurs du nervosisme ». (Landouzy.)

Les associations morbides entre la goutte et les affections nerveuses, que je viens de passer brièvement en revue, s'observent aussi, et avec une fréquence à peu près égale, dans le rhumatisme. Dans l'hystérie, il n'est point rare de rencontrer ce dernier, et les deux maladies peuvent évoluer ensemble, sans s'influencer notablement l'une l'autre. Les manifestations cérébrales du rhumatisme, comme celles de la goutte, sont bien connues ; dans ces différents cas, le rhumatisme ne fait que réveiller une prédisposition : c'est surtout chez les névropathes et chez les héréditaires que l'on voit éclater le rhumatisme cérébral, tantôt sous forme de céphalée, tantôt sous forme de délire avec ou sans agitation maniaque (folie rhumatismale Griesinger, Mesnet), et cela suivant la prédisposition spéciale du sujet. Peut-être en est-il de même pour les localisations du rhumatisme sur la moelle et ses enveloppes, mais ici encore, comme pour les localisations spinales des maladies infectieuses, les documents que nous possédons sont encore insuffisants, pour se prononcer d'une façon certaine, dans un sens ou dans l'autre.

C'est en raison de la coexistence fréquente du rhumatisme et des névropathies, que l'on peut se rendre compte de la fréquence des manifestations psychiques au cours des maladies du cœur (1). Il est à regretter que l'hérédité

(1) Hirtz, *Des Manifestations cérébrales dans les affections cardiaques.* (Th. Paris, 1877). — Marraté, *Des troubles mentaux dans l'asystolie.* Th. Paris, 1880.— Limbo, *Contribution à l'étude des Encéphalopathies d'origine cardiaque.* Th. Paris 1880. — D'Astros, *Des Troubles psychiques chez les cardiaques.* Th. Paris, 1881.

J.-B. Laurent, *Contribution à l'étude du Délire dans les maladies du cœur.* Th. de Lyon, 1884.

nerveuse n'ait pas été recherchée avec plus de soin, dans tous les cas d'encéphalopathie dite cardiaque : cependant le travail de Laurent renferme plusieurs observations, tendant à prouver que la prédisposition joue un rôle prépondérant dans le développement du délire.

Le rhumatisme peut accompagner quelquefois la maladie de Parkinson, mais c'est surtout avec la **chorée** qu'il affecte des rapports intimes, à tel point que, pour certains auteurs, la chorée ne serait qu'une des formes du rhumatisme, d'où le nom de chorée rhumatismale qui est quelquefois donné à cette névrose.

Les relations du rhumatisme et de la chorée sont importantes à étudier, non seulement au point de vue purement statistique, mais encore et surtout au point de vue doctrinal, car c'est sur l'existence d'une chorée dite rhumatismale que l'on s'est appuyé, pour chercher à établir la nature arthritique de beaucoup d'affections du système nerveux, en particulier des névroses.

Ce fut Bouteille d'abord, puis des médecins anglais, Copland, Babington, Bright, qui insistèrent les premiers, sur la coexistence de la chorée, du rhumatisme et des affections cardiaques, et la première statistique sur ce sujet est due à Hughes (1) qui, sur 108 cas de chorée, en mentionne 14, compliqués de rhumatisme et d'affection cardiaque. Dix ans plus tard, le même auteur publia, avec Burton Browne, une deuxième statistique, où la proportion précédente se trouve absolument renversée (2); car, sur 104 cas bien observés, les auteurs précédents n'en constatent que 15, sans rhumatisme ou lésion cardiaque. S. Kirkes (3) soutient une opinion analogue, et en 1850,

(1) Hughes (Guy's Hospital Reports, 1846).
(2) Hughes and E. Burton Browne (Guy's Hospital Reports, 1856).
(3) S. Kirkes, *Medic. Times and Gazette*, 1869.

G. Sée, publiant un travail sur les relations de la chorée et du rhumatisme, arrive aux mêmes conclusions que les auteurs précédents (1). H. Roger, notant également les coïncidences entre la chorée, le rhumatisme et les affections cardiaques, distingue une chorée rhumatismale, une chorée cardiaque et une chorée rhumatico-cardiaque ; il insiste sur ce fait, à savoir, que, le rhumatisme articulaire des enfants étant plus souvent subaigu qu'aigu, et fréquemment limité à un petit nombre de jointures, bien souvent la présence du rhumatisme doit avoir échappé à l'attention des observateurs. Sur 71 choréiques, cet auteur a observé 47 fois l'endocardite seule, 19 fois l'endo-péricardite et 5 fois seulement la péricardite (2). G. Sée avait sur 128 choréiques constaté 61 fois le rhumatisme et les affections du cœur. West (3), Ogle, Jacobi, Pye Smith (4), rapportèrent des statistiques concordantes avec celles de G. Sée et de Roger, et en 1878, Clifford Albutt et G. Gee (5), insistèrent encore sur les relations qui existent entre la chorée et l'endocardite. Enfin, Broadbent, cherchant à établir une relation entre les affections du cœur et la chorée au point de vue pathogénétique, en vint à imaginer l'hypothèse de l'embolie cérébrale capillaire, comme pouvant donner lieu aux symptômes par lesquels se traduit cliniquement la danse de Saint-Guy.

La nature rhumatismale ou rhumatico-cardiaque de la chorée, admise par beaucoup de médecins en France et en Angleterre, ne trouva que peu de crédit en Allemagne : Steiner sur 252 choréiques ne constate que 4 fois l'exis-

(1) G. Sée, *De la Chorée et des affections nerveuses.* (*Mém. de l'Ac. de médecine*, 1850.)
(2) Roger, *Séméiotique des maladies de l'enfance.* Paris, 1864.
(3) West, *Diseases of Infancy and Children* (London, 1873).
(4) Pye Smith (Guy's Hospital Reports), 1876.
(5) Clifford Albutt and Gee : *Med. Times and Gazette*, 1878, p. 505.

tence du rhumatisme articulaire ; Ziemssen, tout en reconnaissant que l'on rencontre l'endocardite chez les choréiques, ne croit pas la chose très fréquente, et Leube, s'appuyant sur les effets négatifs du salicylate de soude dans la chorée, s'oppose à toute identité de nature entre cette affection, et le rhumatisme articulaire (1), Lebert, Strümpell (2), émettent une opinion analogue à celle de Ziemssen. Eichhorst croit que, dans beaucoup de cas, les souffles de la pointe des choréiques relèvent de l'anémie et non d'une lésion valvulaire (3). Enfin, Virchow, tout en reconnaissant que, dans bon nombre de cas, le rhumatisme accompagne la chorée, estime que, dans la grande majorité, cependant, cette connexion n'existe pas (4). En résumé, pour les auteurs précédents, on voit que si tous ou presque tous admettent une coïncidence plus ou moins fréquente du rhumatisme avec la chorée, ils n'y voient pas cependant l'expression d'une loi. En résumé, nous sommes aujourd'hui en présence de deux opinions fort différentes, quant aux rapports qui peuvent exister entre le rhumatisme et la chorée. En France et en Angleterre, on y voit une relation de cause à effet ; en Allemagne, une coïncidence. Ajoutons enfin que récemment, une nouvelle opinion vient de se faire jour sur la question qui nous occupe. Pour Joffroy, les arthropathies des choréiques ne seraient point rhumatismales, mais bien de nature nerveuse, et analogues à celles que l'on rencontre dans certaines affections du système nerveux central ou périphérique : ce seraient des arthropathies choréiques et non rhumatis-

(1) Leube, *Deutsch Archiv. f. klin. Medecin.*, XXV, 2 et 3, p. 242.
(2) Strümpell, *Lehrbuch d. Speciel. Pathol. und Therapie,* 1884, t. II, p. 392.
(3) Eichhorst, *Lehrbuch d. Speciel. Pathol. und Therapie,* 1885, t. III, p. 434.
(4) Virchow, *Pathologie und Therapie,* t. I, pp. 164-165.

males. Cette interprétation, possible dans quelques cas exceptionnels, me paraît inadmissible, si on l'applique d'une façon générale aux lésions articulaires que l'on rencontre au cours de la chorée de Sydenham (1).

Dans un travail très récent, Prior (2), reprenant l'étude du rhumatisme chez les choréiques, donne les chiffres suivants basés sur une statistique personnelle. Dans un premier groupe comprenant 85 malades, il n'existait ni rhumatisme ni affection cardiaque ; dans un deuxième groupe comprenant un seul malade, il y avait affection du cœur et rhumatisme ; dans le troisième groupe comprenant 4 malades, il y avait bien encore lésion cardiaque, mais cette dernière s'était développée plusieurs années avant l'apparition de la chorée.

Ainsi donc, sur les 92 malades de Prior, il n'y en a que 5 où il existe une connexion entre le rhumatisme, les lésions du cœur et la chorée, 5,4 p. 100 ; tandis que la non-coïncidence est de 94,6 p. 100. Du reste, comme le fait remarquer cet auteur, quelle que soit l'importance de la statistique, on peut invoquer un grand nombre d'autres arguments contre l'existence d'une relation entre le rhumatisme et la chorée. Cette dernière est surtout une affection de l'enfance et de l'adolescence, c'est le contraire pour le rhumatisme articulaire aigu et l'endocardite ; la danse de Saint-Guy frappe les filles plus souvent que les garçons, et c'est encore précisément l'inverse pour le rhumatisme. L'étiologie de ces deux affections ne se ressemble donc guère ; en outre, et c'est là un point sur lequel Prior n'a point à mon avis suffisamment insisté, l'héré-

----

(1) Joffroy, *De la nature et du traitement de la chorée.* (*Progrès médical,* 1885, p. 437 et 486.)

(2) Prior, *Ueber den Zusammenhang zwischen Chorea minor mit Gelenk-rheumatismus und Endocarditis.* (*Berliner klinisch. Wochensch.,* 1886, n° 2, p. 17.)

dité nerveuse joue, comme je l'ai montré précédemment (1), un rôle prépondérant, sinon unique, dans le développement de la chorée. Enfin, le rôle considérable que peuvent jouer les impressions morales, la suggestion, dans le développement de cette affection, sont, comme l'indique très justement Prior, bien peu en faveur de la nature rhumatismale de la danse de Saint-Guy.

On peut donc dire aujourd'hui que la chorée de Sydenham n'est point une affection rhumatismale, que, suivant les races et suivant les pays, la proportion peut varier quant à la fréquence de la coïncidence de ces deux affections, mais qu'en tout cas, il n'existe pas entre elles une relation de cause à effet, l'une ne dérive pas de l'autre. Le rhumatisme articulaire n'engendre point la chorée, il peut bien apparaître chez un malade, avant, pendant ou après la danse de Saint-Guy, mais ce n'est qu'affaire de pure coïncidence. La chorée de Sydenham ne reconnaît qu'une seule cause, à savoir : l'hérédité nerveuse, similaire ou dissemblable, qui crée la prédisposition. Cette dernière peut être réveillée de différentes façons, tantôt par une impression morale quelconque, tantôt par la suggestion, souvent par le rhumatisme articulaire, quelquefois par d'autres maladies infectieuses (rougeole, scarlatine, fièvre typhoïde, diphthérie), enfin par l'état de gestation. Dans ces différents cas, on a toujours affaire à la même symptomatologie, la prédisposition héréditaire a été mise en jeu de diverses manières, mais le résultat est toujours *le même*, c'est toujours de la chorée dont il s'agit. Il faut donc se garder de l'axiome · *post hoc ergo propter,* et ne point prendre pour une cause ce qui n'est que le résultat d'une simple coïncidence. Il n'existe pas une chorée rhu-

(1) Voy. p. 126 et suiv.

matismale, mais bien du rhumatisme chez un choréique ;
cette dernière éventualité est, du reste, loin d'être la règle,
et lorsqu'elle existe, il ne s'agit, somme toute, je le répète,
que d'une pure et simple coïncidence.

Ce que je viens d'exposer, à propos des rapports du
rhumatisme et de la chorée, s'applique à ce qui concerne
les relations de la goutte et de l'arthritisme, avec toutes
les affections du système nerveux. Ici non plus il n'y a
pas de relation de cause à effet, il n'y a que des associations symptomatiques plus ou moins fréquentes, c'est une
question de terrain et non une question de graine. L'arthritisme et le nervosisme ont entre eux de nombreux
points de contact, mais ils ne s'engendrent pas mutuelle-
ment ni réciproquement. Si l'on compare chacun de ces
états morbides à un arbre à nombreux rameaux, on voit
facilement (M. Charcot, communication orale) les points où
certains de ces derniers, passant d'un arbre à l'autre, éta-
blissent entre les deux souches primitives, des liens
d'étroite parenté. En continuant à employer la même
comparaison, on peut dire que certaines branches de
l'arbre neuro-pathologique (chorée de Sydenham, maladie
de Parkinson, hystérie) sont en connexion plus ou
moins marquée avec des branches de l'arbre de l'arthritisme ; tandis que d'autres, issues également de la même
souche nerveuse (épilepsie, neurasthénie), affectent avec
celles de l'arthritisme des rapports beaucoup moins intimes. Pourquoi cette intimité existe-t-elle dans certains
cas, et point dans d'autres ? C'est là une question à laquelle
il est encore impossible de répondre actuellement ; le fait
existe, il attend encore son interprétation.

Envisagés dans leur pathogénie, l'arthritisme et le
nervosisme peuvent être, ainsi que je l'ai indiqué précédemment, considérés comme relevant d'un trouble géné-

ral de la nutrition, et c'est à ce fait qu'ils doivent vraisemblablement leurs connexions fréquentes. Ce sont l'un et l'autre des produits de dégénérescence, et, comme le fait remarquer Féré, « c'est à ce titre que la névropathie, la scrofule, la tuberculose, l'arthritisme, etc., se trouvent diversement combinés dans les familles, et dans certaines conditions, leurs manifestations se transforment et s'excitent réciproquement » (1).

Si nous jetons maintenant un regard sur les faits rassemblés au cours de ce travail, nous pouvons voir que ce qui domine, dans toutes les affections du système nerveux envisagées au point de leur genèse, c'est le facteur de l'hérédité. Cette dernière peut être similaire ou dissemblable, directe ou collatérale, atavique, homochrone, etc., mais on peut dire qu'elle existe *toujours* à la base de toutes les affections nerveuses. C'est elle qui crée l'état d'opportunité morbide, ce que l'on appelle la prédisposition, qui peut être définie : la maladie qui sommeille. Mais tous les sujets prédisposés ne voient pas leur névropathie éveillée par le même excitant. Chacun d'eux a son organe faible et plus *irritable*, dont l'excitation détermine l'explosion de la névropathie qui existait chez lui à l'état de tension. C'est ainsi qu'il faut comprendre la genèse des folies dites *sympathiques*, c'est ainsi qu'il faut comprendre l'action des fièvres éruptives, c'est ainsi encore qu'il faut comprendre l'action du **traumatisme** signalée d'abord par Brodie chez les hystériques, et dont M. Charcot a montré, depuis des années, le rôle considérable, en tant que point de départ de beaucoup d'affections nerveuses. Cette action du traumatisme dans la provocation des troubles nerveux n'a pas tou-

(1) Féré, *loco, citato,* p. 63.

jours la même valeur pathogénétique, comme l'a indiqué
M. Charcot. Tantôt le traumatisme met en évidence une
disposition nerveuse déjà spécialisée : ainsi un choréique
guéri de sa chorée pourra la voir réapparaître à l'occasion
d'un choc. D'autres fois le traumatisme localise la manifestation nerveuse dans le voisinage de l'endroit frappé :
ainsi dans la contracture hystérique, par exemple. D'autres
fois enfin, il précipite la marche de l'affection déjà exis-
tante : tel est le cas quelquefois pour le tabes (Féré).

Il en est de même pour le **choc moral**, qui ne peut
agir encore que sur un terrain prédisposé de par l'hérédité; aussi puissantes, aussi variées que puissent être les
causes morales, elles sont insuffisantes par elles seules,
pour altérer les facultés intellectuelles; l'aliénation mentale ne se crée point de toutes pièces, il lui faut un terrain
favorable pour se développer.

CHAPITRE VII

L'HÉRÉDITÉ EST-ELLE INDISPENSABLE
AU DÉVELOPPEMENT DES MALADIES NERVEUSES?

Nous avons vu, par ce qui précède, que l'hérédité joue
un rôle immense dans la pathogénie d'un bon nombre d'affections du système nerveux, mais ce que j'ai déjà dit à
propos de la neurasthénie peut faire prévoir que le surmenage en général, et surtout le surmenage intellectuel, est
capable de déterminer des troubles fonctionnels, susceptibles de se transmettre par hérédité, en s'exagérant ou se
modifiant plus ou moins profondément, et ce que fait l'épuisement nerveux, bon nombre d'intoxications peuvent le reproduire. Roque (1) a mis en lumière le rôle du saturnisme
dans la production des dégénérescences. Quant à l'alcoolisme, son influence est aujourd'hui parfaitement établie :
les descendants des alcooliques offrant fréquemment des
troubles psychiques ou convulsifs. Ces troubles résultent
soit d'une intoxication aiguë, existant à l'époque de la
fécondation, soit d'une intoxication lentement développée

(1) Roque, *Des Dégénérescences héréditaires produites par l'intoxication
saturnine lente. (C. R. Soc. biol.*, 1872, t. IV, p. 243-245.)

chez les générateurs. Toutes les maladies qui sont capables d'altérer la nutrition de ces derniers, dans le temps de là fécondation, peuvent entraîner les mêmes effets. C'est à l'état défectueux de la nutrition des générateurs, qu'il faut attribuer la dégénérescence des sujets nés de parents trop jeunes ou trop vieux. Les émotions violentes et les dépressions psychiques, existant dans les mêmes circonstances, paraissent agir dans le même sens.

De Candolle est tenté d'attribuer à l'état mental momentané des parents, pendant la conception, les différences quelquefois très sensibles, de caractère des frères consanguins non jumeaux ou des frères légitimes et illégitimes. « Ceux-ci, dit-il, ne sont pas seulement de mères différentes, ils ont de plus été procréés sous des influences d'action et de passion ordinairement plus vives (1), » et cet auteur cite à l'appui de son opinion le rôle considérable qu'ont joué certains bâtards dans l'histoire. Érasme dit, dans sa *Folie,* qu'il n'est point le fruit d'un ennuyeux devoir conjugal. Un des enfants de Louis XIV, dit Lucas, conçu dans une crise de larmes et de remords de Mme de Montespan, que les cérémonies du jubilé avaient provoquée, garda toute sa vie un caractère qui le fit nommer des courtisans l'Enfant du Jubilé.

Le même auteur a rapporté le fait suivant : « Un père, homme d'un esprit distingué et d'une grande droiture morale, eut, pendant toute sa vie, des tendances sensibles vers un état d'abattement maladif. Il traversait des périodes d'abattement et des périodes d'excitation. Il eut de nombreux enfants, deux furent aliénés : l'époque de leur conception coïncidait avec des moments où le père avait eu au plus haut degré ces tendances maladives (2). »

(1) *Loco citato,* p. 50.
(2) Lucas, *loco citato.*

L'influence de l'état d'ivresse, — quel que soit le toxi-que qui la produit, — au moment de la conception, n'avait point échappé à Esquirol, Seguin, Morel, Lucas. Récemment Demeaux, Dehaut et Vousgier, ont de nouveau étudié cette question, et montré, au moyen de plusieurs observations, que l'enfant engendré dans ces conditions peut-être aliéné, débile, idiot, épileptique. De Quatrefages a publié un fait très intéressant à cet égard, et dans lequel, l'état d'ivresse du père au moment de la conception, paraît nettement établi (1). Quelque délicat et difficile que soit ce genre de recherches, nous possédons cependant aujourd'hui, un assez grand nombre de faits, démontrant qu'une perversion passagère de l'état cérébral, — quelle qu'en soit la cause, — peut imprimer au nouvel être, conçu dans ces conditions, une modification spéciale, qui se traduira plus tard par des symptômes divers, analogues à ceux que l'on rencontre chez les vrais héréditaires, c'est-à-dire chez ceux dont les générateurs sont atteints de troubles permanents, dans le fonctionnement du système nerveux. On sait par les travaux si remarquables de Geoffroy Saint-Hilaire, de Dareste (2), combien, des causes en apparence légères, peuvent facilement modifier le développement de l'embryon et le faire dévier de son type normal. On sait aussi, et nous devons la connaissance de ce fait à Isidore Geoffroy Saint-Hilaire, que les anomalies de développement du fœtus, les monstres, s'observent beaucoup plus souvent dans les classes pauvres, et chez les filles-mères, — où la femme est obligée de travailler jusqu'à la fin de sa grossesse, — que dans les autres classes de la société.

(1) DE QUATREFAGES, *Unité de l'espèce humaine.* 1861.
(2) DARESTE, *Recherches sur la production artificielle des monstruosités,* Paris, 1877. — Du même, *Sur une anomalie de l'œuf et recherches sur la*

C'est surtout quand ils se prolongent pendant la gestation, que les troubles de la nutrition de la mère peuvent
avoir des effets défavorables sur le développement du
fœtus, et en particulier de son système nerveux. On avait
déjà noté, à la suite du siège de Landrecies, des troubles
de nutrition très variés, chez les enfants qui avaient été
conçus dans cette période. A la suite des sièges de Paris,
les faits de ce genre ont tellement frappé l'imagination po-
pulaire, que l'expression d'*enfant du siège* est demeurée, et
s'applique aux enfants malingres, qui sont nés dans les
huit ou neuf mois qui ont suivi, et dont un grand nombre
sont affectés d'affections convulsives ou mentales : Bourneville a recueilli un grand nombre d'observations, tout à fait
probantes à cet égard, et Legrand du Saulle a vulgarisé
le fait dans une leçon faite à la Salpêtrière en 1884. Mais
les mauvaises conditions hygiéniques de la grossesse, ne
sont pas les seules causes de troubles névropathiques chez
les enfants. Ils peuvent encore se montrer en conséquence
de traumatismes, survenus dans les mêmes circonstances.
Dans une étude sur la psychologie du fœtus, communiquée à la Société de Psychologie physiologique (1), Féré a
montré que toutes les excitations sensorielles et toutes
les représentations mentales de la mère, retentissent sur
le fœtus qui réagit avec une intensité remarquable ; on
peut ainsi comprendre, d'après cet auteur, comment les
émotions vives ou répétées, les préoccupations morales
de la mère, peuvent déterminer chez son produit des troubles névropathiques plus ou moins accentués.

+ Après la naissance, les mauvaises conditions hygiéniques peuvent encore agir dans le même sens, mais avec

production des monstres par les secousses, etc. (*Compt. rend. Ac. des Sc.*,
1882 et 1883.)

(1) Féré : *Revue philosophique*, 1886, mars.

une activité beaucoup moindre ; il faut bien convenir, d'ailleurs, qu'aucun fait précis ne permet de mesurer la valeur de ces influences.

Il semble bien établi pourtant que certains traumatismes céphaliques peuvent déterminer une prédisposition aux troubles cérébraux ; on peut dire que, dans ces circonstances, le sujet hérite de lui-même, suivant l'expression de Lasègue dans son étude sur les *Cérébraux*. En dehors des traumatismes du crâne, les chocs ne jouent peut-être que le rôle de causes déterminantes, soit en mettant en jeu une prédisposition déjà spécialisée, soit en déterminant la localisation d'une prédisposition diffuse, soit enfin en rendant évidents des symptômes, qui n'existaient auparavant qu'à un degré assez faible pour ne pas éveiller l'attention (1).

Quant aux intoxications, aux maladies aiguës ou chroniques, j'ai établi, dans d'autres chapitres, que leur influence consiste surtout à éveiller la prédisposition névropathique, à moins pourtant qu'elle ne détermine des lésions matérielles des tissus nerveux, comme le fait la syphilis en particulier. Dans ce dernier ordre de faits, la participation de l'hérédité, — je le répète ici, — ne me paraît point nécessaire.

(1) FÉRÉ, in BRAIN, *loc. cit.*, part. XXX, p. 237.

CONCLUSIONS

Existe-t-il un lien commun entre les maladies du système nerveux? Dérivent-elles toutes d'une souche unique, dont les branches, de par le fait de l'hérédité plus ou moins convergente, et de l'état de dégénérescence qu'elle entraîne forcément avec elle, formeraient les diverses variétés que je viens de passer en revue? La chose est plus que probable, elle est même certaine, dirai-je, mais la filiation n'est point encore absolument démontrée.

Depuis Morel, bien des tentatives ont été faites dans ce sens, sans aboutir toutefois à un résultat véritablement précis. Les facteurs de cette étude sont trop complexes, trop divers, trop sujets à des causes d'erreur, et surtout trop incomplets encore, pour nous permettre d'établir une classification des maladies nerveuses du fait de l'hérédité. J'ai montré, au cours de ce travail, que toutes les affections nerveuses faisaient partie d'une même famille, que l'hérédité sous ses différentes formes permettait de les grouper ensemble, sous le nom générique de famille neuro-pathologique. Aller plus loin aujourd'hui dans la voie de l'induction, me paraîtrait téméraire.

Nous ignorons encore le *comment* de la transformation des différentes affections nerveuses les unes dans les autres, nous ignorons encore le *pourquoi* de cette transformation. Mais, si nous ne connaissons point les causes de ces mutations diverses, — connaissant l'influence désastreuse de l'hérédité convergente, — nous pouvons nous demander, si les affections du système nerveux n'ont point une souche ancestrale commune, d'où elles dérivent toutes, les psychoses comme les névroses, les affections « sine materia », comme les affections avec substratum anatomique.

La tendance actuelle est de voir dans la plus commune, la plus banale des névroses, dans la neurasthénie, le point de départ de toutes les affections du système nerveux, la souche de cette grande famille neuro-pathologique, dont les différents membres ont été étudiés, au point de vue généalogique, dans le cours de ce travail.

C'est la neurasthénie qui la crée et l'entretient tout à la fois. Elle la crée en vertu des lois de l'hérédité, dont les effets cumulatifs, s'exerçant à travers plusieurs générations, se traduisent sur les descendants des neurasthéniques, par des formes morbides de plus en plus graves, amenant à leur suite la dégénérescence physique et mentale, ainsi que l'extinction de la race. Elle l'entretient, car pouvant se développer de toutes pièces chez un sujet sans tare héréditaire, elle est par conséquent la seule des affections du système nerveux, qui ne reconnaisse pas toujours l'hérédité pour cause ; qui puisse *s'acquérir* sous l'influence de certaines circonstances données, sans prédisposition antérieure aucune. C'est la neurasthénie qui, fournissant sans cesse de nouveaux aliments à la grande famille neuro-pathologique, s'oppose à l'extinction de cette dernière, de par les lois fatales de l'hérédité convergente, combinée avec les états de dégénérescence.

Aussi le domaine des affections du système nerveux ira-t-il toujours grandissant. C'est là une des conséquences fatales de la lutte pour l'existence, telle surtout que la comprend notre époque. C'est à la fois la cause et le résultat de toute civilisation, c'est aussi la cause de sa décadence. Comme le dit si justement Jacoby : « L'homme vit dans ses arrière-petits-neveux; vivre dans la postérité, c'est là l'immortalité réelle, matérielle aussi bien que morale, la seule vraie, la seule sûre du moins : or, en cherchant à nous élever au-dessus du niveau commun, nous condamnons par là même à mort notre race, et nous échangeons la vraie immortalité, l'immortalité physiologique, contre l'immortalité de convention qu'on appelle la célébrité; nous payons de la vie de générations futures et de notre propre existence dans l'infini des siècles quelques lignes dans les dictionnaires biographiques. Ce ne sont pas les descendants des puissants, des riches, des savants, des énergiques, des intelligents qui constitueront l'humanité future, ce sera la postérité des paysans travailleurs, des bourgeois nécessiteux, des humbles et des petits, — l'avenir est aux médiocrités (1). »

C'est là une conséquence fatale de la sélection intellectuelle dans l'espèce humaine. Les civilisations diverses qui nous ont précédé dans l'histoire, ont toutes passé par les mêmes étapes. La nôtre n'échappera point à la loi commune. On peut, à la rigueur, essayer d'enrayer le mouvement; l'arrêter est au-dessus de notre puissance.

(1) JACOBY, *loco citato*, préface.

INDEX BIBLIOGRAPHIQUE

A

Arndt. — *Ueber neuropatische Diathese. Sitzungsber. d. med. Ver. in Greifswald.* 1874, *Berl. Klin. Wochenschr.*, 1875, p. 209.

Arndt. — *Die Ursachen der Psychosen.* Wien. Med. Presse 1882, XXIII, 858, 922, 954, 1018, 1049.

A. Axenfeld et H. Huchard. — *Traité des névroses.* 2ᵉ édition. Paris, 1883.

B

Baillarger. — *Cas de folie similaire héréditaire. Ann. méd. psych,* 1875, t. XIV, p. 135.

Ball. — *De la Folie gémellaire ou aliénation mentale chez les jumeaux. L'Encéphale,* 1884, IV, 385-400.

Ball. — *Leçons sur les maladies mentales,* 1880-1883.

Ball. — *De la Folie consécutive au choléra. L'Encéphale,* 1885, I.

Ball. — *La Morphinomanie.* Paris, 1885.

Ball et Régis. — *Les familles des aliénés au point de vue biologique,* etc. *L'Encéphale,* 1883, p. 401-428.

Ballet. — Voy. Landouzy et Ballet.

Ballet et Crespin. — *Des attaques d'hystérie à forme d'épilepsie particulière. Epilepsie jacksonienne. Prog. med.* 1884, p. 89.

Bastos. — *De l'épilepsie.* Th. de Paris 1824.

Batault. — *Contribution à l'étude de l'hystérie chez l'homme.* Th. de Genève 1885.

Beach (Fletcher). — *A case of imbecility with well marked hereditary history. Jour. of Ment. Sc.* 1885, July.

Beau. — *Arch. de Méd.,* 1836, 2ᵉ série. t. XI, p. 328.

Belouze. — *De l'Éthéromanie.* Th., Paris 1885.

Beneden (E. Van). — *Recherches sur la maturation de l'œuf. Bull. Ac. Roy. de Belgique,* 1875.

Berger. — Art. *Paralysie agitante in Real Encyclopaedie der Gesamm. ten Heilkunde.* Bd. X, p. 322, 1882.

Bergisio (B.). — *Un caso di malattia di Parkinson complicata da disturbi psichici Arch. Ital. per le mal. nervos.,* t. XXI, p. 260.

Bernard et **Féré**. — *Arch. de neurol.* 1882, n⁰ˢ 7 et 13.

Bernhardt. — *Thomsen'sche Krankheit. Erlenmeyer's Centralbl.* 1885. p. 122.

Bernhardt. — *Muskelsteifigkeit und Muskelhypertrophie (Ein selbstündiges Symptomencomplex). Virchow's Archiv.* LXXV, 1879, p. 516.

Bernutz. — Art. *Hystérie du Nouveau Dict. de Méd. et de Chirurg.* (Jaccoud), p. 195.

Bird. — *Zur Geschichte der Psychiatrie. Allg. Zeitsch. f. Psych.*, 1850 VII, p. 227.

Bird. — *Geschichte der Geisteskrankheit Carls VI, Königs von Frankreich, in den Jahren 1392 bis 1422, und Geschichte des abnormen geistigen Zustandes Carls IX, Königs von Frankreich, besonders nach Bar tholomaüs 1372. Allg. Zeitsch. f. Psych.* 1848 V, p. 569.

Black. — *Relation of heredity to race degeneration and improvement. Trans. Amer. med. Assoc. Philad.* 1877, XXVIII, 461-480.

Blaise. — *De la Cachexie pachydermique. Arch.' d. Neurolog.*, t. I, 1882.

Bloch. — *Neuropatiche Diathese und Kniephänomen. Arch. f. Psych. u. Nervenkr.* 1882, Bd. XII, p. 471.

Bouchet et **Cazauvieilh**. — *De l'Épilepsie considérée dans ses rapports avec l'aliénation mentale. Recherches sur la nature et le siège de ces deux maladies, etc. Arch. gen. de Med.*, déc. 1825 et janv. 1826.

Bouchut. — *De l'Atrophie cérébrale infantile. Paris méd.*, 1884, IX, p. 193-196.

Bourneville. — *Mémoire sur la condition de la bouche chez les idiots. Journ. des conn. méd*, 1883.

Bourneville. — *Recherches sur l'épilepsie, l'hystérie et l'idiotie*, 1885.

Bourneville. — *Nouvelle étude sur quelques points de la sclérose en plaques*, 1869, p. 221.

Bourneville et **Seglas**. — *Du Mérycisme. Arch. de Neurolog*, 1884.

Bourneville et **Seglas**. — *Des Familles d'idiots. Arch. de Neurol*, 1886

Brierre de Boismont. — *Du Suicide et de la Folie suicide*, 1856.

Brierre de Boismont. — *L'Hérédité au point de vue de la médecine légale et de l'hygiène. Ann. d'Hyg.* Paris, 1875, XLIII, p. 169-195.

Briquet. — *Traité clinique et thérapeutique de l'hystérie*, 1859.

Brousse. — *De l'ataxie héréditaire. (Maladie de Friedreich).* Th. de Montpellier, 1882.

Brown-Sequard. — *On the hereditary transmission of effects of certain Injuries of the nervous system. Lancet,* 1875, I, p. 7.

Brown-Sequard. — *Transmission par hérédité de certaines altérations des yeux chez les cobayes. C. rend. Soc. Biol.* 1880, II, p 358.

Brown-Sequard. — *Quelques faits nouveaux relatifs à l'épilepsie qu'on observe à la suite de diverses lésions du système nerveux chez les cobayes. Arch. de Phys.* 1871-1872, p. 117.

Bury. — *The influence of hereditary syphilis in the production of idiocy or dementia. Brain*, 1883-1884, IV, p. 44-66.

C

Camuset. — *Crises d'hystérie chez un homme atteint de paralysie géné-rale. Ann. Med. Psych.* 1884, XI, p. 229.

Cane. — *Connexion of exophthalmic goitre with mania. Lancet,* 1877, II, Dec. p. 798.

Candolle (de). — *Histoire des sciences et des savants depuis deux siècles* (2e *édit.*) Genève, 1885.

Cantarano. — *Mericismo nella specie umana: La Psichiatria, la Neuro-pathologia et la Scienza,* 1885.

Cantilena. — *L'Hérédité du goitre exophthalmique. Lo Sperimentale,* mars 1884, p. 269-274.

Cellier. — *De l'influence de l'hérédité dans la production de l'hémorrha-gie cérébrale.* Th. Paris 1877.

Charcot. — *Leçons sur les maladies du système nerveux,* Paris 1873, p. 1.

Charcot. — *Révision nosographique des atrophies musculaires. Progr. méd.* février 1885.

Charcot et **Magnan.** — *De l'Onomatomanie. Arch. de Neurol.* 1885, n° 29, p. 157.

Charcot et **Magnan.** — *Inversion du sens génital. Arch. de Neurol.,* 1882, t. IV, n° 7 et 12.

Chambard. — *Une famille de Névropathes. Ann. méd. psych.,* 1884, p. 220, 1er semestre.

Chambard. — *Névropathie viscérale avec hypochondrie. L'Encéphale,* 1882, p. 32.

Cheadle. — *Exophthalmic Goitre. Saint-Georg's Hosp. Reports,* 1870, t. IV, p. 175, et 1875, t. VII, p. 81.

Christian. — *De la folie consécutive aux maladies aiguës. Arch. gén. de méd.,* septembre et octobre 1883.

Christian. — *Paralysie générale chez un héréditaire. Ann. méd. psych.,* 1885, t. II, p. 215.

Chwostek. — *Weitere Beiträge zur Pathologie und Electrotherapie der Basedow'schen Krankheit. Wiener méd. Presse,* 1871, n° 71, et 1872, n° 22 et 32.

Chwostek. — *Zur Casuistik des Morbus Basedowii. Wiener allg. milit. ärztl. Zeitg.,* 1874, n° 21.

Chwostek. — *Weitere Beiträge zur herdweisen Sclerose des Centralner-vensystems. Allg. Wiener med. Zeitung,* 1883, p. 370.

Clark. — *Gouty melancholia. Journ. ment. sc. Act.* 1880, vol. XXVI, p. 243.

Coindet. — *Observations sur l'Hygiène des condamnés détenus dans la prison pénitentiaire de Genève. Ann. d'Hygiène* 1838, t. XIX, p. 273.

Cotard. — Art. *Folie. Dict. encyclop. des sc. méd.*

Cotard. — *Soc. méd, psych.* Séance du 25 janvier 1886.

Crauer. — *Eine geisteskranke Familie. Allg. Zeitsch. f. Psychiat.,* XXIX, 1873, p. 223.

D

Dagonet. — *Traité élémentaire et pratique des maladies mentales*, 1862.

Damerow (H.). — *Zur Statistik der provinzial Irren-Heil und Pflege Anstalt bei Halle, vom 1 novembre 1844, bis Ende December, 1863, nebst besonderen Mittheilungen und Ansichten über Selbsttödtungen.* Allg. Zeitsch. f. Psych. Bd. XXII, 1865, p. 219.

Darwin. — *De la Variation des animaux et des plantes*, 1868.

Darwin. — *L'Expression des sentiments chez l'homme et les animaux*, 2e édit., 1877, p. 338.

Dechambre. — *De la paralysie générale d'origine saturnine.* Ann. méd. Psych. Série III, t. III, p. 524.

Devouges. — *Gaz. hebd.*, 1873, p. 325.

Delasiauve. — *Traité de l'épilepsie*, 1884.

Despine. — *Psychologie naturelle.*

Dieulafoy. — *Du rôle de l'hérédité dans la production de l'hémorrhagie cérébrale.* Acad. de méd., 1876. Gaz hebd. 1876, p. 594.

Dieulafoy. — *La Folie brightique.* Soc. méd. des hôp., 1885.

Donat-Marcell. — *Méd. histor. mirabil.*, t. IV, c. XVIII.

Doussin-Dubreuil. — *De l'Épilepsie.*

Doutrebente. — *Note sur la marche de la paralysie générale chez les héréditaires.* Ann. méd. psych., 1879, 6e série, t. I, p. 226.

Doutrebente. — *Étude généalogique sur les aliénés héréditaires.* Ann. méd. psych. 1869, t. II, p. 196.

Doyen. — *Quelques considérations sur les terreurs morbides et le délire émotif en général.* Th. Paris 1885 et Encéphale 1885.

Duclos. — *Études cliniques pour servir à l'histoire des convulsions de l'enfance.* Th. de Paris 1847.

Dudley. — *Two cases of spinal diseases associated with insanity, I. Tabes dorsalis, II. Paralysie spinale atrophique chronique.* Brain 1883, p. 243

Dumur. — *Considérations sur certaines dégénérescences physiques, intellectuelles et morales d'origine héréditaire.* Bull. soc. méd. de la Suisse romande. Lausanne 1869, III, 380-397.

Dunlop. — *Illustrations of heredity.* Journ. of ment. sc. Avril 1881, p. 43.

Dreyfous. — *Des accidents nerveux du diabète.* Th. agrég., 1883.

E

Ebstein. — *Sprach und Coordinationsstörung in Armen und Beinen in Folge von Typhus abdominalis.* Deutsch. Arch. f. Klin. Med., 1872, t. IX, p. 528 et t. X, p. 595.

Echeverria. — *Amer. Journ. of Insanity*, 1873, p. 308.

Echeverria. — *Alcoholic Epilepsy.* Journ. of mental Sc. janv. 1881, p. 489.

Echeverria. — *Marriage and Hereditariness of Epileptics.* Journ. of ment. Sc. octobre 1880, p. 346.

Eichhorst. — *Speciel. Pathol. u. Therapie*, 1885, t. III, p. 434.

Eickholt. — *Zur Kenntniss der Dementia paralytica. Allg. Zeitsch. f. Psych.*, t. XLI, 1885, p. 33.

Eulenburg. — *Lehrbuch der Nervenkrankheiten*, 2 vol. 1878.

Eulenburg und **Melchert.** — *Thomsen'sche Krankheit bei vier Geschwistern. Berl. Klin. Wochenschr*, 1885, p. 605-606.

Erb. — *Tabes und Syphilis. Centralbl. f. die Med. Wissenschaft*, 1881, n° 11 et 12, p. 195 et 213.

Erb. — *Krankheiten des Rückenmarks. Ziemssen's Handbuch*, XI, 2.

Erlenmeyer. — *Zur Lehre von der Coordinationsstörungen im Kindesalter. Centralbl. f. Nervenheilk*, 1883, p. 385.

Ewald. — *Zwei Fälle choreatischer Zwangsbewegungen mit ausgesprochener Heredität. Zeitsch. f. Klin. Med. Friedreich's Jubilaeumsheft*, 1884, p. 51.

F

Falret. — *Recherches sur la folie paralytique et les diverses paralysies générales.* Paris, 1853.

Falret. — *De la folie raisonnante ou folie morale*, Paris, 1866.

Falret. — *Arch. gén. de med.* 1876, t. XVIII.

Féré. — *La Famille Névropathique. Arch. de Neurologie*, 1884, n° 19 et 20.

Féré. — *Études sur les orifices herniaires.* Rev. Méd. et Chir. 1879. p. 853.

Féré. — *Nouvelles rechercher sur la Topographie cranio-cérébrale, Rev. d'Anthrop.* 1881, p. 483.

Féré. — *Des Alcoolisables, Soc. Méd. d. Hop.* 1885.

Féré. — *Nervous troubles as foreshadowe in the Child. Brain*, juillet 1885.

Féré. — Soc. de Biolog. 1885.

Féré. — *Ataxie héréditaire. Progrès méd.* 1882, X, 890-892.

Féré. — *Des Éternuements névropathiques. Progr. méd.* 1885, n° 4 p. 69.

Féré. — *Sensation et mouvement. Revue Philos.* 1885.

Féré. — *Éclampsie et Epilepsie. Arch. de Neurologie*, 1885.

Féré. — Voy. BERNARD et FÉRÉ.

Féré et Huet. — *Revue scientifique*, 1884.

Fernel. — *Physiol.* I, VII, ch. VI.

Ferry. — *De l'Étiologie de l'Ataxie locomotrice progressive.* Th. Paris, 1879.

Fiedler. — *Ueber den Einfluss fieberhafter Krankheiten auf Psychosen Deutsch. Arch. f. Klin. Med.* XXVI, 1880, p. 274.

Fol (H.). — *Recherches sur la Fécondation et le commencement de l'Hénogénic.* Genève, 1879 et *Comptes Rend. de l'Acad. des Sc.* 1877.

Fournier. — *De l'Ataxie locomotrice d'origine syphilitique (Tabès spécifique)* 1 vol. Paris, 1882.

Fournier. — *Leçons sur la période préataxique du tabès d'origine syphilitique*, 1885.

Foville. — Art. *Délire. Nouveau Dict. de méd. et chirurg. pratiques* (Jaccoud).

Foville. — *Recherches Cliniques et Statistiques sur la transmission héréditaire de l'épilepsie. Ann. Méd. Psychol.* 1868, p. 203.

Franck (J.-P.). — *System der med. Poliz.*, t. I.

Friedreich. — *Neurologische Beobachtungen. Paramyoklonus multiplex. Virchow's. Arch. f. Path. Anat. u.Phys.* Bd 86, Hf. 3, p. 421.

Friedreich. — *Ataxie héréditaire. Allg. Zeitsch, f. Psych.*, XXXII, p. 539.

Friedreich. — *Ueber Ataxie mit besonderer Berücksichtigung der hereditären Formen. Virchow's Arch.* Bd. XXVI, XXVII, LXVIII, LXX.

G

Gagnon. — *Assoc. française pour l'avancement des Sciences,* 1876.

Gallard. — *Crampe des écrivains. Progrès méd.* 1877, p. 546.

Galton. — *Hereditary Genius.* London, 1869.

Galton. — *Inquiries into Human Faculty and its development.* London, 1883.

Galton. — *Experiments in Pangenesis by breeding from rabbits of a pure variety into whose circulation blood taken from other varieties had previously been largely transfused. Proc. Roy. Soc.* London, 1870-71, XIX, pp. 393 et 410.

Galton. — *Short notes on heredity etc... in twins. J. Anthrop. Inst.* London, 1875-1876, V, 324-329.

Galton. — *Théorie de l'hérédité. Revue scientifique.* Paris, 1876, 25, X, 198-205.

Galton. — *Typical laws of heredity.* Nature, London, 1877, XV, 492, 512, 532 *et Revue Scientifique.* Paris, 1877, 23, XIII, 385-394.

Gaudard. — *Contribution à l'étude de l'hémiplégie cérébrale infantile.* Th. de Genève, 1885.

Gaussail. — *De l'Influence de l'hérédité sur la production de la surexcitation nerveuse sur les maladies qui en résultent et des moyens de les guérir.* Th. Paris, 1845.

Gee. — *Nervous disorder affecting a whole Family. St-Barth. Hosp. Reports.* London, 1884, t. XX, p. 12-14.

Geigel. — *Die Basedow'sche Krankheit. Wurzb. Med. Zeitschrift,* 1866, Bd VII, p. 70.

Georget. — Article *Hystérie. Dict. de Méd.* en 30 vol.

Gill (Clifford). — *Twins suffering from Mania. Journ. of Ment. Sc.* London, 1882-83, t. XXVIII, p. 540-544.

Gilles de la Tourette. — *Étude sur une affection nerveuse caractérisée par de l'incoordination motrice accompagnée d'écholalie et de coprolalie. Arch. de Neurol.,* t. IX, nº 26, 1885, pp. 158-200.

Gilles de la Tourette. — *Spiritisme et Hystérie. Progr. méd.* 1885, nº 4, p. 63.

Gilles de la Tourette. — *Lata, Myriachit. Arch. de Neurol.*, 1885, t. IX, p. 19-42.

Gilson. — *Les Faibles d'esprit.* Encéphale, 1885.

Glénéreau. — *Bull. de Thérap.*, mai 1884.

Gley. — *Des Aberrations de l'instinct sexuel. Rev. philos,* janvier 1884.

Gowers. — *De l'Épilepsie et autres maladies convulsives chroniques.* (Trad. franç. de CARRIER.) Paris, 1883.

Graf. — *Die Aetiologie der Paralyse nach den Erfahrungen auf der Männerabtheilung zu Werneck in den Jahren 1870-1884. Aerztl. Intellig. Bl.* 1885, n° 34. Analy. in *Neurol. Centralbl.*, 1886, n° 3, p. 64.

Granville. — *A note on intention in the determination of sex and the mental and physical inheritance of Children. Lancet.* [London, 1880, t. II, p. 650, 798.

Gray. — *A case of extraordinary heredity in Épilepsy. Arch. Med.* New-York, 1879, t. I, p. 215.

Gregory. — *On the Transmission of heredity Resemblances. Brit. Med. Journ.* 1878, t. II, p. 169.

Griesinger. — *Traité des maladies mentales.*

Griesinger. — *Arch. der Heilkunde,* 1860.

Guinon (A.). — *Sur la maladie des tics convulsifs. Revue de Méd.,* 1886, n° 1, p. 50-88.

Guinon. — *A propos de six cas d'hystérie chez l'homme. Progr. méd.* 1885, n⁰ˢ 18, 23 et 32.

Guinon. — Voy. **Marie** et **Guinon.**

H

Haeckel. — *Histoire de la Création naturelle.* (Trad. franç. de LETOURNEAU.) Paris, 1884.

Haeckel. — *Essais de psychologie cellulaire.* Traduction française.

Hagenbach. — *Hereditary insanity. Chicago. Med. Journ. and Exam.,* 1882, t. XLV, p. 113-141.

Hammond. — *Traité des maladies du système nerveux.* (Trad. franç.), 1879.

Hammond. — *Miryachit; A Newly described disease of the nervous system and its analogues. Brit. Med. Journ.* 1884, t. I, p. 758.

Hammond. — *De l'Ataxie héréditaire. J. Ment. and Nerv. Diseases.* New-York, 1882, t. VII, p. 485.

Hammond. — *Hereditary tendency. Jour. Mental and Nervous Diseases.* New-York, 1882, t. VII, pp. 695, 711.

Hart. — *Hereditary transmission of Diseases. Trans. Med. Soc. New-York,* Albany, 1877, p. 263-268.

Herpin. — *Du pronostic et du traitement curatif de l'épilepsie,* 1852.

Hertwig (O.). — *Beiträge zur Kenntniss der Bildung, Befruchtung unp Theilung des thierischen Eies.* Leipzig, 1876.

His. — *Unsere Körperform und das physiologische Problem ihrer Entstehung,* 1874.

Hirtz. — *Des manifestations cérébrales dans les affections cardiaques.* Th. Paris, 1877.

Hollis. — *Locomotor ataxy in a boy. British Med. Jour.* 1880, July 31, p. 167.

Hough. — *The Law of transmission of resemblance from parents to their children. Med. Rec. New-York.* 1873, VIII, p. 409, 465, 521, 577.

Hutchinson. — *A course of lectures on the laws of inheritance in relation to diseases. Med. Press and Circul.* 1881, XXXI, 523-547; XXXII, i., 22. t. 1. 65.

Huntington. — *On Chorea. Philad. Med et Surg. Report* n° 15. *Cité in Virchow-Hirsch's Jahrberichte* 1871 II p. 31.

I

Ireland. — *On Idiocy and Imbecility.* Londres 1877, p. 101.

Ireland. — *The Blot upon the Brain. Studies in History and Psychologie.* London, 1885.

Ireland — *The History of the hereditary neurosis of the Royal Family of Spain. Journ. of Ment. Science.* July 1879, p. 398.

Ireland. — *The Genealogy of a neurotic Family. Jour. of Ment. Science* oct. 1881, p. 398.

J

Jaccoud. — *Traité de Pathologie interne.* Paris, 1884.

Jackson. — *The Croonian Lectures in Evolution and dissolution of the nervous system. Brit. med. Jour.* 1884, 1 59. 1660. 703.

Jacobi (de New-York). — *Exophthalmic Goitre occuring in a Child and followed by St. Vitu's Dance, Med. Record New-York,* july 5th. 1889, p.

Jacoby (P.). — *Études sur la sélection dans ses rapports avec l'hérédité chez l'homme.* Paris, 1881.

Jacoby (P.). — *Considérations sur les névromanies impulsives.* Berne, 1868.

Jacubowitsch. — *Tabes dorsalis im Kindesalter. Arch. f. Kinderheilk* Vol, V. 1884, p. 187.

Jäger. — *Lehrbuch der allgemeinen Zoologie.* Leipzig 1878, Bd. II.

Jendrassik et P. Marie. — *Contribution à l'Étude de l'Hémiatrophie cérébrale. Arch. de Phys.* Janvier 1885.

Jessop and Brown. — *Two cases of Hemiatrophia facialis. St. Bartholomew's Hosp. Reports* 1882, vol. XVIII.,

Jewell. — *Nervous Exhaustion or neurasthenia in its bodily and mental Relations. Journ. of ment. and nerv. Diseases,* 1879, p. 45 et 449.

Jobert. — *De l'Influence de la race dans les maladies infectieuses. Gaz. méd. de l'Algérie.* Alger 1774, XIX p. 17-20.

Johnstone, Carlyle. — *Case of exophthalmic goitre with mania. Journ. Mental Science* 1884, jan. p. 521.

Jolly Fr. — *Ueber multiple Hirnsclerose Arch. f. Psych.* 1872, p. 711.

Jouet. — *Étude sur le morphinisme chronique.* Th. Paris, 1883.

Jung. — *Untersuchungen über die Erblichkeit der Seelenstörungen. Allg. Zeitchr. f. Psych.* 1864, p. 534.

K

Kahler und Pick. — *Ueber combinirte Systemerkrankungen des Rücken-marks. Arch. f. Psych. u Nervenkrankh,* 1878, VIII, p. 251.

Kahler und Pick. — *Beitrag zur Pathologie und pathologischen Anato-mie des Centralnervensystems.* Leipzig, 1879, p. 50.

Kaiser. — *Ueber Constanz der Rasse und individual Potenz bei Vererbung der Thiere.* Marburg.

Kesteven. — *On the Early Phases of mental disordre and their Treatment. Journ. of. mental Sc.* oct. 1881, p. 354.

Killiches. — *Statistique sur la disposition héréditaire comme cause des maladies. Jahrb. f. Psych.,* Wien, 1879, p. 66.

King, Clarence. — *Hereditary chorea. New-York Med. Journ.* 1885, XLI, p. 468.

Kirkes. — *Medic. Times and Gazette,* 1869.

Kirn. — *Ueber Chloral Psychosen.* 56. *Versamml. Deutsch. Naturforscher und Aerzte zu Freiburg. B. Section f. Psych. u. Nervenkr. Neurol. Cen-tralbl.,* 1883, p. 475.

Kirn. — *Zur Casuistik der Psychosen im Gefolge febriler Erkrankungen Zeitsch. f. Psych.* Bd. XXXIX, p. 739. *Analysé in Neurol. Centralbl.,* 1883, p. 210.

Kirn. — *Congrès des aliénistes de l'Allemagne du Sud-Ouest.* Carlsruhe, 21 et 22 oct. 1882.

Kraepelin. — *Ueber den Einfluss acuter Krankheiten auf die Entstehung von Geisteskrankheiten. Arch. f. Psych. u. Nervenheilk,* XI, XII, 1881 et 1882.

Krafft-Ebing. — *Mord oder Todtschlag. Zweifelhafter Geisteszustand. Psychischen Entartungszustand. Chorea. Krankhafte Affecte. Fried-reich's Blätter H.* 2., p. 87-100, 1883. — *Analysé in Neurol. Centralbl.,* 1883, p. 187.

Krafft-Ebing. — *Prognostische Bedeutung der Erblichen Anlage im Ir-resein. Allg. Zeitsch. f. Psych.* XXVI, 438, 1869.

Krafft-Ebing. — *Zur Lehre von der conträren sexual Empfindung, Irren-freund. Heilbr.,* 1884, XXVI, p. 1-14.

Krafft-Ebing. — *Lehrbuch der Psychiatrie auf Klinische Grundlage für praktische Aertzle und Studirende, Zwei Bände.* Stuttgart, 1883.

Koch. — *Ueber die Richarz'sche Lehre von der Zeugung und Vererbung. Allg. Zeitsch. f. Psych.,* 1881, XXXVIII, p. 35-44.

Kohts. — *Ueber den Einfluss des Schreckens beim Bombardement von Strasburg auf die Entstehung von Krankheiten. Berl. Klin. Wochensch.* 1873, n° 24-27.

Küssmaul. — *Zur Lehre von der Tetanie. Berl. Klin. Wochensch.* 1871-1872.

L

Laborde. — *Paralysie essentielle de l'enfance.* Th. Paris, 1864.

Laffont. — *De l'Abus de l'hérédité en pathogénie.* Thèse. Paris, 1856,

Landerer. — *Heilung einer Psychose unter den Einfluss eines Erysipels des Kopfes. Allg. Zeitsch. f. Psych.* B. XLI. 1885, p. 554.

Landouzy (H.). — *Traité complet de l'Hystérie.*, 1846, p. 181.

Landouzy (L.). — *De l'Angine de poitrine envisagée comme symptôme dans ses rapports avec le nervosisme arthritique. Prog. Med.* 1883.

Landouzy (L.). — *Des Paralysies dans les maladies aiguës.* Th. d'agrég. Paris, 1880.

Landouzy et Ballet. — *Du rôle de l'hérédité nerveuse dans la genèse de l'Ataxie locomotrice progressive. Ann. méd. psych.* 1884, p. 29, 1er semestre.

Landouzy et Ballet. — *Mémoire sur les causes de l'Ataxie. Mémoire déposé à l'Acad. de méd. en juin* 1882. *Prix Civrieux* (mémoire inédit, communiqué).

Landouzy et Ballet. — *Étiologie de l'Ataxie locomotrice progressive. Progrès méd.* 1885.

Landouzy et Dejerine. — *De la Myopathie atrophique progressive. Comptes rendus de l'Acad. des sciences,* janv. 1884 et *Revue de méd.* février et avril 1885.

Langworthy. — *Right arm and right eye defective in child; father lost arm and eye by accident. Lancet London,* 1850, I, p. 146.

Lannois et Lemoine. — *Archives de neurologie,* janv. 1886.

Lanteirès. — *Essai descriptif sur les troubles psychopathiques avec lucidité d'esprit, syndrome épisodique des héréditaires de Magnan.* Th. Paris, 1885.

Lasègue. — *Études médicales,* 1885.

Lasègue. — *De l'Épilepsie, par malformation du crâne. Ann. méd. psych.,* 1877, t. XVIII, p. 12.

Laurent. — *Contribution à l'étude du délire, dans les maladies du cœur.* Th. de Lyon, 1884.

Ledrolle. — *Sur l'hérédité physiologique et pathologique.* Th. Paris, 1866.

Legrain. — *Note sur un cas d'inversion du sens génital avec épilepsie. Arch. de Neurol,* 1886, janv. n° 31, p. 43.

Legrain. — *Du délire chez les dégénérés.* Th. Paris, 1886.

Legrand du Saulle. — *La Folie héréditaire,* 1873.

Legrand du Saulle. — *Gaz des Hôp.,* 1877 et 1878, 18 oct.

Legrand du Saulle. — *La Folie du doute avec Délire du toucher.* Paris, 1875.

Legrand du Saulle. — *Les hystériques,* 1883.

Leidesdorf. — *Vortrag über Chorea minor und ihre Beziehung in psychischen Störungen. Wochenbl. d. Gesellsch. d. Wien. Aerzte,* 1869.

Lelut. — *De l'influence de l'emprisonnement cellulaire. Ann. méd. psych.* t. III, p. 392.

Lenhartz. — *Beitrag zur Kentniss der acuten Coordinationsstörungen nach acüten Erkrankungen. Berl. Klin. Wochensch.,* 1883, n° 21-22.

Lereboullet. — *De l'hérédité dans les maladies.* Strasbourg, Th. de concours, 1834.

Leroux. — *Contribution à l'étude des causes de la paralysie agitante.* Paris, 1880.

Leslie.— *On hereditary transmission of diseases. Method of graphic representation. Edinb med. Journ.* 1881-1882, XXVII,. p. 795-799.

Leube. — *Deutsch. Arch. f. klin med. XXV.* T. 2 et 3, p. 242.

Levinstein. — *Die Morphiumsucht.*

Leyden. — *Art. Tabes dorsualis in Real Encyclopädie der Gesammten Heilkunde,* p. 397.

Lhirondel.— *Antécédents et causes de la maladie de Parkinson,* Th. Paris, 1883.

Limbo.— *Contribution à l'étude des encéphalopathies d'origine cardiaque.* Th. Paris, 1880.

Limpritis. — *Semaine médicale,* 1885, n° 37.

Lloyd. — *Report of a case of pseudohypertrophic muscular paralysis with bone lesions. Journ. nerv. and ment. Diseases* 1884, t. IX, p. 627-631

Loiseau. — Thèse. Paris, 1856.

Lombroso. — *Identila dell'epilessia colla pazzia morale e deliquenza congenita. Arch. de Psich. scienze penal etc.* 1885, t. VI, p. 1. *Neurolog. Centralbl.* 1885, p. 404.

Lorin. — *Aperçu général de l'hérédité et de ses lois.* Paris 1875.

Lucas. — *Traité philosophique et physiologique de l'hérédité naturelle dans les états de santé et de maladie du système nerveux.* t. I, 1847, t. II, 1850.

Lunier. — *Sur la répartition de l'épilepsie dans les différents départements français. Bull. soc. d'Anthropologie de Paris.* 1879, 3e série, t. II, p. 736.

Luys. — *Documents statistiques pour servir à l'étude des conditions pathogéniques de la paralysie générale. Encéphale,* 1884, n° 6.

Luys. — *Traité des maladies mentales,* 1881, p. 241.

M

Maccabruni. — *Une famille vouée au suicide. Arch. di Psichiatria,* vol. IV, 1883, fasc. I, p. 429-440. *Analysé in Centralbl. f. Nervenheilk.* 1884, April et *Ann. Méd. psych.* 1884, t. XI, p. 361.

Macleod. — *Cases of choreic convulsions in persons of advanced age. Journ. of mental Sc.* july 1881, p. 195.

Macphall Rutterford. — *Notes on a case of Addison's disease associated with insanity. Journ. of ment. Sc.* 1885, janv.

Mac-Dowell.— *Congenital mental diseases with Delusions of Suspicions in twins. Journ. of ment. Sc.,* july 1884, p. 264.

Magnan. — *De la coexistence de plusieurs délires d'origine différente chez le même aliéné. Arch. de Neurologie.* t. I.

Magnan. — *De l'Alcoolisme, etc.* Paris, 1874.

Magnan. — *Leçons sur la Dipsomanie. Prog. Méd.* 1884.

Magnan. — *Ann. Méd. Psych.* 1886, p. 93.

Magnan. — *Des anomalies, des aberrations et des perversions sexuelles. Ann. méd. psych.* 1885, t. I et II, p. 235, t. I, 1886.

Magnan. — *Les délirants chroniques et les dégénérés. Gaz. des Hóp.* 22 et 26 avril 1884.

Magnan. — *De la folie héréditaire. Journ. des conn. méd.* 1885, n° 48, p. 377.

Magitot. — *Comptes rendus du Congrès d'Anthropologie criminelle de Rome. Semaine médicale.* Novembre 1885.

Maisonneuve. — *Observations et recherches sur l'épilepsie,* 1803, p. 86.

Marandon de Montyel. — *De la marche de la paralysie générale progressive chez les héréditaires. Ann. méd. psych.,* 1878, p. 333, t. XX.

Marandon de Montyel. — *Recherches cliniques sur l'hérédité de la folie dans ses rapports sur la fécondation des époux, et la mortalité des enfants. L'Encéphale,* 1883, t. III, p. 449 à 474.

Marcé. — *Traité des maladies des femmes enceintes, etc.,* 1858.

Marcé. — *De l'état mental dans la chorée. Mém. Acad. de Méd.,* 1860.

Marie. — *Sclérose en plaques et maladies infectieuses. Prog. Méd.,* 1884, p. 287.

Marie. — *Hémiplégie cérébrale infantile, et maladies infectieuses. Prog. Méd.,* 1885, n° 36, p. 167.

Marie. — *Contribution à l'étude et au diagnostic des formes frustes de la maladie de Basedow.* Thèse. Paris, 1883.

Marie. — *Note sur l'existence de l'ovarie dans la chorée de Sydenham. Prog. Med.* n° 3, janvier 1886, p. 39.

Marie. et Guinon. — *Sur deux cas de monoplégie brachiale hystérique, de cause traumatique chez l'homme. Prog. Méd.,* 1885 n° 34, p. 131.

Marraté. — *Des troubles mentaux dans l'asystolie.* Thèse Paris, 1880.

Martin. — *Ann. Med. Psych.* 1878.

Maudsley. — *Le crime et la folie* (4e édit.). Paris, 1880.

Maudsley. — *Pathologie de l'esprit* (Trad. franc.).

Maudsley. — *Considérations with regard to hereditary influence. Journ. ment. Sc.* London, 1862-1863, t. VIII, p. 482; 1863-1864, t. IX, p. 506.

Mendel. — *Ueber hereditare Syphilis in ihrer Einwirkung auf Entwicklung von Geisteskrankheiten. Arch. f. Psychu. Nervenkr.* 1860 à 1869, p. 308.

Mer. — *De quelques exemples relatifs à l'antagonisme entre l'hérédité et le milieu. Comptes rendus Acad. des sciences.* Paris, 1880, t. XC, 375 à 377.

Merklen. — *Soc. Clinique.* Paris, 24 février 1882.

Mesnet. — *Arch. génér. de Med.* 1856.

Mickle (F.). — *Insanity of twins. Twins suffering from melancholia. Journ. ment. sc.* 1884. XXX, p. 67-74.

Miraglia. — *Rapport sur un cas d'homicide. An. de Motet in. Ann. med. psych.,* t. II, 1885, p. 425.

Möbius. — *Die Erblichkeit der Nervosität. Betz's Memorabilien,* 1881, Heft. 8 pag. 459.

Mobius. — *Ueber Nervöse Familien. Allg. Zeitsch. f. Psych. Berlin.* 1884, p. 228-243. Bd XL.

Möbius. — *Volkmann's Samml. Klin. Vorträge,* 1879, n° 171. *Medecin,* p. 1505-1532.

Moeli. — *Ueber die Häufigkeit der Geistesstörung bei Tabekern. Allg,
Zeitsch. f. Psych.* Bd. 37,1881.

Money. — *Some statistics of chorea, Brain* V, 1882-1883,

Montgolfier (De). — *Contribution à l'étude des convulsions de l'enfance.*
Th. de Lyon, 1883.

Moreau (de Tours). — *La Psychologie morbide dans ses rapports avec la
philosophie de l'histoire.* Paris, 1859, 1 vol.

Moreau (de Tours). — *Des Aberrations du sens génésique,* 3° édit. Paris,
1883.

Moreau (de Tours). — *Du Haschich.*

Morel. — *Traité des dégénérescences,* 1857, 2 vol.

Morel. — *Des caractères de l'hérédité dans les maladies nerveuses. Arch.
génér. de méd.* 1859, p. 257.

Morel. — *Du Délire émotif. Arch. gén. de méd.* 1866.

Morel. — *De l'Hérédité morbide progressive ou des types dissemblables et
disparates dans les familles* (17 observ.) *Arch. gén. de méd.* 1867. IX,
p. 385, 564 1878, XI, p. 542.

Morell Mackenzie. — *Cases of exophthalmic goître. Trans. of the clin.
soc.* London, 1868, p. 9.

Moore. — *The coexistence of hereditary deformity with mental disease.
Med. Times and Gazette.* London, 1865, II, p. 573.

Musso. — *Sulla malattia del Friedreich (atassia locomotrice ereditaria)
La Rivista clinica,* 1884, ottobre ; analysé in *Mendel's Neurol. Centralbl.*
1885, n° 1, p. 11.

N

Naegeli. — *Mechanisch. Physiol. Theorie der Abstammungslehre,* 1884,
München.

Nasse. — *Neue Beobachtungen über den Einfluss des Wechselfiebers auf
das Irresein. All. Zeitsch. f. Psych.* XXI.

Neale. — *Miryachit or lata. Brit. med. Journ.* 1884, I, 884.

Neuendorff. — *Centralbl. f. Nervenkeilk,* 1883.

Norman. — *On Insanity alternating with spasmodic Asthma. Journ. of
ment. Science,* 1885, april.

Nothnagel. — *Art. Epilepsie in Ziemssen's Hdb. der spec. Pathologie
und Therapie,* t. XII, II, p. 203.

Nussbaum. — *Die Differenzirung des Geschlechts im Thierreich. Arch. de
mikros., Anat.* Bd. XVIII, 1880.

O

Obersteiner. — *Zur Kenntniss einiger Hereditätsgesetze, Med. Jahrb.*
Wien, 1875, pp. 179-188.

O'Dea. — *Hereditary Influence in Mental Diseases, Quart. Journ. Psych.
Med.* New-York, 1870, t. IV, pp. 28-52.

Oesterreicher. — *Zur Etiologie des Morbus Basedowii. Wiener Med. Presse,* 1884, n° 11, p. 336.

Olier (d'). — *De la coexistence de l'Hystérie et de l'Épilepsie avec manifestations des deux névroses considérées dans les deux sexes,et en particulier chez l'homme. Ann. Méd. psych.,* 6° série, t. VI, p. 192.

Olier. — *De l'Hérédité au point de vue du mariage,* Montpellier, 1886.

Ormerod. — *On hereditary locomotor ataxy.* Lancet, 1885, t. I, p. 383. *British Med.* Journ. 1885, t. I, p. 435.

Ormerod. — *Maladie de Friedreich. Brain.,* 1884-1885, t. VII, pp. 105-131.

Otto. — *Casuistischer Beitrag zu den nervösen Nachkrankheiten der Pocken, Allg. Zeitschr. f. Psych.,* t. XXIX, 1873, p. 335.

P

Parent. — *Ann. Méd. Psych.,* 1883, t. X, p. 45.

Pautry. — *Essai sur la Morphea Alba.* Th. Paris, 1883,

Peeters (de Gheel).— *Bull. de la Soc. de Méd. mentale de Belgique.* Gand, 1883, p. 29.

Pel. — *Zur Casuistik der Schrecklähmung. Berl. Klin. Wochenschr,* 1881, n° 23.

Peretti. — *Ueber hereditare Choreatische Bewegungstörungen. Berl. Klin. Woch.,* 1885, n° 50, t. II, pp. 824 et 858.

Petit. — *De l'Ataxie dans ses relations avec le traumatisme. Arch. gén. de Méd,.* 1879, p. 485.

Petitmengni. — *Sur la disposition héréditaire aux maladies.* Th. Strasbourg, 1824.

Perroud. — *Lyon Medical.* 1873, n° 11.

Pick. — *Zur Lehre von der neuropatischen Disposition. Berl. Klin. Wochenschr.,* 1879, n° 10. p. 135.

Pick. — *Ueber Psychosen von seltener Aetiologie.Berl. Klin. Wochenschr.,* 1885, p, 643.

Pick. — *Notiz zur Lehre von der Heredität,* in *Prag. Med. Wochensch,* 1884, n° 50.

Piorry. — *De l'Hérédité dans les maladies.* Paris, 1840.

Portal. — *Observations sur la nature et le traitement de l'épilepsie,* 1827, p. 312.

Portal. — *Considérations sur la nature et le traitement des maladies de famille et des maladies héréditaires et sur les moyens les mieux éprouvés de les prévenir.* Paris, 1814.

Prevost. — *Sur le Rôle de la syphilis comme cause de l'ataxie locomotrice progressive. Rev. Méd. de la Suisse Rom.* janv. et février 1882.

Prior. — *Ueber den Zusammenhang zwischen Chorea minor mit Gelenkrheumatismus und Endocarditis.Berl. Klin. Wochensch,* 1886, n° 2, p. 17.

Q

Quincke. — *Ueber hereditäre ataxie. Virchow's Archiv.* B. 68, p. 165.

Quatrefages (De). - *Unité de l'espèce humaine,* 1861.

R

Raffegeau. — *Du rôle des anomalies congénitales des organes génitaux dans le développement de la folie chez l'homme.* Thèse Paris, 1884.

Rath. — *Ueber eine Typhusepidemie in der Provinzial-Irrenanstalt in Osnabrück. Allg. Zeitsch. f. Psych.* Bd. XII, 1885, p. 327.

Raymond — Article *Danse de Saint-Guy* in *Dict. Encycl. des Sc. Méd.* 1re série. t. XXV, p. 457, 1880.

Régis. — *Un cas de paralysie générale à l'âge de 17 ans. Encéphale,* 1885, n° 5, p. 579.

Régis. — Article *Folie sympathique. Dict. Encycl. des Sc. Méd.*

Régis. — *Congrès de Blois,* 1884.

Rehlen. — *Statistiche Mittheilungen über 35 Fälle von Tabes dorsalis. Aerztl. Intellig. Bl. München,* 1882, 7 mars, p. 101.

Reinhard. — *Beitrag zur Aetiologie der allgemeinen progressiven Paralyse der Irren mit besonderer Berücksichtigung des Einflusses der Syphilis. Allg. Zeitsch. f. Psych.* Bd XI, 532.

Remak. — *Paramyoklonus multiplex. Med. psychiat. Gesellchaft zu Berlin. Bair. ärztl. Intell. Bl.* 1882.

Remak (B.). — *Drei Fälle von Tabes im Kindesalter. Berl. Klin Wochensch.* 1885, n° 7 p. 105.

Rey. — *Considérations cliniques sur quelques cas d'Ataxie locomotrice dans l'aliénation mentale. Ann. med. psych.* 1875, XIV p. 161.

Rey. — *Paraplégie d'origine alcoolique suivie de guérison. Ann. Med. psych,* 1885, I, p. 68.

Rey. — *Congrès d'Anvers* 1885.

Reynolds. — *System of medicine.* Art. *Epilepsy.*

Ribot. — *De l'Hérédité Psychologique.* Paris, 1882 (2e édit.)

Richardière. — *Études sur les scléroses encéphaliques primitives de l'Enfance.* Thèse de Paris 1885.

Richarz. — *Ueber Vererbung in Geiteskrankheiten auf Grund der Geschlechtsverschiedenheit. Allg. Zeitchs. f. Psychh.* XXX, 1874, p. 658.

Richet (Ch.). — *L'Homme et l'Intelligence.* Paris 1884.

Riegel. — *Zur Lehre von der Tetanie. Deutsch. Arch. f. Klin. med.* 1873. t. XII. p. 399.

Ritti. — *Troubles mentaux dans la chorée. Union médicale* 1873, 2e série, t. XIV p. 721.

Ritti. — *De l'asphyxie locale des extrémités dans la période de dépression de la folie à double forme. Ann. med. psych.* 1882, 60 VIII 36-19.

Ritti. — *Art. Folie avec conscience. Dict, Encycl. d. sc. Med.*

Ritti. — *Art. Folie du doute.* id.

Roberts. — *Cases of Hysteria in boys. The Practitioner* 1879, p. 339,

Robertson. — *On Grave's Diseases with Insanity. Journ. ment. sc.* janv. 1875, p. 573.

Roger.. — *Deux observations de Paralysie agitante accompagnée de troubles intellectuells. L'Encéphale* 1885 n° 6 p. 648.

Roque. — *Des dégénérescences héréditaires produites par l'intoxication saturnine lente. C. rend. Soc. Biol.* 1872, IV, p. 243-244.

Rosenbach. — *Arch. f. Psych. u. Nervenrk.* 1876.

Roth. — *Beiträge zur Erblichkeitsfrage. Berl. Klin. Wochenschr,* 1879, XVI, 690-704.

Roth. — *Die Thatsachen der Vererbung in Geschichtlich-Kritischer Darstellung,* Berlin, 1885.

Rougier. — *Essai sur la lypémanie et le délire de persécution chez les diabétiques.* Thèse de Lyon 1881.

Rousseau. — *Lypémanie et irritation spinale.* L'Encéphale 1882, t. II. p. 669.

Royer — *Deux hypothèses sur l'hérédité.* Revue d'Anthrop. 1877, VI, 443-660.

Royer. — *Lois mathématiques de reversion par l'atavisme convergent.* Bull. soc. d'Anthrop. Paris, 1873, 2 s., VIII, 725-737.

Russell. — *On the Occurance of Epileptic Attacks and of mania in conjunction with chorea and on irregular epileptic attacks with illustrative case.* Med. Times and Gazette, april 1871, p. 390-448.

Rütimeyer. (L.) — *Ueber hereditäre Ataxie. Virchow's. Arch.* 1883, Bd XCI p. 106.

S

Saïd-Mahommed. — Th. de Paris, 1869.

Sandras et Bourguignon. — *Traité pratique des maladies nerveuses,* 2ᵉ édit., t. I, 1860, p. 255.

Sauton. — *De l'Hérédité morbide et de ses manifestations vésaniques dans la paralysie générale.* Th. de Paris, 1883.

Savage. — *Cases of sexual perversion in a man.* Journ. of ment. Sc. oct. 1884, p. 39, XXX.

Savage. — *Twins suffering from similar attacks of melancholia.* Journ. of Ment. Sc. 1883.

Savage. — *Exophthalmic goitre, with mental disorder.* Guy's Hosp. Reports, 1870, t. XXVI, p. 31.

Schafer. — *Ueber Hysterie bei Kindern.* Arch. f. Kinderheilk, 1884, V. p. 401.

Schüle. — *Klinische Psychiatrie, specielle Pathologie und Therapie der Geisteskrankheiten.* Ziemssen's Handbuch, XVI, Bd III., Aufl. 1883.

Schultze. — *Ueber eigenthümliche Entwickelungsanomalien des Rückenmarks und die Neuropatische Disposition.* Arch. f. Psych. XI, 1881, p. 270.

Schultze. — *Ueber eine eigenthümliche progressive atrophische Paralyse bei mehreren Kindern derselben Familie.* Berl. Klin- Wochenschr. 1884, XX, 649-651.

Sée. (G.) — *De la Chorée et des affections nerveuses.* Mém. de l'Acad. de Méd., 1850.

Seeligmuller. — *Tonische Krämpfe in willkürlich beweglichen Muskeln.* Deutsch. Med. Wochensch. 1876, p. 389, p. 401.

Seeligmuller. — *Hereditäre Ataxie mit Nystagmus.* Arch. f. Psych. u. Nervenkr. Kr. Bd. X, 1880, p. 222.

Seglas. — *Note sur un cas d'épilepsie tardive. Rev. de Méd.* juin 1885, p. 407.

Seglas, *voy.* **Bourneville** et **Seglas.**

Seifert. — *Beitrag zur Pathologie und Therapie der Chorea minor. Deutsch. Arch. f. Klin. med. XX.*

Seppilli. — *Atassia ereditaria o malattia di Friedreich. Riv. sper. di fremiat,* 1883, IX, p. 335-346.

Siemens. — *Psychosen bei Ergotismus. Arch. f. Psych. u. Nervenkr,* 1880, p. 108.

Sioli. — *Ueber directe Vererbung von Geisteskrankheiten, Arch. f. Psych.,* 1885, XVI, Heft. 1, 2, 3.

Snell. — *Un cas de paralysie générale chez un saturnin avec autopsie.* 26° *congrès des aliénistes de la Basse-Saxe et de Westphalie,* 1ᵉʳ mai 1884.

Solbrig. — *Klinische Beobachtungen und microscopische Befunde II. Basedow'sche Krankheit und psychische Störung. Allg. Zeitsch. f. Psych.,* 1870.

Spencer (Herbert). — *Principes de biologie.*

Strassburger (Eduard). — *Neue Untersuchungen über den Befruchtungs vorgang bei den Phanerogamen als Gründlage für eine Theorie der Zeugung.* Jena 1884.

Strümpell. — *Ueber die acute Encephalitis der Kinder. Polioencephalitis acuta. Cerebrale Kinderlähmung. Naturforsch. Versamml. In Magdeburg,* 19 septembre., *in Deutsch. Med. Wochenschr.,* n° 44, 1884, p. 714.

Strümpell. — *Ueber die Ursachen der Erkrankungen des Nervensystems Arch. f. Klin. med.,* 1884, XXXV.

Strümpell. — *Specielle Pathologie und Therapie,* 1884, t. II, p. 392.

Sturges. — *An chorea and other allied movement disorders of early life London,* 1881, pp. 26-116.

T

Taguet. — *De l'Hérédité dans l'alcoolisme. Ann. méd. psych.,* 1877, juillet, p. 5.

Taguet. — *Des effets de l'alcoolisme sur l'individu et sur sa descendance. Gaz. hebd. des sc. méd.* Bordeaux 1884, IV, p. 216-220.

Tassin. — *De l'Hérédité physiologique et pathologique,* Paris 1863.

Tavignot. — *Psychologie de l'hérédité. Rev. de ther. méd.* Paris 1873, p. 623-628. *Abeille médicale,* Paris 1874, XXXI, p. 95, 111, 127.

Thebeault. — Th. de Paris 1882.

Thompson. — *Journ. of mental Science,* 1879.

Thomsen. — *Tonische Krämpfe in willkürlich beweglichen Muskeln in Folge von ererbter psychischer Disposition. Arch. f. Psych. u. Nervenkrankh,* 1876, Bd. VI, p. 702.

Thomson. — *On the comparative Influence of the male and female parent upon the progeny. Edinb. med. Journ.,* 1858-1859, IV, 501, 695.

Thore. — *Ann. méd. Psych.,* 1850, 1ʳᵉ série, 7° année.

Tuckwell. — *Some remarks on maniacal chorea and its probable connection with Embolism. Brith. and Foreign Med. Chir. Review,* 1867, p. 506.

Tuckwell. — *Some statistics of Chorea. Brain,* V, 1882-1883.

V

Vassitch. — *Études sur les chorées des adultes.* Th. de Paris, 1883.

Venturini (Silvio). — *Dell'uso del Tabaco di naso nei sani, nei pazzi, nei delinquenti.*

Vernay. — *Convulsions par alcoolisme chez un nouveau-né. Lyon. méd.* 1872, t. XXI, p. 410.

Vigouroux. — *Maladie de Thomsen et Paralysie pseudo-hypertrophique. Arch. de Neurol.* 1884, vol. VIII, n° 24, p. 273.

Virchow. — *Ueber Akklimatisation, in Tagebl. d. 58. Versamml. d. Deutsch. Naturf. u. Aerzte in Strassburg,* sept. 1885, p. 540. *Analysé in Biolog. Centralbl.,* Bd V, 1886, n° 23, p. 705.

Virchow. — *Descendenz und Pathologie. Virchow's Archiv. f. Pathol. Anat. u. Phys.* Bd 103, 1886, Heft I, p. 1.

Virchow. — *Pathologie und Therapie.*

Vizioli. — *La Malassia di Friedreich (Atassia creditaria) Giornale di Neuropatologia.* 1885,

Voisin. — *Art. Hérédité in Nouv. Dict. méd. et chir. prat. Jaccoud,* 1875 XVII, 486-488.

Voisin. — *Leçons sur les maladies mentales et nerveuses,* 1883.

Voisin. — *Art. Epilepsie in Nouv. Dict. de méd. et de chirurg. pratiques.* (Jaccoud), 1870, p. 601.

Vulpian. — *Leçons sur les maladies du système nerveux,* 1877.

W

Weiss. — *Die infantile Hysterie. Arch. f. Kinderheilk.* V. 1884, p. 451.

Weismann. — *Die Continuität des Keimplasma's als Grundlage einer Theorie der Vererbung. Jena,* 1885.

Weismann. — *Ueber die Vererbung. Jena,* 1885.

Weismann. — *Ueber die Bedeutung der geschlechtlichen Fortpflanzung für die Selektionstheorie, in Tagebl. der 58. Versammlung Deutsch. Naturf. und Aerzte in Strassburg,* 12-23 september 1885, p. 592, *analysé in Biolog. Centralbl.* Bd V, 1886, n° 22, p. 674.

Wernicke. — *Ueber eine noch nicht bekannte Form schwerer Neurose. Deutsch. med. Wochenschr.* Berlin, 1882 VIII, p. 726.

Westphal. — *Ueber eine Affection des Nervensystems nach Pocken und Typhus. Arch. f. Psych.* 1872, p. 376.

Westphal. — *Erkrankung der Hinterstränge bei paralytischen Geisteskranken. Arch. f. Psych. u. Nervenkr.* 1882, B. XII, p. 772.

Whitfeld. — *The hereditary transmission of mental and physical impressions; how and when produced. Brit. Med, Journ.* London, 1882, I, p. 601.

Wiglesworth. — *Four Cases of Melancholia in one family. Journ. of ment. Sc.* 1885, janv.

Wille. — *Ueber die durch Vererbung erworbenen Neuro-und Psychopa-thische Zustände. Corr. Bl. f. Schweizer Aerzle Basel.* 1876, VI, 641-646.
Wille. — *Constitutionnelle Krankheilen, Verhältniss derselben zu den erblichen Psychosen. Allg. Zeitsch. f. Psych.* XXXII, p. 89.
Winckler. — *Ueber d. hereditären Krankheiten.* Wurzburg, 1875.
Worthington. — *A case of puerperal mania ending in and apparently cured by an epileptic fit. Journ. of. ment. Sc.,* octobre 1881, p. 963.

Y

Yandell (David). — *Epidemic convulsions. Brain,* t. IV, 1881, p. 329.

Z

Zambaco. — *De la morphéomanie L'Encéphale,* 1882.
Ziehl (Fr.). — *Ein Fall von congenitaler halbseiliger Gesichtshypertrophie. Virch. Arch.* 1883, Bd. XC, p. 92.

ERRATUM

Le paragraphe intitulé : Névroses vaso-motrices et trophiques (chap. IV, p. 210 et 211) a été par erreur transposé. Il fait partie du chapitre III (NÉVROSES ET PSYCHOSES), et appartient, au paragraphe ayant pour titre : Névroses diverses, p. 156 et suiv.

TABLE

DES

TABLEAUX GÉNÉALOGIQUES

HORS TEXTE

TABLE DES MATIÈRES

CHAPITRE III

L'HÉRÉDITÉ DANS LES MALADIES DU SYSTÈME NERVEUX
SANS LÉSIONS ANATOMIQUES ACTUELLEMENT APPRÉCIABLES
(PSYCHOSES ET NÉVROSES)

CHAPITRE IV

L'HÉRÉDITÉ DANS LES AFFECTIONS DU SYSTÈME NERVEUX
AVEC LÉSIONS ANATOMIQUES

CHAPITRE V

L'HÉRÉDITÉ NERVEUSE AU COURS DES MALADIES INFECTIEUSES
ET DES INTOXICATIONS

CHAPITRE VI

DES RELATIONS QUI EXISTENT
AU POINT DE VUE DE L'HÉRÉDITÉ ENTRE LES AFFECTIONS
DU SYSTÈME NERVEUX ET CERTAINES MALADIES GÉNÉRALES
GOUTTE, ARTHRITISME, RHUMATISME

CHAPITRE VII

L'HÉRÉDITÉ EST-ELLE INDISPENSABLE AU DÉVELOPPEMENT
DES MALADIES NERVEUSES

Paris. — Typ. G. Chamerot, 19, rue des Saints-Pères. — 1904.

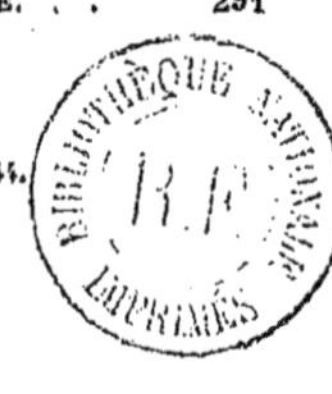

www.ingramcontent.com/pod-product-compliance
Ingram Content Group UK Ltd.
Pitfield, Milton Keynes, MK11 3LW, UK
UKHW021011140726
13695UKWH00001B/195

9 782016 197882